外傷性ひきこもり

—日本的な複雑性 PTSD への支援と治療—

著

宮田量治

星和書店

野兎は震えながらも凍った草原を抜けようとして足をひきずる

ジョン・キーツ

「聖アグネス祭前夜」より

はじめに

わたしは、30年近く、統合失調症などの精神的な病気の診療に関わってきた精神科医です。ひきこもりの本を書くなんて、数年前だったら、想像もしていませんでした。しかし、2019年5月の小学生殺傷事件や翌6月の元農林水産省事務次官の長男殺害事件の際の報道などを見て、ひきこもりは何をするか分からない、というようなおそれを抱いているひとが世間には依然として多いと感じ、精神科医として憤りを覚えました。普段わたしがみている患者さんにもひきこもりの経験者はたくさんいますが、ほとんどは、真面目で大人しいひとたちです。事情もよく知らないのに、何もしていないで家にいるという理由だけで、ひきこもりのひとをこわがったり批判したりするのは、そこに至る経過を無視した態度ですし、表面的にしかものごとをみていないからではないでしょうか。

ひきこもりの本質について分かりやすく、納得できるような説明がないものか。わたしは、そういう思いから、ひきこもり関連の書籍や論文を読みましたが、社会における困った問題、根気強く関わる問題ということは分かったものの、ひきこもりの原因や、ひきこもりのひとに何をしたらよいのか、精神科医として、十分に納得のいく見解が得られませんでした。

一方、わたしは、2020年4月から、アルコール依存症の治療プログラムに関わるようになり、依存症者には、育ちの問題が、わたしが想像していた以上に影響していると感じるようになりました。そして、精神科医も、薬物療法一辺倒にならず、ひとの育ちのプロセスにもう少し深く分け入って、ひとのこころの問題を扱えるようになった方がよいと感じるようになりました。

本書は、そのようなわたしの経験から、ひきこもりの成り立ちについてのわたしの仮説を展開したものです。これだけ社会問題になっていても、ひきこもりのことを一般のひとがよく理解していないことは残念ですし、ひきこもりの予備軍といわれる不登校の子どもの多さも気になります。わたしは、医師として、いま日本で実施されているひきこもり支援には物足りなさを感じていますので、厚かましいとは思いましたが、ひきこもりの支援法について、もっと抜本的に考え直すべきという私見を論じました。ひきこもりのひとのつらい心のありようが広く共有され、もっと効果的な支援が行えれば、ひきこもりから回復できるひとも増えると期待しています。

日本には、いまや100万人を上回るひきこもり当事者がいると言われていますが、にもかかわらず、精神科医ですら、ひきこもりの理解が十分ではありません。斎藤環先生のような、ひきこもりの問題に精力的に取り組んできた先生もいらっしゃいますが、ひきこもりの本質に深く迫り、親身に関わっている医師はごく少数でしょうし、ひきこもりの背後にある「発達性トラウマ」について言及している医師はほとんど見当たりません。つまり、ひきこもりは生き方や人間性の問題として切り捨ててきたのが従来の精神科診療だと思います。

結局、不登校やひきこもりのひとの対応は、家庭訪問できるような立場のひと（学校の先生、市役所・保健所職員、市中にあるカウンセリンググルームの先生、ひきこもり地域支援センターの相談員、自立相談支援機関の支援者など）の領域であり、病院にいて受診するひとを待つ立場である精神科医が、家から出てこないひきこもりのひとに関心をもってこなかったのも当然といえば当然なのです。

さて、ひきこもりは、日本独自のものであるという見解もありますが、精神的な問題をかかえていて、長期間、家にひきこもっているひとが日本国内にこれほど多数いるのに、精神科で使われている標準的な診断基準で、ひきこもりがうまく診断できないというのも、おかしいと思います。わたしは、ひきこもりを経験した患者さんの育ちについて改めて聴取することを重ねるうち、元ひきこもりのひとの親にはある種独特な雰囲気があると感じるようになりました。そして、児童思春期の子どもが、親の不適切なしつけを繰り返し体験すると、ＰＴＳＤ（筆者注：心的外傷後ストレス症：トラウマにより発症する精神的な症候群。post-traumatic stress disorderの略称）が生じ、一部のひとは、ひきこもりに移行するのではないかと仮定したのです。

「親の不適切なしつけ」がひきこもりの原因というと、かなり飛躍があると感じられますので、改めて言い直しますと、わたしは、患者さんからうかがった育ちのエピソードから、次のようなことに思い至ったのです。幼少時に「親子の絆」がしっかりと形成された（＝アタッチメント形成に成功した）親子の間で、その後、思春期までの時期に、親が子どもに対して、「怒り」の感情や「脅し」の言葉を繰り返しぶつけたり、場にそぐわない不適切な感情で関わり続けると、たとえしつけの場面であっても、子どもには、親の「怒り」や「脅かし」が、最愛のひとに裏切られたという過酷な体験として記憶され、トラウマがつくられてしまうということです。親の不適切なしつけとしては、身体的な暴力がまっさきに思い浮かびますが、暴力でなくても、言葉や感情や態度によって、親の価値観が子どもに一方的に押しつけられると、それは親からの裏切りになり、自分らしさを否定された子どもにとってはトラウマ体験になるのではないか。そして、裏切りのトラウマを重ねた子どもはやがてＰＴＳＤまで発症しうるのではないかと仮定したのです。

近年、子ども時代につくられるトラウマは、成人のトラウマとは区別して「発達性トラウマ」と呼ばれるようになりましたが、その影響は生涯に及ぶという指摘もあります。親友や恋人からの裏切りと違って、子どもにとって絶対的な存在である親からの裏切りは、そのときの親子関係の強さや子どもの年齢によって受け取り方に違いはあるでしょうが、小さな子どもほど大きく傷つき、その驚きや失望、おそれや不安は強大なものになると考えられます。そして、不適切なしつけが繰り返されれば、「発達性トラウマ」が累積し、トラウマの影響も大きくなると考えられるのです。

不適切な養育（＝しつけ）のことを「マルトリートメント」と呼んで注意喚起している小児科医の友田明美先生によると、「どんな親でもマルトリートメントの経験がある」が、マルトリートメントがあると、「子どもの脳は物理的に傷つく」そうです。不適切なしつけから子どもの脳に物理的な傷がつくのであれば、子どものこころにも傷がつくのではないでしょうか。

もちろん、子どもが理不尽に怒られたり、裏切られたりする体験は、家の外でも起こります。信頼していた部活の指導者に子どもが大けがをさせられた、というような事件もめずらしくありません。部活や習い事のコーチによる行き過ぎた指導や、学校の先生による厳しい教育や指導でも、あるいは、同級生のいじめにおいても、子どもの脳やこころが傷つけられることは大いにあると思います。わたしは、ひきこもりの原因がすべて親にあるとは考えていませんが、子どもと大部分の時間をともに過ごす親の影響はやはりとても大きいと考えています。

わたしの仮説は、親の養育（しつけ）について、いじわるな見方をしていると思われるかもしれませんが、親の人間性を責めているわけではありません。ひきこもりのひとを、トラウマの視点からみられるようになると、ひきこもりは、トラウマによる自然な反応ということが理解できるようになりますし、ひきこもりが甘えや未熟さのような人間性の問題というのは間違いということも分かるようになります。もちろん、ひきこもりには、統合失調症や発達障害に由来するものもありますので、ひきこもりの原因を、すべて、本書の仮説で説明できないことにもご注意ください。

さて、ＰＴＳＤは、皆さんもご承知のように、１９９５年の阪神・淡路大震災の被災者に多くみられたことから日本国内でも注目されるようになりました。そして、国民のこころを震撼させた池田小学校事件や地下鉄サリン事件などの大事件によって、広く一般にも知られるようになったと言われています。トラウマに適切に対応し、ＰＴＳＤの発症を予防すること、そしてこじらせない（重症化させない）ことが、さまざまな悲惨な事件や自然災害の際の、被害者（被災者）に行われる「こころのケア」のキーワードになっています。

ＰＴＳＤは、精神科で広く使用されているＷＨＯの国際的診断基準（ＩＣＤ-10）では、「ほとんど誰にでも大きな苦悩を引き起こすような、例外的に著しく脅威的な、あるいは破局的な性質をもった、ストレスの多い出来事あるいは状況（短期間もしくは長期間に持続するもの）に対する遅延した、および／または、遷延した反応として生ずる」もの、と定義されています。したがって、例外的どころか、日常生活における親の不適切なしつけから子どもにＰＴＳＤが生じてくるというのは暴論です。また、精神科においてトラウマというと、その原因として例示される出来事は、大事故や大災害、虐待やレイプ被害というのが常識ですから、家庭の不適切なしつけから子どもにトラウマが生じるなんて精神科医ならまず考えないと思います。

しかし、２０１８年に30年ぶりに改訂されたＷＨＯのＩＣＤ-11においては、「賛成」「反対」のさまざまな議論があるなか、従来のＰＴＳＤ診断に、累積されたトラウマから生じる「複雑性ＰＴＳＤ」の１項目が追加されました。そのもととなった診断基準は、アメリカのジュディス・ハーマンが、１９９２年に、虐待を受けて育った子どものこころの研究にもとづいて提唱した「複雑性ＰＴＳＤ」の概念です。そして、ここに含まれるさまざまな精神的な症状は、実によく、日本の典型的なひきこもりのひとにも当てはまるものだとわたしには感じられます。日本の子どものこころの権威である杉山登志郎先生は、いみじくも、「21世紀のこころの臨床はトラウマと発達障害を軸に展開する」とも予測されていますし、いまの時代、ＩＣＤ-10からＩＣＤ-11

への改訂を契機に、トラウマについての見方は大きく変わりつつあるのです。日本人のわたしたちには常識の範囲内とみえるような親のしつけであっても、親からの強い「怒り」や「脅かし」を繰り返し体験した子どもには、最愛のひとに裏切られた、という強烈な体験としてのトラウマが生じることは否定できません。そこでわたしは、日本のひきこもりには、「外傷性」の日本の伝統的な価値観に裏打ちされた、日本的な複雑性PTSDの精神病理があるとの立場から本書を著すことにしました。

子どもに生じた好ましくない結果を親のせいにすること、特に、母親のせいにするという立場は古くからあります。そしてそんなことあるはずがないと否定されてきました。母性神話（母性を神聖視する考え方）の根強い日本では、ちまたには、毒親という言葉に共感するひとが多いにもかかわらず、専門家が母親の批判を行うことはタブーであり、母親を批判するとたちまちバッシングの対象になることをわたしも承知しています。本書のような議論を展開すると、わたしには、懸命に育児をしている親のことを攻撃するつもりなどないのに、親からの激しい怒りやあきれの感情をぶつけられるだろうという思いもあります。しかし、ひとは間違いを犯します。航空業界からはじまった「リスク管理」では、ひとは必ず間違えるという前提で、ひときわ安全性の高い仕組みづくりを行ってきました。子育てとは、いわば、自立した社会人の育成をめざした、子どものいる家庭における最大のプロジェクトです。そして、そのプロジェクトの責任者である養育者（父親と母親、あるいは、ひとり親、あるいは、親にかわる養育者）が、子育てにおいてなにひとつ間違いをおかさないなんてこともあり得ないのです。間違えないどころか、子育てのような息の長いプロジェクトでは、毎日が試行錯誤の繰り返しでしょうし、どの親も、失敗や成功の連続だったと思います。子どもにあらわれた結果について、子どもの一番そばにいる親がなんの影響も及ぼしていない、なんてことは、考えづらいことだと思います。

わたしは、子育てとは、数学の難問のようなものだとも思うのです。解答を得るためには、基礎的な問題をこなし、さまざまな定理を覚え、複数の定理を使いこなせるようになることも必要ですが、定理を知らなかったり、ときには、計算間違いに気づかないで袋小路に迷走することもあるでしょう。自立した社会人を育てるというプロジェクトでも、子どもに対する望ましい関わり方がありますが、その方法を知らずして、子どもに不適切な関わりを続ければ、不正解というような必然の結果を生み出すのではないでしょうか。

本書に展開したわたしの仮説は、まったくのオリジナルかというと、実はそうではありませんでした。国内の文献を読みあさっているとき、小田晋・作田明編集の『心の病いの現在1―ニート ひきこもり PTSD ストーカー』（2005年）という本で、次のような文章を見つけました。〝「ストーカー」も「ひきこもり」も実はトラウマと深いつながりがある場合が多いことがわかってきている。（中略）「ひきこもり」の場合には、本人たちははっきりと記憶しているわけではないにせよ、幼少期や思春期に受けたトラウマが心に重くのしかかり、やがて無気力な状態に追い込まれてしまっていることがある。こうして考えてくると、「ストーカー」と「ひきこもり」のいずれも、ただちに「PTSD」と診断できないにしても、一定の関連性を共有しているといえるかもしれない〟。編者の作田先生のまえがきにあった指摘は、本文中で詳しく論述されることはありませんでしたが、ニート、ひきこもり、ストーカーという一見無関係にみえる社会現象にPTSDの精神病理が底流しているというのは興味深い指摘と言えます。

この本と同じ年に出版されたもう一冊の本、服部雄一先生の『ひきこもりと家族トラウマ』は、わたしの仮説にもっとも近い考察が含まれています。現在、狭山心理研究所を営まれているという服部先生は、2005年の本作において、ひきこもりにみられる精神病理はトラウマ性のもので、PTSDにより説明できると喝破し、実例をあげて詳しく論考しています。わたしは、服部先生の臨床経験や、アメリカでの生活経験、そして、子どもの養育に関する研究をベースとした考察には共感するところが多かったですし、ひきこもりについて、自分と同じようにみている専門家が日本にもすでにいたことに驚きを禁じ得ませんでした。服部先生は、ひきこもり（hikikomori）のことを日本人としてはじめて英文論文によって国外に報告した研究者ですが、ひきこもりがトラウマ性のものであるとする服部先生の仮説は、実は、現代の日本においては、完全に無視されています。そして、本書執筆中の２０２０年2月10日に「服部雄一」をインターネット検索したところ、フリー百科事典ウィキペディア（Wikipedia）には、〝クリスチャンであり、「イエスは神の子、救い主は疑いもない真実」との見解を表明している〟との記載もみつかりました。百科事典の解説としてこの記載には悪意を感じますし、服部先生の学説は不当な批判にさらされているとも感じました。「イエスは神の子」云々というのは、プロテスタント系の出版物に寄せた文章の一部のようなので、キリスト教徒にしてみれば、ありふれた「信仰宣言」です。ところが、キリスト教のことをよく知らない無宗教のひと、仏教徒の多い日本では、このような記載には、「服部はまともな人間じゃない」というメッセージがこめられているわけです。

さて、服部先生は、ひきこもりのひとは表向きの顔の背後に、①誰とも親しくなれない（人の輪に入れない）、②対人関係で緊張する（人間に安心できない、見捨てられ恐怖がある）、③自分を押さえて相手に合わせる（嫌われるのが怖い）、④感情をうまく表現できない（本音を言わない）、などの特徴をかかえており、人間に安心できず、強い緊張や恐怖のために、ひきこもるようになると説明しています。そして、①から④のような特徴をつくるのは、アタッチメント・トラウマ（＝親との絆が切れること）だそうです。

アタッチメント・トラウマは、専門家がトラウマと呼ぶ以上、心的外傷のひとつと表現されていることになりますが、「生命の危険を感じたストレスが見当たらない」ため、既存のＰＴＳＤの診断基準は満たしません。しかし、アタッチメント（＝親子の絆）に関係した大小さまざまなストレス（親による〝長期間の感情的ネグレクト（無視）、感情的虐待、裏切りなど〟）が積み重なると「複合型トラウマ（complex trauma）」となり、

ＰＴＳＤ症状を引き起こす、というのが服部先生の当時の見解です。いまのわたしからみると、ここまでひきこもりの病因の本質に迫った服部先生の考察が、どうして日本の研究者に引き継がれなかったのか、とても不思議です。

わたしは、自分の臨床経験からも、ひきこもりは、親子関係によるトラウマ性のものだと感じはじめています。ただし、服部先生がアタッチメント・トラウマのことを「親子の絆の喪失」と訳したことについては、ずいぶん厳しい表現とも思いました。過去の著作を現在の視点から批判しても仕方がありませんが、「喪失」とまでは割り切れない親子の関係性の中で格闘している子どもの方が多いような気もしています。さらに言えば、ひきこもりは、親子の絆が動揺はしていても、喪失まではしていないからこそ起こるものではないかとも思っています。

さて、本書では、1章から5章までで、「トラウマ」についての基本的な知識、精神科におけるＰＴＳＤの診断法、子どもの虐待とトラウマ形成を説明し、トラウマ体験記のブックレビューなども行いながら、複雑性ＰＴＳＤについて理解していただきます。その上で、6章から8章により、親の養育と子どものパーソナリティの関係、親の不適切なしつけ（養育）にみられる意外な側面、ひきこもりのなりやすさ、などについて説明していきます。9章と10章では、ひきこもりのひとへの関わり方や専門的治療についても説明し、11章で、ひきこもりを生み続ける日本社会についても考察したいと思います。また、本書は論文のようなものではなく、ふたつの「結」を有した明瞭な起承転結の構成をもった読み物です（起：1章、承：2・3章、転：4・5章、結1：6〜8章、結2：9・10章）。最後の11章は推理小説のエピローグのようなものと言えるでしょう。どうぞあまり身構えずにお読みください。

また、注意していただきたいのは、本書では、子どもの主たる養育者のことを「母」と言ったり、「お母さん」「母（養育者）」などと書いていますが、主たる養育者は、家庭によっていろいろだと思います。主たる養育者が「父」や「祖母」の場合もあるでしょう。したがって「母」と書かず「養育者」と書いた方がよいのでしょうが、言い回しが堅苦しくならないように、母、または、母親、お母さんなどと書いてあるところもありますことをご理解ください。主たる養育者が母ではない場合は、それぞれの立場で読み替えていただければ大丈夫です。

本書は、一般のひとには理解しづらいひきこもりについて、ひきこもりの専門家ではない精神科医が、一般人の目線で真面目に検証し、まとめたものです。ひきこもりについて知りたいひとはもちろん、ひきこもり中のひと、家族、支援者の、どの立場からお読みいただいても理解できる内容だと思います。専門的な用語や堅苦しい言い回しはしていませんが、精神科の基礎知識がまったくない場合は、1章から順を追って読んでください。本書の内容が、ひきこもりのひとの応援になり、その理解や回復支援に少しでも役立てば幸甚です。

目　次

第1章　ＰＴＳＤと裏切り

1

１）元海兵隊員のベトナム戦争体験から

１９７０年７月４日のニューヨークの街角をぼんやりと歩いていたアレン・ネルソンさんは、楽しげな音楽や笑い声、美しく飾りつけられた店を見ても、独立記念日のお祭り騒ぎが現実ではないような気持ちがしていました。そして、すぐそばで爆竹が破裂する「パン」という音を聞いたとたん、得体の知れない恐怖に襲われたネルソンさんは、反射的にジャンプして地面に身を伏せました。目の前には、うっそうとした木々が生い茂った、数メートル先も見えないベトナムのジャングルが広がり、ネルソンさんは銃声のする方へライフルを構えたまま、匍匐前進をはじめていました。町のひとの笑い声で我に返ったネルソンさんは、路上に停車していた車の下にいて、腹這いになっていたそうです。

まるで映画のワンシーンのようなこのエピソードは、ベトナム戦争から帰還した元海兵隊員・ネルソンさんの回想録『戦場でこころが壊れて』の中の冒頭のエピソードです。ベトナムから帰還したネルソンさんは、当時、ＰＴＳＤ（心的外傷後ストレス症）のひとに起こる「フラッシュバック」を、その自覚もないまま、繰り返し体験していました。

こんなありありとしたフラッシュバックが本当に起こるのか、経験していないひとには想像もできませんが、阪神・淡路大震災以後、各地で起こる自然災害や悲惨な事件の報道の折などに、過酷な体験をした人には、フラッシュバックが起こるらしいということは、皆さんも聞いたことがあるのではないでしょうか。

裕福ではない家庭出身のネルソンさんは、ほかの若者と同様、わずか18歳にして派兵され、ベトナムの激しい戦闘に13ヶ月間も従軍しましたが、その間の体験は、まさに極度の緊張の連続だったそうです。ネルソンさんの部隊は、南ベトナムの反政府勢力・ベトコンの制圧を目的としており、主な任務はジャングルの「パトロール」でしたが、敵の通りそうな場所に塹壕を掘って何時間も待ち伏せする「アンブッシュ」作戦や、敵が潜んでいるとみられる村を包囲し、武器がひとつでも隠してあったら村ごと焼き払う「サーチ・アンド・デストロイ」作戦にも従事しました。「サーチ・アンド・デストロイ」から大規模な戦闘に発展することもめずらしくなく、女性や子どもや老人を含めて、部落の住民を皆殺しにするようなことも行ったそうです。ベトナム戦争では、昼間は武器弾薬をもつ米軍が優勢でしたが、夜になると土地勘で勝るベトナム兵士が戦況を支配し、たくさんの米軍兵士が命を落としました。いつ死ぬかも分からない戦場にいて、食べるときも、排泄するときも、眠るときも、兵士たちは極度の緊張状態に置かれ、心身ともに大きなストレスを強いられたそうです。

戦闘の最前線から帰還したネルソンさんは、アメリカ本土の海兵隊基地に勤務したあと自宅へ戻りました。ところが、自宅へ帰ったネルソンさんは、恐怖に満ちた表情で家の中を歩き回り、ささいなことで家族を怒鳴りつけたり、夜は悪夢にうなされて大声を出したりと、感情や行動のコントロールがきかず、そこにはもう、音楽やダンスやスポーツが好きで、家族と仲良しだった面影はありませんでした。そして、実家での生活が2週間くらい過ぎたある日、ついに母親から「もうおまえがだれなのかわからない。おまえは、私が知っているアレンではなくなってしまった」、「ただ一つわかるのは、おまえがたくさんの人を殺してきたということ。私たちは、寝ている間におまえに殺されたくない。これ以上、一緒に暮らせない。荷造りをしてこの家から出て行きなさい」と言われ、家から追い出されてしまいました。ネルソンさんは、母親からそう言われても不思議と腹は立たず、町外れのスラム街の廃墟ビルでホームレス生活をはじめたそうです。

当時のネルソンさんには、戦場のつらい記憶がまるで冷凍保存されたように脳内に残り、戦場から離れても、音やにおい、ジャングルに似た雰囲気、天気や時間などの「トリガー（引き金）」によってフラッシュバックが起こるという、典型的なＰＴＳＤの状態がみられていました。ところが、ネルソンさんが帰還した当時のアメリカでは、一部の専門家を除いてＰＴＳＤのことは知られておらず、ネルソンさんがＰＴＳＤにかかっていることが自分でも分かり、回復支援が受けられるようになったのは数年もあとだったそうです。ホームレスになったネルソンさんは、食べるものにも事欠く生活となりましたが、子どもの頃の優しいネルソンさんを知っていた何人かのひとたちが、詳しい事情も聞かず、食べ物を与えてくれたりしたので、なんとか生き延びられました。ネルソンさんのホームレス生活は7ヶ月で終わり、その後は、よい医師ともめぐりあうことができて、20年以上の時間がかかりましたが、ＰＴＳＤを克服できたそうです。

戦場からの帰還兵に起こるＰＴＳＤは、１９７０年から半世紀たった現在でも、いまだに解決されていない問題です。アメリカのジャーナリスト、デイヴィッド・フィンケルは、イラク戦争に従軍した兵士のレポート『The Good soldiers』を上梓したあと、国の英雄となって帰還してきたようにみえた兵士の間に「身体的な損傷はなくても、内部が崩壊した兵士が大勢いる」異様さに気づき、『帰還兵はなぜ自殺するのか』という本にまとめました。この本には、戦争後の苦痛に満ちたひとのありのままの姿が、それに直面した家族、医療従事者や陸軍上官の姿とともに描かれており、２０１５年に訳書が出版されると、日本でも、戦争の過酷な現実を伝える本として話題になりました。アフガニスタンとイラクへ派兵されたアメリカの２００万人の兵士のうち、50万人がＰＴＳＤ（心的外傷後ストレス症）とＴＢＩ（外傷性脳損傷）をかかえ、毎年の自殺者の数を合計すると、すでに戦死者の数を上回っているそうです。

2）第二次世界大戦末期の沖縄戦における住民の戦争体験とトラウマ

さて、次に、戦争とＰＴＳＤという視点から、精神科医の蟻塚亮二先生が、２０１４年に著した『沖縄戦と心の傷―トラウマ診療の現場から』について紹介したいと思います。青森県弘前市の精神科病院をベースに活躍していた蟻塚先生は、２００４年に、57歳にして沖縄へ渡り、現地の精神科診療にあたりました。そして蟻塚先生は、第二次世界大戦の激戦地だった沖縄に戦後60年以上たったいまでも戦争体験に関連したＰＴＳＤの患者が多数いることを発見し、２０１１年2月の精神科専門学会で報告したのですが、発表を聞いていた聴衆から「戦争ＰＴＳＤの発見をもとに基地や戦争反対の社会運動をしていくおつもりですか？」というような質問を受けたそうです。医学的な現象を語っても、きなくさい、政治的な意味あいにとられてしまうという見えない敵と戦いながら、蟻塚先生は、この本をまとめたのではないかと想像していますが、ひとのトラウマについて縦横無尽の論を展開しているこの本から、わたしは大変多くのことを学ばせていただきました。

蟻塚先生は、「ごくまともに精神科の臨床をやっていれば、震災トラウマや戦争トラウマによる症状には、たいていの精神科医は気がつくはずのものだ。決して難しいものではない。にもかかわらず、沖縄生まれで沖縄育ちの精神科医には、（戦争トラウマによるＰＴＳＤのことが）なかなか見えなかったのはなぜだろう」との疑問を抱きましたが、その答えは「うちなんちゅ」（沖縄生まれ）の同僚たちと話すうちにみつかりました。沖縄では、家の中で、戦争を語ることも聞くこともタブーだったというのです。戦争を実際に体験したひとも、そのような親をもった子どもも、沖縄戦を語ると、生理的な戦慄、苦痛、不眠などが追体験されてしまうため、戦争体験を封印してきたというのです。蟻塚先生は、戦争体験を語ることがタブーだったため、沖縄の社会はいまだに「トラウマの島」になっているとも分析しました。一般に、トラウマからの回復には、つらい体験を語ることが大切と言われていますが、トラウマを封印してしまうと、部外者からみたら容易にみつかるようなトラウマの影響が、渦中にいるひとにはみえなくなってしまうのでしょう。

蟻塚先生は、トラウマの視点から沖縄戦の特徴をいくつかあげており、そのあまりの過酷さから「沖縄戦におけるホロコースト」と表現しています。沖縄戦では、（1）死亡（県民の4人にひとり）、負傷、略奪、レイプ、肉親との離別や行方不明などの暴力的な出来事や暴力的な別れが、生き残ったひとには「雪だるま」のように累積しており、（2）生活の場を失うことによる強烈な「根こそぎ喪失」的体験も多発しました。さらに、（3）日本軍のふるまいによる（住民の）人格破壊が起こり、（4）精神的被害が手当なしで放置され、（5）戦場で死体や負傷者を目撃しても「助けられなかった」というサバイバーズ・ギルト（生存者罪悪感）をもった住民の多さも際立っている、ということです。

例えば、蟻塚先生が治療した81歳の女性は、55歳のときから原因不明の足の裏の灼熱痛をかかえ、身体化障害（痛みの原因となる体の病気がないため、精神的な痛みであるとされた）と診断されて精神科へ長らく通院を続けていました。その女性は、戦時、沖縄本島南部のH町に家族と暮らしていましたが、戦況が激しくなったため、どこもかしこも死体が散乱しているなか親戚のいるH地区へ逃れ、ようやく壕に避難したそうです。ところが、ある朝、弾に追われた5人の兵隊が戦場から退避しようとその壕へ飛び込んでくると、曹長が大声で「今日からこの壕は軍が使用することになった。お前たちは今すぐ出ていけ」と宣言したため、子煩悩で腕のいい大工だった女性のお父さんは、びっくりして曹長に土下座し、額を土につけながら、「どうか夕方まで片隅においてください」と頼み、女性も、他の家族と一緒に土下座しました。ところが、曹長から「恐れ多くも天皇陛下の命に背くのか。この非国民め、叩き斬ってやろうか」と言われ、ガチャガチャと刀まで鳴らされたため、家族は壕から出ざるを得ませんでした。壕から追い出された体験は、女性のそれまでの「優秀な皇国臣民たらん」との自負が青天の霹靂のごとく裏切られる体験となり、いまだに「非国民め」と言われた声が耳にこびりついて離れないということです。

蟻塚先生は、家族全員が土を踏んで、土下座してお願いしたことの屈辱や悔しさが「足の裏が痛い」という身体化障害を引き起こしていると解釈して治療にあたったそうです。トラウマに詳しい精神科医の岡野憲一郎先生は、「人間にとって最も大きな外傷（トラウマ）となるのは、（中略）、自分自身を裏切らざるを得ないという体験」だと説明しています。沖縄戦では、多くの住民が「ひとから裏切られ」、「自分自身（の価値観）を裏切る」ような体験を重ねていたと言えるでしょう。

3）戦争体験のなにがトラウマになりPTSDを発症するのか

さて、海兵隊員としてベトナム戦争に従軍したネルソンさんと、沖縄戦当時の沖縄住民は、時代も違いますし、加害者と被害者では立場もまったく逆なのですが、いずれの側にもPTSDが引き起こされるというのは興味深いことだと思います。PTSDの診断方法については、後述してありますのでここでは触れないことにして、PTSD発症の背後にある共通の構造についてさらに考えたいと思います。

2018年に『戦争とトラウマ―不可視化された日本兵の戦争神経症』を著した歴史学者の中村江里先生は、2020年の『臨床心理学』の「人はみな傷ついている―トラウマケア」特集号に寄せた論文「戦争・トラウマ」の中で、2018年6月10日に早稲田大学で開催されたシンポジウム「私たちが知るべき戦争のリアル―日米兵士たちのPTSD」を紹介しています。シンポジストのひとりとして参加したアメリカのサム・コールマン（アメリカ退役軍人のトラウマ・ワーキング・グループのコーディネーター）は、〝PTSDの元兵士は、軍にいる間に、「裏切られた」という感情を持つ〟と分析しており、その〝裏切りの原因は、「入隊勧誘時のウソ、吹聴される軍のイデオロギー・理想が現実と異なること（例：「軍はあなたの家族です」）、戦争する理由や、どんな戦争なのか、使用される武器に関するウソ、全く無能な上司、パワハラやセクハラを含む権力乱用など」多数ある〟と指摘しました。沖縄戦時の住民にも、皇国や日本軍から裏切られた体験があったことは、さきほど紹介した通りです。

中村先生は、同じ論文の中で、戦後の日本社会を生きた元日本兵のなかにも、「軍上層部や国家（天皇）によって裏切られた」という気持ちはかなり広範にくすぶっていたと指摘しています。例えば、中国の山東省で戦争神経症（筆者注：体に目立った外傷がないにもかかわらず、手足の震えや麻痺、声が出なくなるなどの症状をみせたひとにつけられた診断。中村によると、心神ともに強靭な「皇軍」兵士は戦争神経症を起こさないとされ、その存在は軍により隠蔽されていた）を発病したある上等兵は、戦闘で部隊の多くの戦友を失い、かろうじて帰ってきたところ、中隊長から「なぜ死んで来なかったか」と言われて、「一時死に度《た》い様な気持ちとなって」、気力を失ってしまいました。日本軍の兵士に「自分だけ生き残るわけにはいかない」という価値観が普遍的にあったらしいことは、わたしたちも、さまざまな機会を通じて見聞きしています。そういう価値観をまっとうできなかった兵士たちの「語りにくい」トラウマ体験は、中村先生によると、公的な報告書には掲載されていないため、中村先生が『戦争とトラウマ——不可視化された日本兵の戦争神経症』を執筆するにあたり参照したのは（公的報告書ではなく）旧陸軍病院の病床日誌などであり、軍により不可視化されたトラウマ体験を掘り起こして可視化する地道な作業を続けてきたそうです。

ＰＴＳＤの発症に関連した「裏切り」は、岡野先生の『新　外傷性精神障害』をもとに蟻塚先生が、次の**表1**のようにまとめています。ひとにトラウマをつくる出来事を「天災や災害」、「大人になってからの人災や人

表1　つらい出来事（天災や人災）から生じる裏切りの影響

トラウマをつくる出来事	裏切りの相手	出来事後の自己組織化	岡野による説明
天災や災害	自然	大自然への敗北はやむを得ない（裏切り体験とはなりづらい）	より実質的で具体的な喪失であり、心の痛手に留まる
大人になってからの人災や人為的出来事	社会	社会の価値観が優先され、自分の価値観が裏切られる	世界観や他人に対する見方、人間信頼を大きく変える
多感な思春期や青年期の人災	ひと	ひとの考えが優先され、自分の価値観が裏切られる	自己の価値観や基本的信頼、生きることの意味などに破壊的なダメージを与える

為的出来事」、「多感な思春期や青年期の人災」の3層に分けてとらえると、「より実質的で具体的な喪失であり、心の痛手に留まる」天災や災害よりも、人災の方が、自分の価値観への裏切りが含まれている分、こころへのダメージは大きく、PTSDを発症しやすいと言えるかもしれません。蟻塚先生が2012年に行った調査「沖縄戦を体験した高齢者の心への影響について」では、沖縄戦を体験した75歳から89歳の高齢者401人の39・3％がトラウマのハイリスクグループに区分されたということです。一方、阪神・淡路大震災の5年後調査のPTSDの比率は22％でした。時代も対象も異なるため単純な比較はできませんが、人災におけるトラウマの比率は決して低くないことが示唆されます。さらに、表1の3段目にある「多感な思春期や青年期の人災」については、岡野先生により、「自己の価値観や基本的信頼、生きることとの意味などに破壊的なダメージを与える」と説明されており、大人より子ども時代の出来事の方がトラウマによるダメージが大きいことも指摘されています。

わたしは、ベトナムや沖縄や中国の戦争体験からPTSDを発症したひとに「裏切られた」という感覚が共通してあるとすると、不適切なしつけによって「親の裏切り」を体験した子どもにも、裏切られたというトラウマによるPTSDが発症するのではないか。そんなようなことを考えてみたくなるわけです。

４）日本のひきこもりの現状

日本のひきこもりは、いまや国際社会においても広く認識された問題です。ひきこもりの定義は、平成14（２００２）年度からの厚生労働科学研究費補助金こころの健康科学研究事業において三宅由子先生が行った『地域疫学調査による「ひきこもり」の実態調査』の研究報告書にある「仕事や学校にゆかず、かつ家族以外の人との交流をほとんどせずに、６ヶ月以上続けて自宅に引きこもっている状態」が広く用いられています。また、長年にわたり、ひきこもりの支援に取り組んでいる斎藤環先生は、１９９８年の『社会的ひきこもり――終わらない思春期』において、ひきこもりのことを「二十代後半までに問題化し、六ヶ月以上、自宅にひきこもって社会参加をしない状態が持続しており、ほかの精神障害がその第一の原因とは考えにくいもの」と規定しています。

２通りの定義を比べると、①社会的な役割を果たさず、②６ヶ月以上経過している、という大枠は共通していますので、６ヶ月というのは、ひきこもりを規定するときの、短くも長くもない常識的な期間と言えるでしょうか。ただし、ひきこもりをもっと広くとらえる場合、「役割遂行」や「６ヶ月以上」の定義を厳密に適用せず、もっと短期間のひきこもりのひとにも、いずれ完全なひきこもりに移行する予備軍という意味あいから、ひきこもりが適用されることもあるようです。

日本のひきこもりのひとの数の多さについては、皆さんもご承知だと思います。最新のデータは、内閣府による２０１６年９月の「若者の生活に関する調査報告書」と２０１９年３月の「生活状況に関する調査報告書」ですが、２０１９年の『DEPRESSION JOURNAL』に掲載された要約によると、**表２**のようにまとめら

表２　日本のひきこもりのひとの推計数

ひきこもりの程度	15〜39歳人口における ひきこもり		40〜64歳人口における ひきこもり	
	全国推計数		全国推計数	
ふだんは家にいるが、自分の趣味に関する用事のときだけ外出する	36.5万人	準ひきこもり	24.8万人	準ひきこもり
ふだんは家にいるが、近所のコンビニなどには出かける	12.1万人	狭義のひきこもり	27.4万人	狭義のひきこもり
自室からは出るが、家からは出ない	5.5万人		6.5万人	
自室からほとんど出ない			2.6万人	
広義のひきこもり推計数	54.1万人		61.3万人	

れます。若年から中高年に至るあらゆる世代のひきこもりのひとの数は１１５・４万人にのぼり、国の人口の１％にも迫る数となっています。

このデータが公表された直後の２０１９年5月28日に、神奈川県川崎市多摩区登戸で小学生襲撃事件が起こり、また、同年6月１日にも元農林水産省事務次官の長男殺害事件が起こり、ひきこもりのひとは危ないというような誤った認識が国民に広く共有されたことは、わたしもよく覚えています。事件報道の背後で、ひきこもりの数が１００万人以上というインパクトのあるニュースが国民のこころにどのような影響を及ぼしたのかわたしには分かりませんが、一連の報道によって、ひきこもりはこわいもの、という偏見が再び助長されてしまったことはまことに残念です。

第2章 体験のトラウマ化とPTSDの発症

1）トラウマとは（トラウマの定義）

トラウマ（trauma）とは、精神的な外傷（心的外傷、こころの外傷）のことです。わたしたちは、嫌な体験を「トラウマになった」などと言うことがありますし、トラウマは、日本語としても定着していると思います。一方、精神医学で用いられる「トラウマ」は、もう少し厳密な意味で用いられています。トラウマの権威・岡野憲一郎先生は、トラウマのことを、「心がある強い衝撃を受けて、その働きに半ば不可逆的な（つまり当分は後もどりできない）変化を被ってしまうこと」と定義していますので、「強い衝撃」で「心の働きに半ば不可逆的な変化」が起こる体験だけを、精神医学では、トラウマ体験として扱うとも言えるわけです。「半ば不可逆的な変化」という以上、数日程度の短期間でもとに戻れるような一過性のこころの変化は医学的にはトラウマに含まれません。こころの変化が長らく続き、簡単にはもとに戻らず、その影響は長期にわたる、というのがトラウマです。ベトナム戦争に従軍したネルソンさんのように、戦争で変わった性格が、何十年ものあいだ、もとに戻らないこともあるわけです。

岡野先生によると、トラウマを最初に定義したのは、精神分析の大家であるジークムント・フロイトで、1920年の『快楽原則の彼岸』という著作に、トラウマは「個人のもっていた防衛としての刺激障壁を圧

倒、ないし、一部破壊し」「不可逆的な痕跡を残すもの」と記載しているそうです。「刺激障壁を一部破壊」し

「不可逆的な痕跡を残す」というのは、外傷を受けた脳はもとに戻らないとも読めますので、フロイトは、トラウマの影響に関してとても悲観的にみていると言えます。一方、岡野先生の定義は、フロイトのトラウマの定義をベースにしていますが、「半ば不可逆的な変化」と説明しており、「半ば不可逆的」という表現によって、トラウマからの回復可能性について、今日的な修正が加えられていると言えるでしょう。

2）体験や出来事の記憶がトラウマ化する流れと外傷記憶の影響

岡野先生によると、体験や出来事がトラウマ化するまでの流れは、**図1**のようなものとなります。図の中央に置かれたボックスは、衝撃を受けた脳内に起こる変化や反応がまだ十分に解明されていないため「ブラックボックス」として描かれています。同じ体験をしても、そのひとの固有の感受性（レジリエンスや脆弱性）が異なるため、同じ結果にはならないのですが、その違いがどこから生じてくるのか、あまりよく分かっていません。

阪神・淡路大震災や東日本大震災などの大きな災害を経験したひとのうち、被災後、体やこころの不調を訴えたひとは1／3くらいと言われています。被災直後には、多くのひとが生理的な反応（動悸がしたり、倒れそうになったり、眠れなくなったり、地面が揺れているように感じたり……）に悩まされましたが、それぞれのペースで、こころの状態はもとの自分に戻っていきました。図1の上側には、大きな1回限りの体験や出来事のあと、こころのたどるプロセスが描かれています。震災でつらい症状が一時的に生じても、体験がトラウマ化せずに回復するひともいますし、体験がトラウマ化したひとでも、トラウマによる症状はやがて克服されて、回復に向かう流れも描かれています。

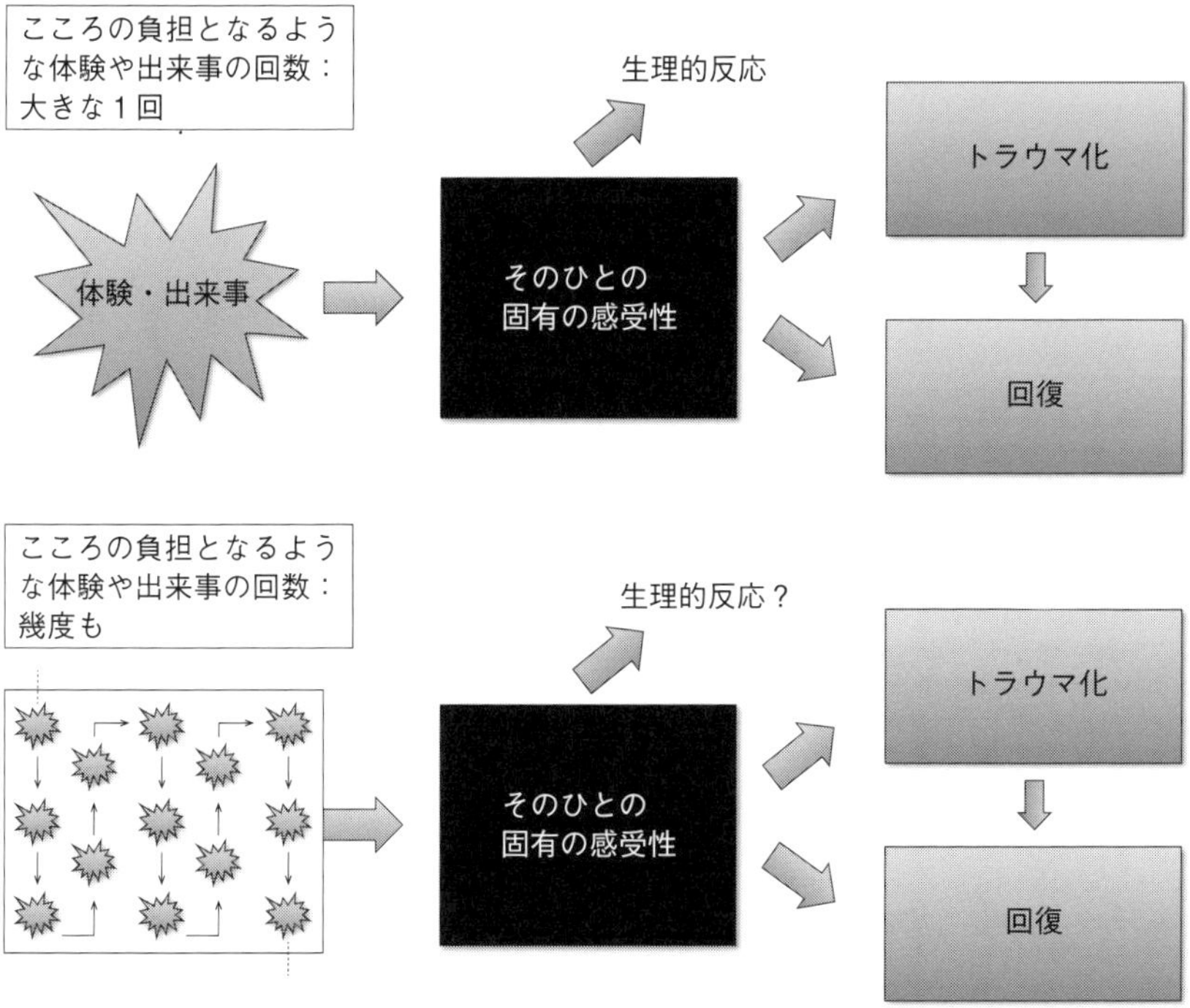

図１　出来事の記憶がトラウマ化する流れ（フロー図）

地震などの天災は1回といえば1回限りの体験です。一方、虐待やDVなどは1回限りということはむしろ少なく、家庭内で何度も繰り返される出来事です（図1の下側）。繰り返しの体験は、1回限りの体験や出来事に比べると、はじまりや終わりの時期の特定が難しく、1回ごとの体験も同じものではないため、出来事とこころへの影響の因果関係を見定めることは難しくなります。繰り返しの体験は、1回限りの体験よりも、複雑な症状が出ることも分かっています。

ひとの記憶は、スクワイアの分類（1987年）によると、「顕在記憶」と「潜在記憶」に大別されますが、「顕在記憶」は旅行の思い出のような出来事についての記憶、「潜在記憶」は箸の使い方や自転車の乗り方のような、一度覚えたら忘れない記憶のことです。トラウマ化するような体験や出来事が起こると、こころに強い衝撃を受けたひとの脳内では、ひとの感覚入力（光景、匂い、音声、運動感覚など）が最初に集まる「視床」の機能が停止してしまい、視覚・聴覚・触覚・運動感覚などの情報が脳内でうまく統合されないため、そのときの記憶は普段のように正常に脳内に固着されず（きれいな「顕在記憶」にはならず）、「外傷記憶」がつくられるそうです。岡野先生によると、外傷記憶は、「糸の切れたタコのように落ち着き先を失って」いて、「顕在記憶」と「潜在記憶」が混在した「非常に不安定で予測不可能な」（つまり、記憶の回想を自分でコントロールできない）ものとなるそうです。なにかの拍子に、そのときの身体感覚のような、記憶の一部だけがよみがえってきたり、悪夢やフラッシュバックなどが起こるのもそのためです。岡野先生の経験では、レイプされた被害者で、加害者に押さえつけられた腕の痛みだけがなにかの拍子に思い出されるケースなどもあったそうです。腕の痛い本人にしてみれば、なぜ腕が痛むのか理由が分かりませんし、病院で診察を受けても痛みの原因はみつかりませんので、外傷性の痛みと診断されなければ、まわりからはただの神経質とみられてしまうでしょう。蟻塚先生が治療した81歳の身体化障害のケースでも、足裏の灼熱痛には「外傷記憶」のメカニズムが働いていると考えられます。最近の文献では、ピーター・ラヴィーンが、トラウマ記憶は「潜在的であり、感覚、感情および行動のパッチワークとして身体と脳に刻まれている」と報告しており、命の危機として経験されたトラウマの記憶は、脳内だけでなく、迷走神経を介して身体感覚としても記憶されている、という考え方が近年有力となっています。また、『新 外傷性精神障害』によると、外傷記憶は、「通常の記憶とは違い、時が経っても薄れていくことがなく、いつもその人の心に影のように付いて回り、その人の心を直接間接に支配してしまう性質」があるということですから、外傷記憶は、トラウマをもつようになったひとの「心の働きに半ば不可逆的な変化」を起こす本質部分と言えるかもしれません（筆者注：外傷記憶は、視床のそばにあるアーモンド形をしたふたつの小さな「扁桃体」に蓄えられている)。自分でよく覚えていない体験や出来事の方が、脳内にはよく記憶されていて、そのひとの思考や行動に長く、そして強く影響し続けるというのは、なんだか妙な話ではありますが、ひとの生存に直結した脳の大切な機能と言うわけです。

さて、先ほどの図1の「体験・出来事」と「ブラックボックス」の間に描かれた矢印部分を説明する概念として、「体験距離」と「体験強度」というのもあります。衝撃的な体験をしたひとにとって、体験からの距離が近いほど、また、体験による強度が大きいほど、トラウマ化が起こりやすいのです。

東日本大震災では、広い地域が被災しましたが、地震の揺れについては、宮城県の被災者(体験距離:震源地から近い、体験強度:甚大)と、東京都の被災者(体験距離:震源地から遠い、体験強度:小〜中)では、同じ地震から受けた衝撃が違っていたのは言うまでもないことです。また、生々しい死亡事故を目の前で目撃するのと、夜のニュース番組で聞くのとでは、体験距離が明らかに異なっており、こころの受ける衝撃の大きさに違いがあることも容易に想像できると思います。

3) トラウマ化するような衝撃的な体験はない方がよいのか

わたしの実家では、昔、猫を何匹も飼っていましたが、あるとき、同時に生まれた3匹の猫のうち、1匹だけはよそよそしく、可愛い猫ちゃんでしたが、母がどんなにかわいがっても、最後までヒトをおそれて、なつきませんでした。外飼いしていたので、感受性の強い子猫の時期に、外でこわい目にあわされたんだろうと思っていました。この猫の場合、なんらかの体験にもとづく「外傷記憶」が脳や体に刻まれ、自分の命を再び危険にさらさないためにはヒトに近づかない方が安全、という行動原理が生涯にわたって維持されたと言えるでしょうか。ひとの場合でも、トラウマ体験には、生涯にわたって、危険から遠ざかり身を守らせる働きがあ

表３　衝撃的な体験への態度と脳の順応

衝撃的な体験や出来事への態度	その理由	体験の直後に脳が用いる独特の戦略	脳の戦略への対処方針	記憶への影響
あった方がよい	レジリエンスが高まり、よりよく生きられるから	侵入	侵入を減らそうとして効果的な方法をあれこれ試してみる	記憶の昇華
ない方がよい	こころの負担が大きく、トラウマになるから	解離	つらい記憶に苦しまないように、解離で、とりあえず逃げる	外傷記憶の形成

るものとも考えられます。

わたしは、災害も事故もできれば避けたいと思って生きていますが、自然治癒力の観点から、トラウマは、ひとに「不要」とまでは言えないという見方が提示されています。『レジリアンス―症候学・脳科学・治療学』という本で、原田誠一先生が注目した田辺英先生の「発熱治療の発病モデル／回復モデル」によると、「発熱」は、取り除かれる治療対象とみなされるが、自然治癒力の働くプロセスでもあるため、解熱治療は慎重に行ったほうがよい、という見方が提示されています。このモデルの要点は、発熱が有害、という決めつけをしていないことだと思いますので、このモデルを使って、わたしなりに、トラウマの要／不要について整理してみたいと思います（表3）。

衝撃的な体験や出来事でもあった方がよい、というのは、生物には本来、いろいろな体験を通してレジリエンス（筆者注：受けた衝撃をやわらげる力、逆境をはね返して生きぬく力、あるいは、そのひとのもつ自然治癒力）を高め、生物としての進化や発展をうながし（おそらくは、種族維持や子孫繁栄のために）、よりよく生きられるようにする狙い（≒闘争）があるからです。最近では、心的外傷後成長（ＰＴＧ：post-traumatic growth）と言って、外傷体験がひとを大きく成長させることにも科学的な分析が進んでいます。さて、衝撃的な体験や出来事のあと、ダメージを受けたこころの回復を促進させようとして脳が使っている独特の戦略は、わたしの私見に過ぎませんが、「侵入（侵入的な回想）」だと思います。衝撃的な体験や出来事のことを自分では思い出したくないのに、繰り返し記憶がよみがえったり（フラッシュバック）、夢を見たりするようになるのはなぜでしょう。こんなことが続くと、わたしたちは、侵入を減らそうとして、効果的な方法を探すでしょうし、悪戦苦闘しながらもよい方法がみつかれば、つらい記憶の侵入は次第に起こらなくなっていくわけです。そして将来、同じような事態に遭遇しても、今度はダメージを受けにくく対応できるようになると言えましょう。この葛藤のプロセスによって、記憶は「昇華」されて、外傷記憶は、思い出しを自分でコントロールできない「潜在記憶」から、自分でコントロールできる「顕在記憶」へと変化しますし、外傷を乗り越えたひとのみが立てる、ひととしての力強い新たな局面にも立てるようになると言われています（ＰＴＧについては10章にて後述）。

一方、衝撃的な体験や出来事はない方がよいというのは、もちろん、こころにはなるべくダメージを受けない方がよい、という考え方（≒逃走）によるものです。衝撃的な体験や出来事のあとの、ダメージを受けたこころを守るために脳が使っている独特の戦略は、これもわたしの私見に過ぎませんが、「解離」（筆者注：こころここにあらずのような状態になること。体験のつらさから一時的に遠ざかることができるこころの防衛手段。詳しくは3章を参照）だと思います。こころの負担が大きいから、その個体の命を守るために、負担を少しでもやわらげようとして解離が起こるのでしょうが、解離ではいっときの負担軽減にしかなりません。また、解離では記憶は昇華されず外傷記憶になるため、個体は回復に向かえず長らく苦しむことになります。

わたしは、衝撃的な体験や出来事のあと、つらい体験をしたひとに起こるＰＴＳＤの典型的な症状としての「侵入」や「解離」が繰り返されるのは、ひとが立ち直るための自然なプロセスと感じますし、侵入も解離も生きるために必要なものだとするのと、それを否定したり、無理に消そうとしなくてもよいという思いも抱いています（ただし、後述するように、苦しみがどうしても癒されないときは、さまざまなトラウマの処理法に頼ってみるという方法があります）。また、侵入や解離の繰り返しにこそ、そのひとのこころの痛みのざまがありありとあらわされているような思いがしています。

4）トラウマ体験の例から言えること

精神医学では、トラウマ化する体験や出来事のことを、普通のひとならまず体験しないような「例外的な、脅威的な体験」であると規定しています（定義や診断基準については3章を参照）。ではそうすると、例外的な体験というのは、具体的に、どのようなものでしょうか。わたしは、トラウマ体験を理解するために、トラウマ体験に該当すると思うような出来事を思いつくまま列挙し、それぞれの体験や出来事に、アルファベットの大文字をつけて、**表4**にまとめてみました。AからXに至る24個の体験や出来事に共通するのは、自分だったら絶対体験したくない、体験したとしても二度とは体験したくない、悲惨な、過酷な体験ということでしょうか。ニュース報道などでは知っていても、自分が当事者として体験したら、生き地獄のような思いがするだろうと想像しています。このリストをみているだけでも、つくったわたし自身、具合いが悪くなってきました。世の中には、このような自然災害や事件を間近で体験し、いまも苦しんでおられる方がいることに、ほんとうに心が痛みますし、一日も早い回復を祈るばかりです。

さて、表4の24個の体験や出来事のうち、自然災害は3つ（体験Aから体験C）、集団に関わるものが7つ（体験Dから体験J）、個人に関わるものが14個（体験Kから体験X）と確認できるかと思います。このなかには体験Xのような、目撃体験も含まれています。それを規則にしたがって配置してみたのが**図2**の散布図です。この散布図では、集団的体験は上へ、個人的体験は下へ、傷つける意図ありは左へ、傷つける意図なしは

表4　例外的な体験のリスト

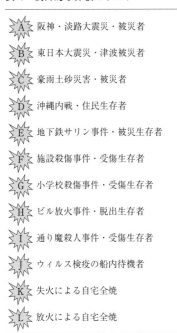

A	阪神・淡路大震災・被災者	M	小学校同級生からの集団いじめ
B	東日本大震災・津波被災者	N	両親からの過酷な身体的虐待
C	豪雨土砂災害・被災者	O	部活のコーチによる暴力
D	沖縄内戦・住民生存者	P	歩行中の事故で足切断
E	地下鉄サリン事件・被災生存者	Q	SNSグループの練炭自殺・生存者
F	施設殺傷事件・受傷生存者	R	家宅侵入者によるレイプ・被害者
G	小学校殺傷事件・受傷生存者	S	デートレイプ・被害者
H	ビル放火事件・脱出生存者	T	幼児誘拐殺人事件の被害家族
I	通り魔殺人事件・受傷生存者	U	配偶者の自死の第一発見者
J	ウィルス検疫の船内待機者	V	愛していた妻が親友と駆け落ち
K	失火による自宅全焼	W	親友の裏切りで全財産を失う
L	放火による自宅全焼	X	バイク死亡事故を目の前で目撃

右へ、また、体験や出来事によるこころの負担が重たいほど、正方形の外側へ、こころの負担が軽いほど、正方形の中心部（対角線が交わっている部分）へ、マークを配置することにしました。そうすると、自然災害のように、ひとを傷つける意図がない出来事は右へ、殺傷事件のような体験は左へ、また、地下鉄サリン事件のような集団的体験は正方形の上へ、デートレイプのような個人的体験は正方形の下へ、配置できるようになるわけです。その規則にしたがって、わたしは、アルファベット付きの24個のマークを自分なりに配置してみました。

　さて、この作業を行ってみて分かったのは、体験や出来事の配置は簡単ではないということです。配置を繰り返し行うと、わたしは、24個のマークをだいたいは同じところに配置できましたが、その

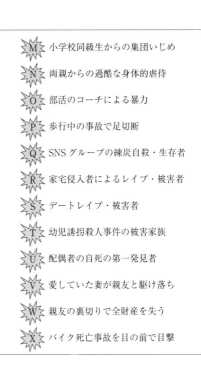

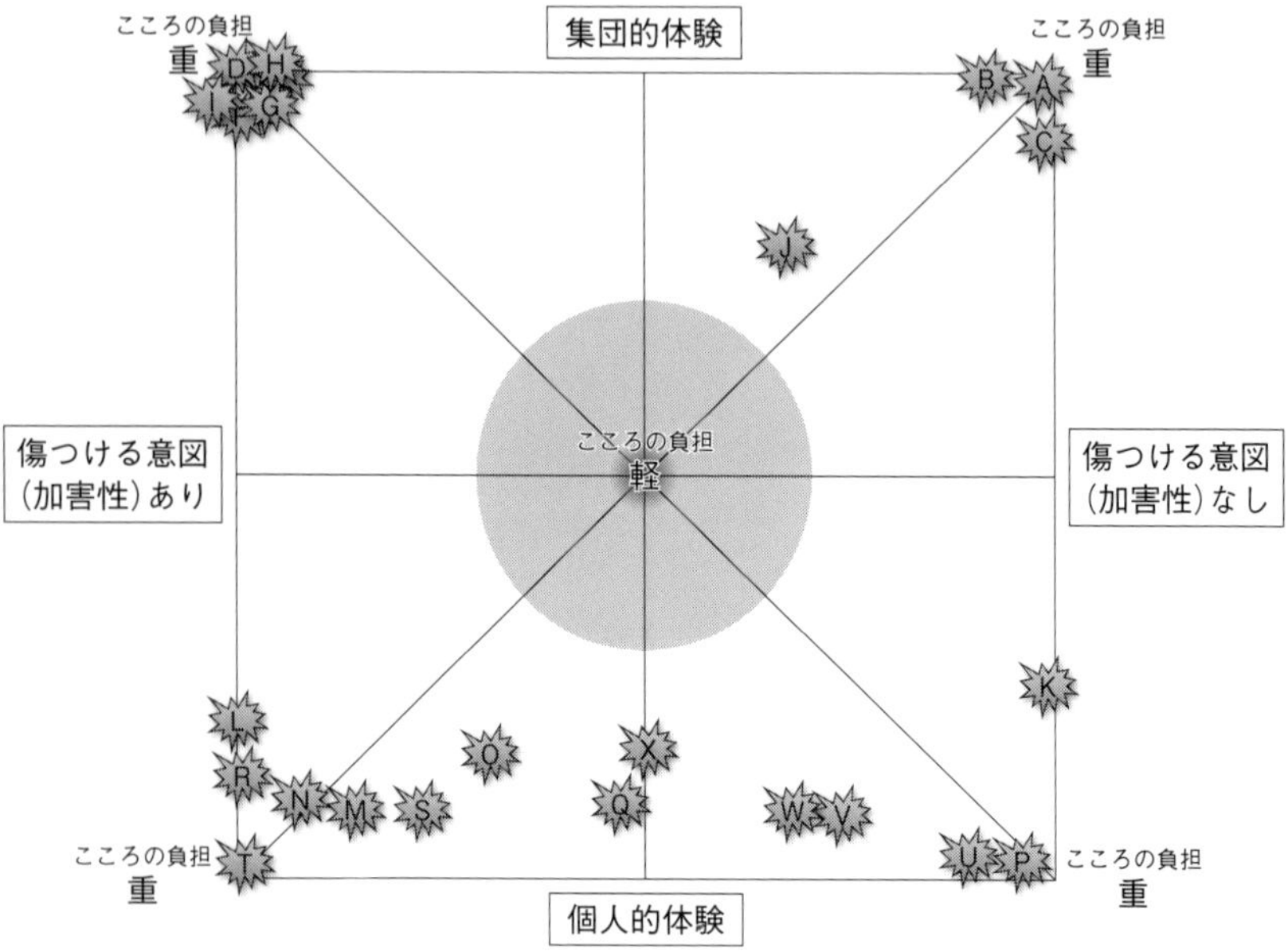

図２　トラウマ体験の散布図

ときのわたしの気分や思いによって同じ場所には配置できず、マークの置き場に迷うものも少なからずありました。例えば、体験Ｖ（愛していた妻が親友と駆け落ち）と体験Ｗ（親友の裏切りで全財産を失う）では、どちらの方が過酷な体験なのか、いまだによく分かりません。

わたしは、体験Ａ（阪神・淡路大震災）と体験Ｂ（東日本大震災）では、被災したひとのこころの負担はいずれももっとも重い体験としましたが、ＢはＡより左寄りに位置づけています。Ｂに含まれる原発事故については、人災という主張もあるためです。しかし、どちらも極めてつらい体験であるＡとＢの配置に、あまりこだわる意味はないような気がしています。一方、体験Ｃ（豪雨土砂災害）は、ＡやＢほどではない中規模の自然災害で、被災者の数も少ないためＡより低い位置に配置しています。しかし、災害規模の大きさ（広域災害か、局所災害か）がＡやＢより小さいからといっても、体験Ｃの被災者のこころの負担が軽いと言えるのか疑問です。こころの負担は、そもそも個人的なもので、災害の大きさによって決まるものではないからです。

次に配置した体験Ｄ（沖縄内戦）から体験Ｉ（通り魔殺人事件）は、すべてが同じところに重なり合ってしまい、体験Ｅ（地下鉄サリン事件）はほかのマークの下に隠れて見えなくなってしまいました。悲惨な出来事が同じ場所に重なることを確認したわたしは、過酷な体験に序列づけしようとすることに意味があるのか疑問も感じました。それぞれの事件は、どれもこれ以上ないというほどの壮絶な体験です。このような体験や出来事を経験したひとにはトラウマ反応が生じる。それでいいじゃないか。この作業を行っていて思ったのはそんなようなことです。

トラウマ体験は、定義上、例外的な、脅威的な出来事と規定されているため、結局のところ、「例外的な、脅威的な出来事」に該当／非該当の区別さえつけばよいことになります。そして、傷つけようという意図（加害性）の有無はトラウマの判定基準ではないことも大切な視点だと思います。一般には、加害者に故意性のある体験の方が被害者のこころの負担が大きいと思われていますが、事件なのか事故なのか、傷つけられた時点で、加害者側の故意性がわからない体験もけっこうあるように思います。だからこそ、加害の意図がない親のしつけ（子どものためにしたことで、子どもを傷つけるつもりがなかったしつけ）であっても害がないとは言えず、その受け手である子どものこころが傷つくこともあれば、不適切なしつけがトラウマ体験になることも否定できないのです。

正方形の下側に配置した個人的体験や出来事に関わるＫからＸの14個のマークのなかでわたしが特にこころの負担が大きいと思ったのは、正方形の外縁にそって配置した６つの体験や出来事です。６つとは、体験Ｋ

（失火による自宅全焼）、体験L（放火による自宅全焼）、体験P（歩行中の事故で足切断）、体験R（家宅侵入者によるレイプ）、体験T（幼児誘拐殺人事件の被害家族）、体験U（配偶者の自死の第一発見者）です。どの出来事も、こころの負担の大きさは、わたしにはこれ以上ないというほど最重のものと思われましたが、あえて順位をつけるなら、わたしの場合、T、P、U、R、L、Kの順（大きい順）だと思います。つらい体験を比べるという発想がとにかく馬鹿げていますが、このような作業を通して分かったことは、出来事の評価には、当事者の価値観でなく、評価者の側の価値観が大きく反映される、ということでした。

正方形の内側に配置した出来事のうち、体験M（小学校同級生からの集団いじめ）、体験N（両親からの過酷な身体的虐待）、体験O（部活のコーチによる暴力）などは、いずれも子どもの体験です。それでも、Oのような出来事では、子どもと言っても、高校生ぐらいだったら、暴力を振るったコーチを逆になぐり倒すひともいるかもしれませんので、小さい子どもより、高校生の方がこころのダメージは少ないと言えるかもしれません（殴られたのが小学生だったら、高校生とは違い、身も凍るような体験になるでしょう）。しかし、同じ高校生でも、体格や性格は違いますし、コーチとの関係性（信頼していたコーチから殴られる場合と、もともと性格の合わない嫌いなコーチから殴られる場合）によってても受傷後のこころの負担は異なるだろうと思います。

以上からわかることは、トラウマ体験の評価では、評価者が自分の価値観から客観的に評価するのでは不十分で、実際に体験したひと（当事者）がどんな体験をしたのか、という見方がとても大切ということです。そうすると、評価の際には、そのひとの年齢や状況、加害者との関係性など、出来事の背後にある事情をよく吟味しなければなりませんが、ある出来事の一部始終を他者が完全に把握したり理解することは難しい気もします。結局、トラウマ体験は、どんなに精密に評価しようとしても、評価者の立場からは、評価しきれない側面が残るとも言えるのです。

さて、正方形の中心部は、こころの負担が軽い領域ですが、今回、中心部のサークル内に配置できるマークはひとつもありませんでした。わたしがあげた24個の体験や出来事は、こころの負担が特に重たいと思うものをわたし自身が選んだのですから、サークル内にマークがひとつも配置できなかったのは当然です。しかし、世の中には、親から冷たい水をぶっかけられるとか、暴言を吐かれる、大声を出される、くどくど小言を言われる、というような、例外的、脅威的とは言えないような体験もあるわけです。このような体験は、大人から見たら、例外的、脅威的とは言えませんから、さきほどの正方形の中心部のサークル内に配置できるかもしれません。しかし、小さな子どもにとっては、大人の想像以上に、こころへの負担の大きい体験になりうるとわたしは思っています。また、50回、１００回と水をぶっかけられたら、例外的、脅威的とまでは言えない体験でも、子どもにとっては、生きた心地もしないような、堪え難いこころの負担になることもあると思います。子ども時代の逆境体験の検討により、つらい体験が繰り返されたり、幾通りかのつらい体験が重なると、「累積効果」によって、将来の行動や健康に影響することも分かってきていますので（3章を参照）、ひとのトラウマ体験の評価は、一見明白で簡単なようにみえて、実は大変難しいと考えるべきだと思います。

わたしは、精神科の診断学において、ＰＴＳＤが、戦争や大災害、大事件のような、例外的な体験や出来事からしか生じないと規定しているのは（規定である以上仕方がありませんが）、トラウマの原因をかなり狭めているとも感じているところです。

5）トラウマ体験を「戦争体験」などと一括りに語ることの難しさ

岡野先生によると、ＰＴＳＤのことを世界で最初に科学的に記述したのは、１９４1年に「戦争による外傷神経症」という論文を書いたエイブラム・カーディナーだそうです。戦争とPTSDは、1章で紹介したネルソンさんの例もそうでしたが、原因と結果が明確な上に、一度に同じような症例が大量に発生してくるので見落とされることがありません。戦争は、PTSDという精神病理の大変分かりやすいモデルということになります。また、トラウマ性の反応を示すひとの背後に、「裏切られた」という共通の感覚があるらしいことについてはすでに述べました。

しかし、くどい説明とはなりますが、一口に戦争体験といっても、ひとによって実にさまざまです。ベトナムの従軍兵士でも、最前線なのか、後方支援部隊なのかでは状況が異なるでしょうし、戦地内においても、犠牲者を大量に出した勝利と、犠牲者がほとんど出なかった敗走とでは外傷の起こり方に違いがあるかもしれません。沖縄戦を生き抜いた住民のほとんどは、日本兵に助けてもらえず、内戦が続く島内を逃げ惑い、おびただしい死体を目撃したり、洞窟（ガマ）の中での自爆を目撃したり、家族や親族が目の前で殺されたり見殺しにしたり、というような壮烈な体験をしたと言われています。しかし、沖縄戦を生き延びたひとが全員同じ体験をしたわけでもありません。

昭和9年生まれのわたしの母も、娘時代に第二次世界大戦を経験したのですが、わたしが覚えている母の戦争体験は、疎開先の学校で、ほかの子がもっていなかった配給の長靴のふちを誰かに切られてしまい悔しかったこと。食べるものがなくて祖母といっしょに着物を売り歩いたこと。そして、田んぼのあぜ道を歩いていたとき、B29から機銃掃射を受けたことでした。母によると、機銃掃射があと少しずれていたら、撃たれて死んでいたそうです。そうすると、わたしも生まれなかったのですから、なんともおそろしい話ではありますが、ただただただ、というような音が間近に迫りながらも命拾いしたという母の体験は、戦後30年たっても忘れられない強烈なトラウマ体験だったようです。この話を幾度となく聞かされた当時のわたしは、空から銃弾がふってくるおそろしさを中学生の女の子の体験としてリアルに想像してあげられなかったことが悔やまれます。

沖縄戦のような壮烈な戦争体験と、母の一度きりの機銃掃射体験では、沖縄戦の方が圧倒的に、脅威的な体験と言えるでしょうが、体験は、そのひとの、それまでの人生経験の範囲の中で位置づけられるものだとも思いますので、どちらが過酷だったのか、比べることはできないようにも思います。そのように考えると、わたしには、過酷な戦争体験と、平和ないまの日本の、家という密室の中で、親から子どもが繰り返し受ける不適切なしつけや虐待の、いったいどちらの方が過酷な体験なのかも分からないのです。子どもにとっては、世界のすべてが親であり家であるという時期もあると思うからです。

6）トラウマ体験は客観的なものか、それとも主観的なものか

さて、そうすると、トラウマ体験は、客観的なもの（誰からみても、トラウマと言えるような戦争や大災害、大事件のような、例外的な体験や出来事）なのか、主観的なもの（本人にとって、例外的な、脅威的な体験と感じられるような体験）なのか、どういう見方をするのが正しいのか、わたしにはよく分からなくなってしまいました。子どもの体験のつらさを、大人の目線で評価するのは正しくないと感じられますし、幼い子どもの目線からみたら、トラウマになるような出来事は、家の中でも、実は、頻発しているのではないかとも疑われます。

つらい体験がトラウマ化するメカニズムは、いまのところ十分には分かっていませんが、岡野先生は、「主観が外傷的な体験に対してどのような受け取り方をしようと、その体験がＰＴＳＤに特有な一連の生理学的な反応を起こし、独特の記憶の病理を引き起こした場合、それは事実上ＰＴＳＤとなる」のであるから、「主観

性」という言葉の代わりに「感受性」という表現を用いた方がよいと述べています。この中で言及された「感受性」とは、13ページの図1のブラックボックスの中身のことになるのですが、体験の受け止め（本人の主観）、生まれつきの遺伝子や脳障害の有無による刺激への脆弱性（もろさ）、強い刺激を受けたときに働く脳のレジリエンス（受けた衝撃をやわらげる力）などによってトラウマ化が決まるので、主観性だけに注目しても仕方ないというのが岡野先生の見解です。わたしはまさに卓見だと思いますが、岡野先生は、PTSDと診断されなくても、「事実上PTSD」といえる病状があることを認めていることにも注目したいと思います。

感受性は、客観や主観とは異なる次元からトラウマ体験を扱う視点だと思いますが、これについては後述することにして、体験の客観性と主観性に、もう少しこだわって考えてみたいと思います。

拷問、テロリズム、震災被害、強姦、……。精神科で使われている国際的な精神科診断基準（ICD‐10）にトラウマをつくる体験として例示されている出来事は、普通のひとの日常生活とはかけ離れた、例外的な体験の羅列となっています。ICD‐10では、よほどの出来事でないとPTSDとしては扱わないことが明示されているわけです。つまり、戦争において見出されたトラウマの延長線上に、日本の普通の家庭で行われている親のしつけを加えるのは無理があるようにも感じられます。ところが、トラウマ体験は、直接つらい体験をした被害者や被災者だけでなく、目撃者や支援者（例えば、被災地で復旧活動に参加した消防隊員や自衛隊員）にも起こります。悲惨な出来事の映像を見ただけで、トラウマ性の反応を起こすひともいるでしょう。つまり、トラウマ体験は、一方においては、適用範囲をどこまでも拡大できるという恣意的な面をもっているわけです。実のところ、PTSDの診断にはしばしば補償の問題が絡んできますので、社会的、経済的には、PTSDの診断に慎重な態度が生まれるのも当然なのです。

そこで、さらに、PTSDの診断が日本の社会ではどのように用いられているのか、日本の精神障害の労災認定基準を例にして考えてみたいと思います。労災は、仕事中のけがや病気を補償する制度ですが、仕事中に大事故に巻き込まれたひとや、悲惨な事故の初期対応にあたった消防士などにもＰＴＳＤは発症しますので、労災にもＰＴＳＤの認定基準が設けられています。認定基準があるということは、認定されないケースもあるということです。つまり、仕事中の事故で「悲惨な事故や災害の体験、目撃をした」労働者の心理的な負荷が労働基準監督署等で吟味され、「強」と判定されたＰＴＳＤ事例では労災の補償が受けられますが、「中」や「弱」と判定された事例では補償が受けられないわけです。

労災補償において、仕事中の体験が「強」と判定されるのは、（１）業務に関連し、本人の負傷は軽度・無傷であったが、自らの死を予感させる程度の事故等を体験したような場合です。また、仕事中の目撃が「強」と判定されるのは、傍観者的な立場での目撃ではなく、本人が主体的に業務として関わることができる立場であって、（１）業務に関連し、被害者が死亡する事故、多量の出血を伴うような事故等特に悲惨な事故であって、本人が巻き込まれる可能性がある状況や、（２）本人が被害者を救助することができたかもしれない状況を伴う事故を目撃したような場合と規定されています。

つまり、仕事中の出来事が「強」と判定されるのは、体験者にとっては「自分も死んでいたかもしれない事故などの体験」、目撃者にとっては「自分も巻き込まれたら死んでいたかもしれない体験、あるいは、被害者を助けようとしたのに助けられず見殺しにしてしまった体験」ということになります。体験者と目撃者では、立場はずいぶん異なりますが、この両者に共通するのは、「体験距離」も「体験強度」も甚大であるということと、そして、「死」や「殺」という漢字であらわされるような「臨死体験」に該当するということでしょうか。もっと簡単に言うなら、仕事中、間近で死ぬような目に遭って（＝臨死体験）ＰＴＳＤの症状が出たら、体験者でも目撃者でも「強」と判定される可能性が高いと整理できるかもしれません。

体験の客観性と主観性の観点からこの基準をみると、労災の認定基準では、体験の客観性の方に重きがおかれた判定基準と考えられます。例えば、仕事中に客から大声で怒鳴られたひとがＰＴＳＤの症状をあらわしたようなケースがあったとします。傷つきやすい本人（主観）にとっては、怒鳴り声が「臨死体験」のように感じられたかもしれませんが、労働基準監督署の立場（客観）からみたら、自らの死を予感させる程度の事故等には該当しないため、心理的な負荷が「強」とは判定されないでしょう。補償の絡むＰＴＳＤの認定基準が、このような客観性をもって運用されることに違和感をもつひとはいないと思います。わたしは、ＰＴＳＤの労災基準にみられる「臨死体験」という規定は、トラウマ体験の本質をよく突いていると思いましたので、これを参考にして、どんなトラウマ体験にも適用できるような「トラウマ体験の要件」を規定してみることにしました。ただし、わたしは臨床医の立場ですから、補償のためではなく、回復のための「トラウマ体験の要件」を規定したいわけです。

7）トラウマ体験の要件

さて、これまで例示したさまざまなトラウマ体験から、皆さんはどのような共通性が見出せたでしょうか。亜熱帯のジャングルの暗闇の中で、いつ殺されるとも分からないような異様な緊張感につつまれながら数えきれないほど多数のベトナム人を殺害した海兵隊員・ネルソンさんの体験。激戦下、逃げ惑う住民には、食料も水も不足し、日本兵にも守られず、おびただしい死体を目撃したり、洞窟（ガマ）の中で自爆する人々を見たり、家族や親族が目の前で殺されたりしたのに自分だけ生き残ってしまったひとの絶望的な沖縄戦の体験。そして、このような体験には及ばないかもしれませんが、表４にリストアップした24個の体験や出来事などのなかにも、体験したひとの脳裏には、強烈に自分の「死」が意識された瞬間、あるいは、自分の価値観の「裏切り」が意識された瞬間があったに違いありません。

トラウマ体験に共通するもの、体験したひとにＰＴＳＤの症状を引き起こす本質は、やはり、その体験に、それまでの、そのひとの価値観を裏切るような大きな衝撃があったことだと思います。そして、このような体験のことを、「もともとはこころの健康なひとを、体は生きているのにこころは死んでいる状態、または、こころが死んでいるのに体だけ生きている状態に、いったんは陥れたような体験」と表現することにして、これを「トラウマ体験の要件」と呼ぶことにすれば、これまでに例示してきたさまざまなトラウマ体験には、集団的な体験も個人的な体験も、傷つける意図（加害者）があってもなくても、「戦争体験、テロリズム、震災被害、強姦」のような互いに共通性のみえないような異質な体験でも、「トラウマ体験の要件」を満たすがゆえに、同種同列の体験として、一括りにできるとわたしは思うのです。

「こころの死」などと言うと、少し文学的過ぎると思うかもしれませんが、精神科医のロバート・リフトンは、体験がトラウマ化するのは、本人の記憶に、象徴としての「死」のイメージがプリントされてしまうためとしています。リフトンは、これを「死の刷り込み（刻印）」と表現していますし、このような刻印が行われる場所、つまり、ある体験の不快な性質を区分けし、脳に記録している場所が視床のそばにある扁桃体、もしくは、扁桃体と高次脳（大脳皮質）の２部位ということも分かってきています。

「こころが死んでいる状態」というのは、ＰＴＳＤに苦しんでいる方や家族にはひどい言い方をしていると思います。しかし、トラウマ治療の専門家ピーター・ラヴィーンも、感情を表現できなくなったＰＴＳＤのひとに「生ける屍」という表現をつかっています。言い方はどぎついかもしれませんが、こころが死んでしまうような体験だったからこそ、ＰＴＳＤになってしまうのではないでしょうか。わたしは「トラウマ体験の要件」から、ＰＴＳＤのひとのこころのありようが自分なりには想像できるようになりました。そして一度、こころが死んだ状態となってしまったひとが、もう一度、こころを生き生きと蘇らせるまでのプロセスを、焦らず、見守っていく必要性についても少しは分かるようになったのです。

8）トラウマの引き起こす極限的な心理：絶望や無力感

変な言い方になりますが、結局、ひとは、どんな死に方、殺され方をしても、一度きりしか死ねません。そう考えると、トラウマ体験の原因はさまざまでも、一度こころが死んでしまったひとの精神病理（こころのありよう）に診断基準で規定されるような共通の症状がみられることも当然という気がしています。また、わたしは、ひとの死に方にもいろいろあるように、こころの死に方にも、違いがあるのではないかとみています。つまり、脅威的な体験は、さまざまな殺し方で、ひとのこころを殺し、魂を殺してしまうとも言えるでしょう。悲惨な事故の目撃のような一回限りの体験は、たぶん、こころの死に方としてはシンプルだと思います。短時間で死に至る、即死のような体験だからです。しかし、戦争や大震災の体験は、もっと複雑な死に方になると思います。不安や恐怖にさらされながら、死を覚悟して逃げ惑い、その途中で死にそうになったり、悲惨な光景を幾度も目撃するでしょう。体験強度も体験距離も非常に大きく、体験から脱出するまでには途方もない時間（こころの感じる時間）がかかります。つまり、自分のこころがいつ死んだ状態になったのかすら分からないかもしれません。また、児童虐待では、圧倒的に力の差のある親から攻撃を受けるたびに、家という逃げ場のない空間で、痛みや恐怖にさらされた子どもには、終わりのない不安や恐怖が延々と続くわけです。暴力をまた振るわれるかもしれないという極度の不安、緊張や恐怖などに繰り返し襲われながら、絶望や無力感に至った末の魂の死です。こころの死に方としては、とても複雑で、死因もはっきり特定できないような、本当にあわれな死に方だと思います。言葉や態度による親の不適切なしつけは、暴力のような身体の痛みは伴いませんが、子どもにとっては、親の言うことに従う以外に選択肢のない苦しい体験であり、自分から、自分のこころを殺した子どももいたでしょう。

福島智先生の『ぼくの命は言葉とともにある』によると、アウシュビッツのユダヤ人収容施設では、収容者のあらゆる自由が剥奪され、絶望や無力感から次々とひとが死んでいきましたが、そこにいたヴィクトール・フランクルは、過酷な収容生活を嘆くのか、笑うのか、試練ととらえるのかはひとによって異なるということ、つまり極限状態でも、「あたえられた環境でいかにふるまうかという、人間としての最後の自由だけは奪えない」と気づきました。体力もなかったのに、過酷な収容生活から生還したフランクルは、絶望のなかにも意味を見つけられたら、ひとは死なず生き延びられることを身をもって体験したひとです。いま、ＰＴＳＤで「こころが死んだような状態」にあるひとは、自分がＰＴＳＤであることにすら気づいておらず、絶望や無力感にどう立ち向かえばよいのか考える余裕もないと思います。しかし、ＰＴＳＤは時間とともによくなっていく、というのが精神医学の見解です。トラウマからの回復には曲折もあると言われていますが、こころがひどい死に方、殺され方をしたひとでもかならず再生できるのです。その間の、つらくて困難な状況にもどうか自分なりの意味を見つけて生き延びてください。回復をあきらめないでほしいのです。

第3章　ひきこもり発生の観点からみた外傷性精神障害とPTSD

1章では、戦争によるPTSDと裏切りについて、2章では体験のトラウマ化について説明しました。本章では、岡野憲一郎先生が提唱した「外傷性精神障害」について説明し、いくぶん専門的にはなりますが、現代の精神医学におけるPTSD診断について説明したいと思います。そして、ひきこもりと精神科診断についての私見を述べたいと思います。

1）外傷性精神障害とは？

トラウマの権威・岡野憲一郎先生は、トラウマ体験と関連があるとされる精神的な病気や症候群、パーソナリティ障害などをまとめて「外傷性精神障害」（traumatic mental disorder）と呼んでいます。これは、1995年に『外傷性精神障害』を著した岡野先生自身の造語だそうですが、トラウマの観点からみると、いままで異なるグループと思われていた疾患やパーソナリティ障害には、その根っこの部分に、まるで兄弟や親戚のような類似性があることが分かります。

そこでわたしは、この本の新版である2009年の『新 外傷性精神障害』の第二部第一章「外傷性精神障害にはどのようなものがあるか」に紹介された主要な外傷性精神障害をICD-10のコード順に整列しなおし、

表５　外傷性精神障害に含まれる主な精神疾患とパーソナリティ障害

ICD-10のコード		診断名	外傷性の立場からの説明
F3圏	F32	うつ病・うつ状態	トラウマに縛られた生き方や生活を続けてきたため、気力や意欲が不足し、または、枯渇し、気分の落ち込みや心身の疲れのために身動きがとれなくなった病気、または、状態
F4圏	F40.1	社交不安障害（社会恐怖）	人に注目されることがトラウマを思い出すトリガー（引き金）と分かっており、そのトリガーを極力避けたいとの思いに強くとらわれている神経症
	F41.0	パニック障害	トラウマが不意に思い出されようとしたとき、体のコントロールがきかなくなり、息も絶え絶えとなるような発作を繰り返す神経症
	F42	強迫神経症	トラウマが不意に思い出されようとしたとき、労力を要する儀式的な行動や考えに没頭することで、思い出しを遠ざけることに成功しているが、それ以外の方法について考える余裕のない神経症
	F43.0	急性ストレス反応	トラウマ体験の直後からはじまる体とこころの一時的な不調で、病気とまでは言えない、誰にでも起こりうる生理的反応
	F43.1	外傷後ストレス障害	トラウマからの回復をめざそうにも、トラウマの影響に圧倒され、生きること自体が難しくなっている状態。その状況に耐えるため、パーソナリティすら変わってしまうこともある
	F43.2	適応障害	トラウマからの回復をめざしたがんばり（過剰適応）がたたり、いまの生き方のままでは、これ以上、生活できないほどの心身の不調に一時的に陥っている状態
	F44.0	解離性健忘	トラウマから心身を守るために、自分の意思とは無関係に解離が発動した結果、記憶の一部、あるいは、大部分（ときには、自分の個人史のほとんどすべて）が思い出せなくなる神経症
	F44.81	解離性同一性障害	トラウマが不意に思い出されようとしたとき、反射的に、こころここにあらずの状態となる解離が繰り返されるが、解離中の人格には、トラウマの影響が色濃くあらわれる神経症
	F45.0	身体化障害	トラウマが体の痛みや違和感としてしか思い出されないため、本人には体の病気と認識され、病院の検査では体の異常所見がみつからず、ドクターショッピングに陥りやすい神経症
F5圏	F50	摂食障害	食行動に没頭すると、トラウマが一時的にやわらぐことに気づいてしまい、体への負担や害があっても、食行動中心の生活がやめられない依存症の一型
F6圏	F60.3	境界性パーソナリティ障害	トラウマからくる不安やおそれを、特定の誰かに頼ることによってやわらげようとしているが、そのひとから見捨てられる不安やおそれが常にぬぐえず、そのひとにしがみつくような行動が常となっているパーソナリティ
	F60.5	強迫性パーソナリティ障害	トラウマからくる不安やおそれを、儀式的な行動や考えに没頭することで遠ざけることが行動の常となっているパーソナリティ
	F60.6	回避性パーソナリティ障害	トラウマを思い出すことがおそろしいため、思い出させるようなひとやものや場所、状況などを避けることが行動の常となっているパーソナリティ
	F60.8	自己愛性パーソナリティ障害	トラウマを思い出すことがおそろしいため、なにごとも自分優位の思考や価値観でとらえ、トラウマの思い出しを遠ざける「攻撃的防衛」が行動の常となっているパーソナリティ

外傷性の立場から説明を加えて**表5**を作成してみました。そうすると、どの疾患も、「トラウマ」という言葉を使ってうまく説明できましたので、これらの疾患群を「外傷性」と括ることに違和感はありませんでした。ちなみにこの表５にあるＩＣＤ-10というのは、ＷＨＯがつくった国際疾病分類で、世界中で使われているものです。ＩＣＤ-10では、すべての病気がアルファベットの大文字と数字によってコード化されていますが、「Ｆ」からはじまるコードは、精神科で対応する病気や行動などを含んだ「精神および行動の障害」をあらわしています。そして、Ｆ以下の数字は、Ｆ３、Ｆ４、Ｆ５、Ｆ６と分けられている通り、通常これらは異なる疾患グループとみなされているものです。

　表５の一番左上に書かれている「Ｆ３圏」は、躁病や躁うつ病などの気分障害を含んだコードですが、岡野先生は、躁病や躁うつ病は脳の病気だが、うつ病・うつ状態の一部はトラウマ性のものであるとしています。岡野先生が「外傷性精神障害」としてあげた主な疾患をＩＣＤ-10のコード順に並べると、Ｆ３圏（気分障害）１つ、Ｆ４圏（神経症）９つ、Ｆ５圏（摂食障害を含む生理的な障害）１つ、Ｆ６圏（パーソナリティ障害）４つとなり、外傷性精神障害は、ＩＣＤ-10のＦ３圏からＦ６圏に至る４圏域に広くまたがることが分かります。表５の右側部分に書かれた「外傷性の立場からの説明」は、わたしによる私的な説明に過ぎませんが、異なるものとみなしてきた精神疾患が、トラウマ由来のものとして説明しようと思えば説明できる。そんな感触をもちました。

　精神科においては、国民の１００人に1人の割合で起こる統合失調症という病気がもっともメジャーな疾患なのですが、岡野先生によると、統合失調症は、外傷性の精神障害には含まれないということです。また、知的障害や発達障害も、外傷性精神障害には含まれません。わたしは、「外傷性」精神障害は、伝統的な精神医学における「心因性」という意味あいの強い疾患グループだと感じられましたので、原因不明の脳の病気である「内因性」の統合失調症や躁うつ病、「生来性」のものと言える知的障害や発達障害が含まれないのは、妥当な見解だと思います。

2）外傷性精神障害でみられる特徴的な症状

これからPTSDの診断基準の中身について詳しく説明したいので、読者の皆さんがICD-10の診断基準を読みこなせるように、「侵入」、「回想」、「回避」、「解離」の4つの用語についてまず説明しておこうと思います。これらの基本的な用語を理解しておけば、トラウマ関連の精神科の診断基準に書かれてある記載内容も大体は読みこなせるようになるからです。

まず「侵入」ですが、頭の中にことばやイメージが勝手に浮かんでくる、というような意味で使われる用語です。脅威的な体験のあと、自分では思い出したくもないのに、ある場面やイメージが頭の中に頻繁に浮かんでくるというようなことが起こりますが、「侵入」が使われると、そこには、本当は思い出したくないのに本人の意思に反して勝手に浮かんでくる、というニュアンスがあらわされていることになります。

「回想」は、記憶していることを思い出すという意味の用語で、「侵入性の回想」は、自分の意思とは関係なく思い出してしまうこと、というような意味になります。

「回避」は、思い出したくない場面やイメージを思い出させるトリガー（引き金）となる場所、ひと、状況などを避ける行動、というような意味で使われる用語です。

さて、4つ目の「解離」は、日常会話ではまず使われない、精神科の専門的な用語です。いつの間にか、こころここにあらずのような状態になることを解離と言います。岡野先生によると、解離には「健康的な解離」と「病的な解離」があるそうですが、「健康的な解離」というのは、退屈な授業中に、空想の世界をさまよっていて、チャイムが鳴ったら我に返ったとか、ゲームに熱中していたら友達の声が耳に入らなかったというような、誰にでも経験のあるものだと思います。一方、「病的な解離」はこれと似ていますが、脅威的な体験の真っ最中に、あるいは、トラウマ体験を思い出しそうになったときなどに、本人の意思とは関係なく、自動的に（おそらく瞬間的に）解離がはじまります。解離中の記憶はあいまいになるのが普通で、そのとき自分が体験していたことを後でまったく思い出せないようなことも起こります。「病的な解離」では、解離している間に自分のしたことや言ったことを覚えていないため、解離を繰り返すひとの中には、現実感がない、というような感覚（離人症）をもつひとも多いのです。また、解離中に幻聴が聞こえることもあり、統合失調症と誤診されることも起こります。重い解離状態になると、多重人格（解離している間、別人のように振る舞う）や全生活史健忘（ある時点から前の、自分の過去の顕在記憶がひとつも思い出せなくなり、名前、生まれた場所、家族の有無、結婚していたかどうかさえ思い出せないことも起こる。一般には、記憶喪失とも言われる）を起こすこともあります。

3）ICD-10におけるPTSD

本書において繰り返し用いてきたＰＴＳＤという精神的な症候群は、ＩＣＤ-10においては、急性ストレス反応（ＡＳＲ）（Ｆ43・0）、外傷後ストレス障害（ＰＴＳＤ）（Ｆ43・1）、破局的体験後の持続的人格変化（Ｆ62・0）というグループの中に位置づけられています（筆者注：ＩＣＤ-10では「心的外傷後ストレス障害」のことを単に「外傷後ストレス障害」と呼ぶ。以下、同様）。それぞれの定義については、**表6〜8**にまとめてありますので、「診断ガイドライン」をお読みください。この診断ガイドラインの下には、わたしが意訳した文章も掲載してあります。ＩＣＤ-10に書いてあるニュアンスが若干変わるかもしれませんが、こちら

表6　ICD-10の診断ガイドライン（筆者意訳付き）：①急性ストレス反応

ICD-10 診断名	急性ストレス反応（F43.0）
診断ガイドライン	例外的に強いストレス因の衝撃と発症との間に、即座で明らかな時間的関連がなければならない。発症は通常、直後ではないにしても、数分以内である。それに加え、症状は、(a) 混合した、通常変動する病像を呈する。初期「眩惑」状態に加えて、抑うつ、不安、激怒、絶望、過活動、およびひきこもりのすべてがみられることはあるが、1つのタイプの症状が長い間優勢であることはない。(b) ストレスの多い環境からの撤退が可能な場合、急速に（せいぜい数時間以内で）消失する。ストレスが持続するか、その性質上取り消すことができない場合、症状は通常24-48時間後に軽減し始め、通常約3日後に最小限となる。この診断は、F60.-（人格障害）を除くどれか他の精神科的障害の診断基準を満たす症状をすでに示している個人において、症状の突然の増悪に当てはめるために用いてはならない。しかしながら、精神科的障害の既往があっても、この診断の使用は許される。＜含＞急性危機反応、戦闘疲労、危機状態、精神的ショック
筆者による意訳	例外的な体験や出来事のあと、ストレスが強くかかったひとに起こるこころの反応。ストレスがかかった直後からか、遅くとも数分以内に始まる。目がくらんでしまうような感じから始まり、落ち込みや不安、怒り、絶望、せわしなく動く、今しなくてよいことをしようする、ひきこもり、などが散見される。これらの症状は、その場から立ち去ることができれば数時間以内で消えるが、なかには、なかなか消えないひともいて、症状がほぼ消えるまで3日くらいかかることがある。もともと精神科の病気があるひとの場合は（ただし、パーソナリティ障害は除く）、病気の悪化を「急性ストレス反応」のせいにしてはならない。精神科の病気の既往があるひとでも、その病気が治っている場合は「急性ストレス反応」の診断を使ってもよい。

表7　ICD-10の診断ガイドライン（筆者意訳付き）：②外傷後ストレス障害

ICD-10 診断名	外傷後ストレス障害（F43.1）
診断ガイドライン	例外的に強い外傷的出来事から6ヶ月以内に起きたという証拠がなければ、一般にはこの診断をくだすべきではない。臨床症状が典型的であり、他にいかなる障害（たとえば不安、強迫性障害、あるいはうつ病エピソード）も同定できなければ、出来事から発症までの遅れが6ヶ月以上であっても、依然として「推定」診断は可能であろう。外傷の証拠に加え、回想、白日夢、あるいは夢における出来事の反復的、侵入的な回想あるいは再現がなければならない。顕著な情動的分離、感情の鈍化、および外傷の回想を呼び起こすような刺激の回避がしばしば認められるが、診断にとって本質的ではない。自律神経障害、気分障害、および行動異常はすべて診断の一助となるが、根本的な重要性はない。破滅的ストレスの遅発性で慢性的な結果、すなわちストレスの多い体験から数十年経て発症するものは、F62.0に分類すべきである。＜含＞外傷神経症
筆者による意訳	例外的な体験や出来事のあと、心的外傷が生じたひとに起こるこころの反応。出来事から発症までの期間は6ヶ月以内と定めているが、ほかの精神的な病気がないひとの場合、発症までの期間は6ヶ月以上でもよい。ただしこの場合は、「推定」診断にとどめるように。典型的な症状として、外傷体験を思い出す、白昼夢や夢で繰り返し、勝手に思い出される、または、フラッシュバック（突然、外傷体験をありありと再体験する）が必ずみられるが、感情が麻痺したり、ものごとを普段通り楽しめなくなったり、外傷体験を思い出すような場所やものを避ける行動は起こらないこともある。極度の外傷体験では、数十年をへて、パーソナリティの変化を引き起こすこともあるが、その場合は「破局的体験後の持続的人格変化」と診断する。

表８　ICD－10の診断ガイドライン（筆者意訳付き）：③破局的体験後の持続的人格変化

ICD－10診断名	破局的体験後の持続的人格変化（F62.0）
診断 ガイドライン	この人格変化は持続的であり、柔軟性を欠く適応障害の特徴を示し、対人的、社会的、および職業的な機能の障害にいたるものでなければならない。通常、人格変化は鍵となる情報提供者によって確認されなければならない。診断するためには、以前にはみられなかった、以下のような人格特徴の存在を確かめることが不可欠である。 （ａ）世間に対する敵対的なあるいは疑い深い態度 （ｂ）社会的なひきこもり （ｃ）空虚感あるいは無力感 （ｄ）あたかも絶えず脅かされているような、「危機に瀕している」という慢性的な感情 （ｅ）よそよそしさ この人格変化は少なくとも２年間存在していなければならず、それ以前の人格障害、あるいは外傷後ストレス障害以外の精神障害に起因するものであってはならない（F43.1）。同じような臨床的病像をつくり出す粗大な脳損傷あるいは脳疾患の存在も除外されなければならない。＜含＞強制収容所体験、大惨事、殺害される可能性が切迫している持続的な捕らわれの身、テロリズムあるいは拷問の犠牲者のように生命を脅かす状況に持続的にさらされること、の後の人格変化。 ＜除＞外傷後ストレス障害（F43.1）
筆者による 意訳	「外傷後ストレス障害」が原因で、本人のもとのパーソナリティに変化を来たした状態。本人のことをよく知っているひとから見ると明らかにパーソナリティが変化している。医療者には、融通の利かない適応障害のようにも見える。現在のパーソナリティに （ａ）世間を敵視したり信頼できない態度 （ｂ）（社会的）ひきこもり （ｃ）空虚感や無力感 （ｄ）絶えず周囲から脅かされている、または、これ以上無理・ぎりぎりいっぱいというような気持ちが長く続く （ｅ）よそよそしさ などがみられ、その結果、ほかの人との関わり、社会的な役割、仕事などがうまく行えないまま２年以上経過している。この状態は、脳の損傷や病気によって生じたものではない。

を読まれた方が、内容はよく分かると思います。普通、診断ガイドラインの表現内容を少しでも変更すると、意味が変わってしまうこともあるため、文章の一部でも勝手に書き換えることは御法度とされています。わたしとしては、そういうことは十分承知しているつもりですが、それでも意訳を提示するのは、読者の皆さんの理解を優先した対応だとご理解ください。

　ＡＳＲ、ＰＴＳＤ、そして、破局的体験後の持続的人格変化の３つをざっくり説明しますと、ＡＳＲは、例外的に強いストレス因の衝撃のあと、（そのような体験をしたひとなら）誰にでも起こる生理的、健康的な反応のことです。ＰＴＳＤは、例外的に強い外傷的出来事のあと、６ヶ月以内にみられるようになるやや複雑な精神的な症候群のことです。ＰＴＳＤの反応は、６ヶ月を超えても起こりますが、そのときはＩＣＤ-10では「推定ＰＴＳＤ」と診断するように定められています。ＰＴＳＤのひとの一部は、症状が回復しないまま数十年たつと「破局的体験後の持続的人格変化」の段階へ移行すると整理されています。

３つの精神的な症候群は、いずれも、例外的な出来事か、破局的体験のあとに起こるものと規定されていることがお分かりいただけると思います。２章で、「例外的な、脅威的な体験」を取り上げましたが、「例外的な、脅威的な」という表現は、実は、この定義から借りてきたものだったのです。

ＰＴＳＤを除くＡＳＲと破局的体験後の持続的人格変化には、診断ガイドラインの中に「ひきこもり」ないし「社会的ひきこもり」という記載が含まれていることにもご注目ください。ＰＴＳＤには、行動面の症状が具体的に書かれていませんが、ＡＳＲと破局的体験後の持続的人格変化の間に位置づけられているＰＴＳＤでもひきこもりが生じることは明らかです。

ＡＳＲ、ＰＴＳＤ、そして、破局的体験後の持続的人格変化の３つを時間的な流れにしたがってまとめると、**図3**のようになります。この図をみると３つの症候群は、ＡＳＲからＰＴＳＤ、そして、破局的体験後の持続的人格変化へと至る一連のものとして整理できるわけです。例外的な体験をしたひとには、数日のＡＳＲが生じ、その後、一部のひとにＰＴＳＤ、または、推定ＰＴＳＤを生じ、さらに、そのなかの一部のひとに持続的人格変化を起こす、という流れがあるわけです。

図の右側には、３日以内に消失、６ヶ月以内、６ヶ月以降、数十年後、という時間経過が記載されていますが、ＡＳＲは、ショックな体験のあとに起こるひとの生理現象のようなものだと言われていますので、ぱっと

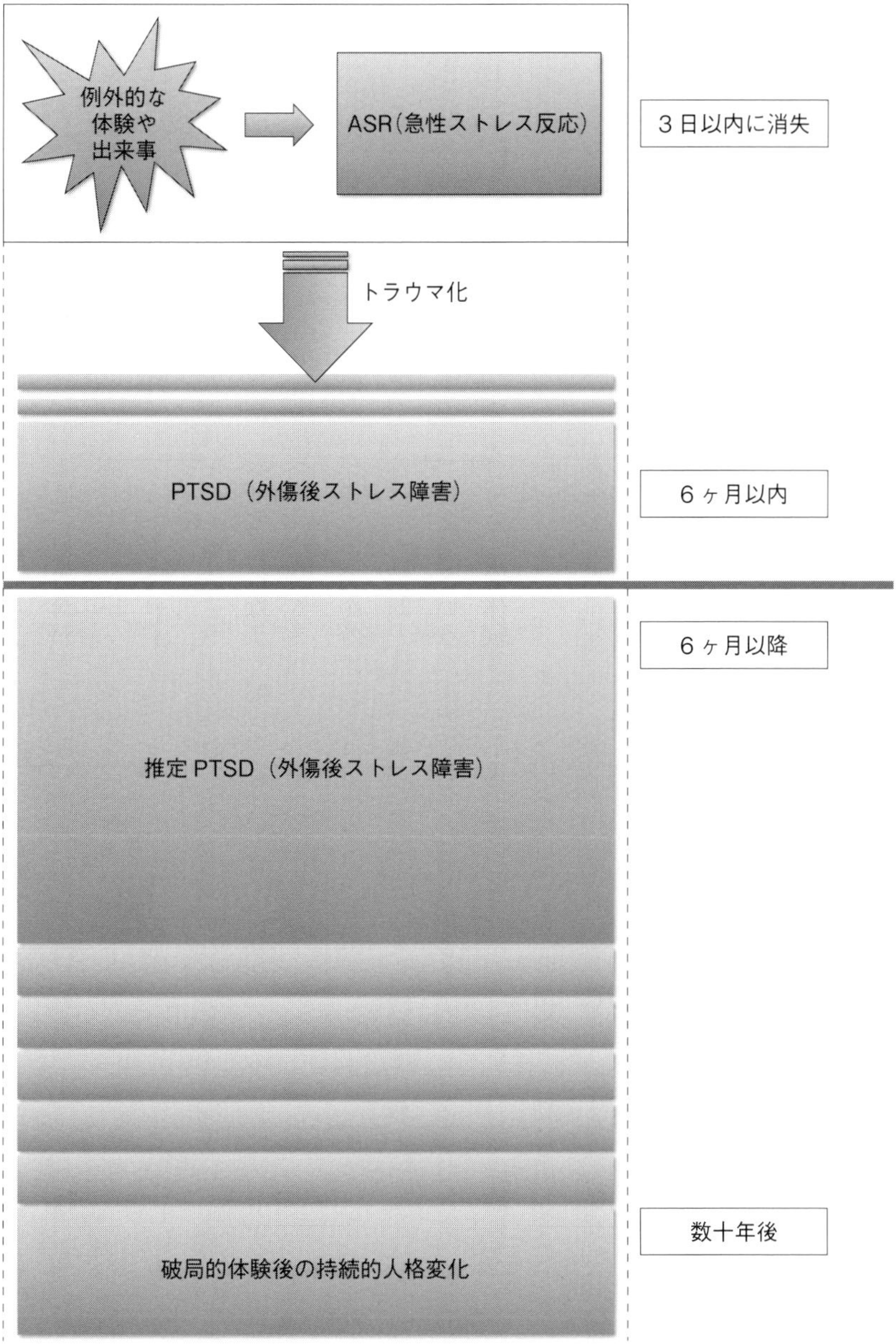

図３　例外的な体験により生じる精神障害

出て、ぱっと消える、という変化が普通3日くらいで落ち着く、というのは皆さんも想像できると思います。しかし、PTSDの6ヶ月という期間は、ややおおざっぱな時間設定だと感じられます。これは、6ヶ月を1日でも過ぎたらICD-10では、推定PTSDになるということですが、ひとのこころの診断を、子どもの夏休みの終わりの日のように明確に区切って診断できるものでしょうか。おかしいと言えばおかしいのですが、診断基準とはそういうものなのです。うつ病なら最低2週間、統合失調症なら最低4週間というように、症状が一定期間以上続くという規定が、診断基準にはよく用いられています。期間が決められていないと、医師の診断結果が一致しなくなるから仕方がないのです。

さて、PTSDの診断に「推定」がつくと、真のPTSDではない、ということになりますから、この1日の違いはとても大きいと言えます。さらに言うと、破局的体験後の持続的人格変化は、数十年後という随分幅のある表現が用いられていますので、長期間という意味の比喩とも解されますが、文言通りだとすると最低20年以上、という意味になるでしょうか。破局的体験から20年以上も患者さんをフォローした経験のある医師は少ないと思いますので、因果関係も明確にできないような出来事にこの診断基準を安易に用いることも難しく、日本ではあまり使われていない基準だと思います。わたしは、30年のキャリアの中で、「破局的体験後の持続的人格変化」という診断をいままで一度も使ったことがありません。そういえば、ICD-10の中にそんな診断項目があったかもしれない。そんな程度にしか認識していませんでした。しかし、ひきこもりに関心をもちはじめてからのわたしは、20代後半以上のひきこもりのひとには「破局的体験後の持続的人格変化」があてはまるひともいるのではないかと感じています。

4）PTSDの症状発現にみられるタイムラグ

ＡＳＲと違って、出来事のあと、ＰＴＳＤが発症するまでの期間に個人差があることは専門家の間ではよく知られています。わたしがいままでに経験したＰＴＳＤの患者さんはあまり多くはありませんが、出来事の直後のＡＳＲからはじまり、そのままＰＴＳＤへ移行した例もありましたし、出来事のあとはなんとか過ごせていたものの、数週間後に、フラッシュバックがあらわれたＰＴＳＤ症例もありました。

蟻塚先生によると、沖縄の激戦を体験したひとでは、戦後60年も過ぎてからはじめてＰＴＳＤが表面化する例もあるということですから、ＰＴＳＤの症状の現れ方には個人差が想像以上に大きいとも言えそうです。「６ヶ月以内」という期限は、頃合い、という意味での期間であり、脅威的な出来事から６ヶ月もたてば、ＰＴＳＤは起こりづらくなるという研究結果にもとづく便宜上の規定と言えるかもしれません。ところが、６ヶ月の期限には、医学とは別次元の、政治的な意味あいが含まれているという指摘もあります。

加藤忠史先生の『脳と精神疾患』によると、ＰＴＳＤの診断は、うつ病のように歴史のある病名ではなく、ベトナム帰還兵の団体がアメリカ政府に対して「戦闘後ストレス」を病気として認定し、補償金の支払いを要求した政治運動に端を発しているということです。この要求に対して、政府の要請を受けたアメリカ精神医学会が検討を行ったところ、ほかの破局的ストレス（子どもの虐待やレイプなど）でも、戦闘後ストレスと似たような精神障害が起きることが分かってきました。そこでようやく、ＰＴＳＤは、１９８０年のアメリカの精神障害分類（ＤＳＭ-Ⅲ）において世に認知され、その約10年後に改訂されたＷＨＯのＩＣＤ-10にも掲載されたことで、広く認識されるようになりました。ＰＴＳＤはわずか数十年の歴史しかもたない新しい傷病名ということになります。そして、６ヶ月の規定は、補償を受けられる帰還兵の数にも関わってきますので、医学的な定義に見えて、政治的ニュアンスを含んだ規定とも言えるようです。このような規定がないと、ベトナム戦争以前の、第二次世界大戦帰還兵の戦闘後ストレスにも国家補償を求められるからです。

5）例外的な出来事の「例外」とは？

ところで、ＩＣＤ－10のＰＴＳＤ診断ガイドラインには、「例外的に強い外傷的出来事」からＰＴＳＤが起こると書かれてあります。自明の感もある「例外的に強い」外傷的出来事ですが、ここでは、もう少し突っ込んで考えてみましょう。「例外的に強い外傷的出来事」にある「例外的に強い」というのは、よくよく考えてみれば、判断の難しい相対的な表現です。

例えば、人生わずか5年間しか生きていない子どもの例外とはどんなものでしょうか。年をとるからこそ、ひとは経験を重ね、一通りのライフイベントを経験するのです。小さな世界しか知らない子どもは、昨日までに経験したことがすべてです。あるとき、突然、家の中でいつもと違う例外的な、脅威的な出来事が起これば、大人にとってはありふれた出来事でも、子どもにとっては、例外的な出来事になるのではないでしょうか。小学生や中学生でも、成人したひとに比べれば、体験の量や質は圧倒的に少なく、毎日の生活のなかでも、例外的な出来事は繰り返し起こっているのではないでしょうか。

ＩＣＤ－10の診断ガイドラインを読むのは専門家の大人たちですから、大人の目線でものごとを考えてしまうのは当然なのですが、そういう大人の目線でみられてしまうと、若年者の経験はおしなべて「たかがそんなことくらいで」と軽んじられてしまうと思います。精神科では、患者さん本人のこころの問題を扱うことが目的なのですが、「例外」を、専門家の価値観から判定するというのは、本当に正しいと言えるのでしょうか。本人の価値観で読む方が正しいのではないでしょうか。わたしは、ひきこもりに関心をもってから、ＰＴＳＤの基準に含まれる「例外的」という言葉の解釈には疑問を抱いているわけです。

補償のことを脇に置いておけば、あるひとにとって例外的な出来事が起こったあと（まわりのひとからみたら、例外的とはみえない出来事でも）、外傷性の症状が生じれば、精神医学的にはPTSDと診断してもよいのではないか。岡野先生に学んで、わたしもそんな考えをもちはじめているわけです。精神科医は、暴力を伴うような虐待やレイプのような典型的な出来事がないと、瞬間的にPTSDの診断を除外してしまいますが、どんなケースでも、外傷性の反応がみられる例には、PTSDの診断可能性を残しつつ、体験したひとの立場から出来事を丁寧に聴取し、トラウマ化の可能性を疑うことが必要かもしれません。そうすると、非例外的、非脅威的とみえた日常的な体験が、そのひとにとっては例外的、脅威的なトラウマ体験に該当する場合も出てくると思います。日常的な体験がトラウマなのか非トラウマなのか当時のそのひとの身になって判定することは難しいと思いますが（医師にとっても患者さん本人にとっても）、２章７節で説明した「トラウマ体験の要件」をクリアしていたかどうかが判定の道しるべになると考えています。

さて、わたしは、長いこと精神科医として診療をしてきて、PTSDの診断を下す際に、ICD-10の診断ガイドラインにある「例外的」をこのような観点からとらえたことはなかったのですが、本書を書きながら、PTSDの診断基準は、本人にとってどんな出来事だったのか、という視点から読んだ方が治療には有用と考えるようになっています。ICD-10の診断ガイドラインの冒頭部分に「そのひとにとっての例外的に強い外傷的出来事」というような文言を追加できたら、この意図はもっと明解に共有できるのに……、とも勝手に想像しています。

６）複数回の体験／異なる体験の累積効果

さて、近年の子どものトラウマ研究によって、例外的な体験が繰り返されたり（トラウマ体験の累積）、いじめと虐待のような、異なる体験が重なると（トラウマの加算的体験）、ＰＴＳＤの症状が複雑化することが分かってきました。

トラウマ治療を専門としている精神科医・白川美也子先生は、トラウマの累積について、次のように説明しています。〝トラウマ体験が重なるほどＰＴＳＤを発症しやすい――これが「累積トラウマ効果」と呼ばれる現象です。実際に、トラウマの回数が増えるほどＰＴＳＤやうつの発症率が高くなり、症状が複雑化しやすいという報告があります。また成人期になってからのトラウマよりも子ども期のトラウマのほうが、複雑化との関係が深いとの報告もあります。つまりトラウマが多ければ多いほど、しかもそれが子ども期であればあるほど、その後のトラウマ体験によるＰＴＳＤは重症化しやすいのです〟

「トラウマが多ければ多いほど、しかもそれが子ども期であればあるほど、その後のトラウマ体験によるＰＴＳＤは重症化しやすい」という見方は、トラウマの治療の最前線におられる白川先生の実感もあるでしょうし、トラウマの影響力について言い得ているとわたしも感じます。

さて、子どものトラウマについては、小児期逆境体験（adverse childhood experiences：ACEs）についての研究によって、ACEsが累積すると、がんや心臓病、アルコール依存症やうつ病や自殺企図が多くなると分かっています。ACEsの影響を調査したヴィンセント・フェリッティは、まず17個の体験をリストアップしました。17個の体験は「虐待カテゴリー」と「家庭の機能不全カテゴリー」の2つに大別されていますが、「虐待カテゴリー」には、子どもが被害者として体験した「心理的虐待（2個）」、「身体的虐待（2個）」、「性的虐待（4個）」の3カテゴリーから8個の体験があげられています。また、「家庭の機能不全カテゴリー」には、子どもが育った家庭内で体験した「薬物乱用（2個）」、「精神疾患（2個）」、「母親への暴力（4個）」、「家族の犯罪（1個）」の4つのカテゴリーから9個の体験があげられており、回答者が「あり」と回答したACEs

の体験数が多いひとほど、大人になってからの心身の問題が多いことが確認されたのです。ちなみに、フェリッティの調査では、同じ体験は、何度体験していても、ACEsは1個とカウントしています。

ACEsのあった子どもの割合は、経済的にゆとりのある中流以上の家庭のひと８０５６人を対象としたフェリッティの報告（１９９８年）によると、「心理的虐待」の体験者は11・1％、「身体的虐待」の体験者は10・8％と確認され、「性的虐待」の体験者は22・０％もいたそうです。また、「薬物乱用」、「精神疾患」、「母親への暴力」、「家族の犯罪」の体験者も、それぞれ、25・6％、18・8％、12・5％、３・４％だったということです。最低ひとつのカテゴリーに体験ありと回答したひとは52・1％と半数にのぼり、４つ以上のカテゴリーを体験したひとは６・８％いたそうです。リストアップされた17個のACEsは、子どもにとっての、つらい体験のオンパレードですが、わたしが注目している「心理的虐待（2個）」では、親や同居の大人からの「しばしば、あるいはとても頻繁なののしり、侮辱、こきおろし」と「しばしば、あるいはとても頻繁な身体的危害が及ぶかもしれない恐怖を抱く扱い」の2項目によって「心理的虐待」の有無が調べられていました。

いずれにしても、子ども時代に、逆境体験をしたひとがこれほど多いとは驚きます。この調査は、本人の記憶に頼った調査方法であり、回答者の中には、ACEsを体験していても忘れてしまっているひと、覚えていても回答しなかったひとも含まれると考えられます。フェリッティの調査は、経済的にゆとりのある中流以上の家庭のひとたちを対象としていたため、経済的にゆとりのない家庭出身のひとでは、逆境体験の比率がもっと高くなる可能性もあると言われています。子どものこころの発達に詳しいお茶の水女子大学の菅原ますみ先生によると、対象が一般のコミュニティサンプルになると、「心理的虐待」や「身体的虐待」の体験者の割合は3倍以上に増加するそうです。ACEsが大人になってからの心身の健康に影響することが確実視されている現在、家庭外の体験（家庭外で暴力シーンを見る、いじめに遭う）を含めたリスクの加算的効果についての検討も進められているそうです。

7）ハーマンの複雑性PTSD

ところで、白川先生の説明にもあったPTSDの症状が複雑化するというのはどういうことでしょうか。PTSDがアメリカの診断基準（DSM-Ⅲ）にはじめて登場したのは1980年でしたが、90年代になると、子ども時代のトラウマに関して、アメリカのハーマンは「複雑性PTSD」、ベセル・ヴァン・デア・コルクは「発達性トラウマ障害」、ジョン・アレンは「愛着トラウマ」という概念を相次いで提出しました。その走りとなったハーマンは、子ども時代に虐待を受けて育ったひと（サバイバー）への検討から、7項目による「複雑性PTSD」の概念をまとめました。ハーマンの『心的外傷と回復』によると、〝外傷に対する反応は一つの障害でなく、さまざまな病的状態より成る一つのスペクトルとして理解するのがもっともよい。このスペクトルは自然治癒して病気の名に値しない「短期ストレス反応」から古典的すなわち単純性PTSDをへて複雑な長期反復性外傷症候群（＝複雑性PTSD）に至る広い幅がある〟と説明しており、複雑性PTSDは、外傷性スペクトルの終着点と位置づけられています。

その内容を示した**表9**をご覧いただくと分かる通り、1番目の項目には、複雑性PTSDを引き起こす体験が具体的に例示され、残りの6項目には、複雑性PTSDでみられる症状が具体的に列記されています。

この表9の左側には、ハーマンの原文の翻訳（中井久夫先生訳）、その右側には、皆さんが理解しやすいようにわたしの意訳がつけてあります。この意訳は、ハーマンの原文を完全に言いあらわしていない可能性があることにご注意ください。意訳のさらに右側には、ICD-11の「複雑性PTSD」の「自己組織化の障害」3項目とハーマン基準との関係性を示してあります（詳しくは後述）。

表9-1　ハーマンによる複雑性PTSD

	ハーマンの診断基準（中井による訳）	筆者による意訳	ICD-11（括弧内は筆者、および岡野による意訳）
1	**全体主義的な支配下に長期間（月から年の単位）服属した生活史**	**（月から年単位の）長期にわたって、支配されるような状況に身を置いていた体験**	
	実例には人質、戦時捕虜、強制収容所生存者、一部の宗教カルトの生存者を含む。実例にはまた、性生活および家庭内日常生活における全体主義的システムへの服属者をも含み、その実例として家庭内殴打、児童の身体的および性的虐待の被害者および組織による性的搾取を含む	人質、戦争中の捕虜、強制収容所の生存者、カルト教団の生存者だけでなく、システムや人による支配に服従している者（家庭内暴力［DV］や児童虐待の被害者、性的に搾取されているひと）も含まれる	
2	**感情制御変化であって以下を含むもの**	**自分の感情を抑えたり、感情を押し殺すことに関わる、以下のいずれかが体験後の本人にみられる**	
	持続的不機嫌	不機嫌が続く	
	自殺念慮への慢性的没頭	自殺したい気持ちにとらわれている	
	自傷	自傷行為	
	爆発的あるいは極度に抑止された憤怒（両者は交代して現れることがあってよい）	強い怒りが爆発したり、逆に、怒りを絶対にみせまいとしてこらえている	
	強迫的あるいは極度に抑止された性衝動（両者は交代して現れることがあってよい）	性欲や性行為に対して極端な態度を示す（しないと気が済まない、逆に、性的なことを忌み嫌うなど）	
3	**意識変化であって以下を含むもの**	**意識や記憶の働きに関わる、以下のいずれかが体験後の本人にみられる**	1）感情制御困難（感情調節に問題あり）
	外傷的事件の健忘あるいは過剰記憶	外傷体験を忘れていて思い出せない、あるいは、克明に記憶している	
	一過性の解離エピソード	一時的に「こころここにあらず」の状態に陥る	
	離人症／非現実感	「いまここに」という感覚が遠のいている（例えば、考えたことを自分で考えたことのように思えない、食べたのに食べた気がしない、等）	
	再体験であって、侵入性外傷後ストレス障害の症状あるいは反芻的没頭のいずれかの形態をとるもの	外傷体験のフラッシュバック、あるいは、外傷体験のことばかり考える	
4	**自己感覚変化であって以下を含むもの**	**自分への見方や自己評価に関わる、以下のいずれかが体験後の本人にみられる**	2）否定的自己概念（自分が卑小で負け犬で価値がないという信念で、外傷体験と関連した恥や罪や失敗の感覚が伴う）
	孤立無援感あるいはイニシアティブ（主動性）の麻痺	誰も自分を助けてくれないという孤独、あるいは、自主性が弱まりひとから指示されたことしか行えない	
	恥辱、罪業、自己非難	恥辱（自分のことがみっともない、恥ずかしい）、罪業（自分は悪いことをしている）、自己非難（自分のことが好きになれず、ときに自分を責め立てる）	

表 9-2　ハーマンによる複雑性 PTSD（続き）

	汚辱感あるいはスティグマ感	自分はみっともないという気持ち、ひとから差別されている、ほかのひとより劣っているという感覚	2）否定的自己概念（自分が卑小で負け犬で価値がないという信念で、外傷体験と関連した恥や罪や失敗の感覚が伴う）
	他者とは完全に違った人間であるという感覚（特殊感、全くの孤在感、わかってくれる人はいないという思い込み、自分は人間でなくなったという自己規定が含まれる）	自分は他のひととはまったく違うという感覚（自分だけ特別だ、自分のようなひとは一人もいない、分かってくれるひとはいない、「人間失格」というような偏った自己評価が含まれる）	
5	加害者への感覚の変化であって以下を含むもの	加害者（自分を攻撃した相手）への態度や評価に関わる、以下のいずれかが体験後の本人にみられる	
	加害者との関係への没頭（復讐への没頭を含む）	加害者と自分の関係に終始とらわれている（復讐へのとらわれを含む）	
	加害者への全能性の非現実的付与（ただし被害者の力関係のアセスメントの現実性は臨床家よりも高いことがありうるのに注意）	加害者のことを絶対的なものと信じて疑わない（医師からは、そんな力関係があるようにはみえないことがある）	
	理想化あるいは逆説的感謝	加害者のことを理想化する、あるいは、（怒りや恨みがあるのに表向きは）感謝したりする	
	特別あるいは超自然的関係の感覚	自分への攻撃を、自分にとって何か特別なもの、超自然的なものとしてとらえる	
	信条体系の受容あるいは加害者を合理化すること	（本当は納得していないのに）教えられたことをそのまま受け入れる、あるいは、加害者のことを無理な理屈を考えてでも納得する	
6	他者との関係の変化で以下を含むもの	対人関係に関わる、以下のいずれかが体験後の本人にみられる	3）対人関係障害（他者との関係を維持したり、親密感をもち続けることに困難あり）
	孤立と引きこもり	（自分から）ひとりぼっちになる、ひきこもる	
	親密な対人関係を打ち切ること	いままでの人間関係を切る、人間関係が深まることを避ける	
	反復的な救助者探索（孤立・引きこもりと交代して現れることがあってよい）	際限のない助っ人探し（相手に利用されるだけと分かっていても）（経過中、孤立やひきこもりがみられてもよい）	
	持続的不信	ひとへの不信感がいつもぬぐえない	
	反復的な自己防衛失敗	（他者との関係で）自分を守るための対処行動がつかえないために（損をするなどの）失敗を繰り返す	
7	意味体系の変化	価値観や世界観に関わる、以下のいずれかが体験後の本人にみられる	
	維持していた信仰の喪失	それまで信じてきたもの（信仰）が信じられなくなる	
	希望喪失と絶望の感覚	失望、あるいは、絶望している	

ハーマンの複雑性ＰＴＳＤで、本書が特に注目するのは、６番目の基準「他者との関係の変化で以下を含むもの」の冒頭に「孤立と引きこもり」があげられているということです。ＰＴＳＤがこじれるとひきこもりが起こるという指摘は、すでに１９９０年代前半から、アメリカのハーマンにより行われていたことになるわけです。

ハーマンの「複雑性ＰＴＳＤ」をＩＣＤ-10の診断基準にあてはめると、**図４**のようになります。41ページに示した図3と違うのは、例外的な出来事や体験が1回ではなく、繰り返されているうちに、トラウマ化が生じてくるということです。図４には、例外的な体験や出来事をあらわす「イガイガ」がたくさん描かれており、発症前に例外的な体験や出来事が繰り返されていたことが分かるようにしてあります。

複数の例外的な出来事や体験からＰＴＳＤを発症したひとでは、トラウマ化がいつからはじまったのかよく分からないということが、この図４から分かるかと思います。単回のストレスからＰＴＳＤを発症したひとに比べると、複雑性ＰＴＳＤのひとは、いま現れている症状が、図に示されたＡ、Ｂ、Ｃ、Ｄのどの時点における症状なのか、特定することは難しいと言えるかもしれません。20代のひとでも、幼児期のトラウマ体験からすでに20年以上経過していることもあるわけです。加えて、白川先生は、「トラウマが多ければ多いほど、しかもそれが子ども期であればあるほど、その後のトラウマ体験によるＰＴＳＤは重症化しやすい」と説明していましたので、子どもの場合は、大人なら数十年かかる人格変化が、もっと急速に進行する可能性もあるわけです。

ヴァン・デア・コルクは、『トラウマティック・ストレス』という本の中で、「ＰＴＳＤの診断基準には厳格さが求められる一方で、臨床現場においてこの障害の全体像を評価するためには定義を広くとる必要があるかもしれない。ある人たちのＰＴＳＤは、時間の経過とともに、その症状が診断基準を完全には満たさない状態

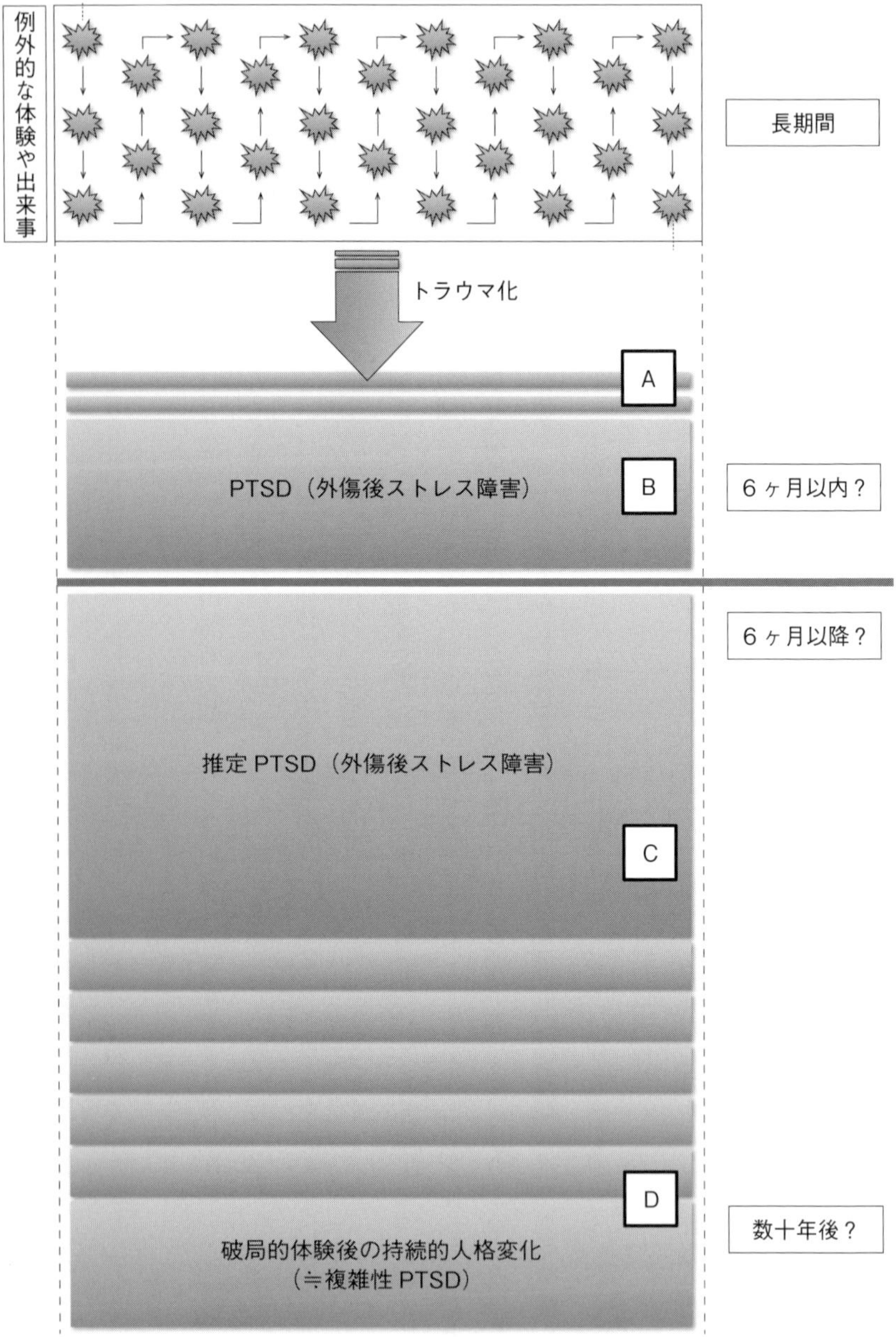

図4　長期にわたる多数の例外的な体験により生じる精神障害

へと変化するかもしれないが、そのような状態になってもなお、それが彼らの機能水準に影響を与え続ける可能性がある」と述べています。A、B、C、Dの4時点では、PTSDの症状がそろっていなくても、そのおおもとにトラウマがあって、本人のこころに長らく影響しているかもしれない。わたしは、ひとのこころへの、トラウマの影響について考えるとき、コルクの指摘は大変重要だと感じています。

8）ICD-11におけるPTSD

さて、精神科診断学の世界では、実は、ICD-10からICD-11への改訂が2018年に終了し、すでにICD-11の時代に入りました。ICD-11には「ゲーム障害」などの新しい診断基準が追加されましたので、皆さんもニュースかなにかで聞いたことがあるかと思います。では、ICD-11があるのに、本書では、PTSDのことをICD-10の記載内容にそって説明してきたのは、なぜでしょうか。実は、日本ではまだICD-11の翻訳出版が完了しておらず、ICD-10が使われているからです。そして、ひきこもりが日本の社会的な問題として認識されるようになった90年代の終わりごろから現在までの20数年間、精神科診断にはICD-10が用いられてきたため、ICD-10で議論した方が分かりやすい、という事情もあったのです。

ICD-11への改訂により、ICD-10にあったASR、PTSD、破局的体験後の持続的人格変化という流れは大きく見直されました。その違いの第一は、ASRが病気ではなく、ひとの生理的な反応として、精神科の疾患カテゴリーからはずされたことです。また、違いの第二は、ICD-10にあった「破局的体験後の持続的人格変化」は削除されて、PTSDと複雑性PTSD（CPTSD）の2つに単純化されたことです。

トラウマの権威・飛鳥井望先生によると、「破局的体験後の持続的人格変化にある感情、自己概念、対人関係の変化」の記載は「CPTSDに通じる内容」であるため、ICD-11で複雑性PTSDが採用された際、「破局的体験後の持続的人格変化」が削除されたのは妥当な改訂ということです。それでは、ここで、ＩＣＤ－11の「診断ガイドライン」をご覧ください。以下の**表10～12**は、ＷＨＯのホームページからＩＣＤ－11の英文をダウンロードし、わたしが翻訳したものですが、どう訳すのがよいか分からないところもありましたので、訳の一部は、岡野先生、飛鳥井先生の論文から引用させていただきました。この英文の翻訳文は、標準化されていないわたしの意訳であることをご理解の上でお読みください。

さきほどと同様に、急性ストレス反応（acute stress response）（以下、ＡＳＲ）からＰＴＳＤに至る流れを**図5**にあらわしてみました。ＩＣＤ－11では、ＩＣＤ－10の急性ストレス反応が生理的な反応として、病気のカテゴリーからは除外されています。また、ＰＴＳＤの発症に「6ヶ月以内」の規定もなくなりましたので、ＰＴＳＤは、体験後、いつ発症したものでもよいと変更されています。そのため、ＡＳＲからＰＴＳＤに至る図は、ＩＣＤ－10の基準にもとづいた41ページの図3に比べると、いたってシンプルなものに変わりました。ＰＴＳＤを構成する典型的な症状は、「再体験症状」、「回避症状」、「脅威の感覚」の3つとなりますが、詳しくは、ＰＴＳＤの「診断ガイドライン」（**表11**）をお読みください（筆者注：日本語に翻訳されたＩＣＤ－11では、ＰＴＳＤの呼称については従来の「外傷後ストレス障害」でなく「心的外傷後ストレス症」を用いると決まっている）。

複雑性ＰＴＳＤ（ＣＰＴＳＤ）についても**図6**にあらわしてみました。複雑性ＰＴＳＤでは、「感情制御困難」、「否定的自己概念」、「対人関係障害」の3つからなる「自己組織化の障害」と名づけられた症状がＰＴＳＤの典型的な症状（「再体験症状」、「回避症状」、「脅威の感覚」）に加わりますが、描かれた図は、ＰＴＳＤと同様、いたってシンプルなものに変わりました。複雑性ＰＴＳＤは、逃げることが困難か不可能な状況での長期にわたる、あるいは、繰り返しの、極めて脅威的なおそろしい体験がトラウマ化の条件とされているため、

表10　ICD-11の診断ガイドライン：①急性ストレス反応

ICD-11 診断名	急性ストレス反応（QE84）
診断ガイドライン（筆者による訳）	急性ストレス反応は、極めて脅威的な、または、おそろしい出来事や状況（短期でも、長期持続性でも）を体験した結果として、一過性の症状が、感情、身体、認知、行動面に起こるものである。不安による自律神経徴候（頻拍、発汗、顔面紅潮など）や、めまい、卒倒、悲哀、不安、怒り、失望、過活動、不活発、社会的ひきこもり、昏迷などの症状を生じる。ストレス因が重大なら、このような反応は正常と言える。通常、出来事のあと、あるいは、その脅威的な状況から遠ざかれば、数日以内に最小限となる。 ＜含＞急性危機反応、ストレス急性反応 ＜除＞心的外傷後ストレス症（6B40）

表11　ICD-11の診断ガイドライン：②心的外傷後ストレス症

ICD-11 診断名	心的外傷後ストレス症（6B40）
診断ガイドライン（筆者による訳）	心的外傷後ストレス症（PTSD）は、極めて脅威的な、または、おそろしい出来事ないし一連の出来事を体験したあとに起こる障害で、以下のすべてにより特徴づけられる。1）外傷体験を、侵入性の鮮明な回想、フラッシュバック、悪夢などの形でありありと再体験すること。そして、これらには、恐怖やおそれのような圧倒的な感情、強い身体感覚が伴う、2）体験を考えることや、回想することを避けるか、体験を連想するような活動・状況・人物を避ける、3）警戒心とも言えるような差し迫った持続性の脅威の感覚、騒音などの予期しない刺激に過剰な驚きを示すこと。これらの症状は、少なくとも数週間持続し、対人関係、家族、社会、仕事、その他の重要な領域における機能に明らかな低下をもたらす。 ＜含＞外傷神経症 ＜除＞急性ストレス反応（QE84）、複雑性心的外傷後ストレス症（6B41）

表12　ICD-11の診断ガイドライン：③複雑性心的外傷後ストレス症

ICD-11 診断名	複雑性心的外傷後ストレス症（6B41）
診断ガイドライン（筆者による訳。ただし、記載の一部は岡野による訳）	複雑性心的外傷後ストレス症（複雑性PTSD）は、（拷問、奴隷、大量虐殺、長期にわたる家庭内暴力、繰り返される子どもへの性的ないし身体的虐待などの）逃げることが困難か不可能な、長期にわたる、あるいは、繰り返される極めて脅威的な、または、おそろしい出来事ないし一連の出来事を体験したあとに起こる障害である。複雑性PTSDは、PTSDの診断基準を満たし、さらに、重度で、持続性の、1）感情制御困難：感情調節に問題あり、2）否定的自己概念：自分が卑小で負け犬で価値がないというような信念（外傷体験と関連した恥や罪や失敗の感覚が伴う）、3）対人関係障害：他者との関係を維持したり、親密感をもち続けることに困難あり、がみられる。これらの症状は、対人関係、家族、社会、教育や仕事、その他の重要な領域における機能に明らかな低下をもたらす。 ＜除＞心的外傷後ストレス症（6B40）

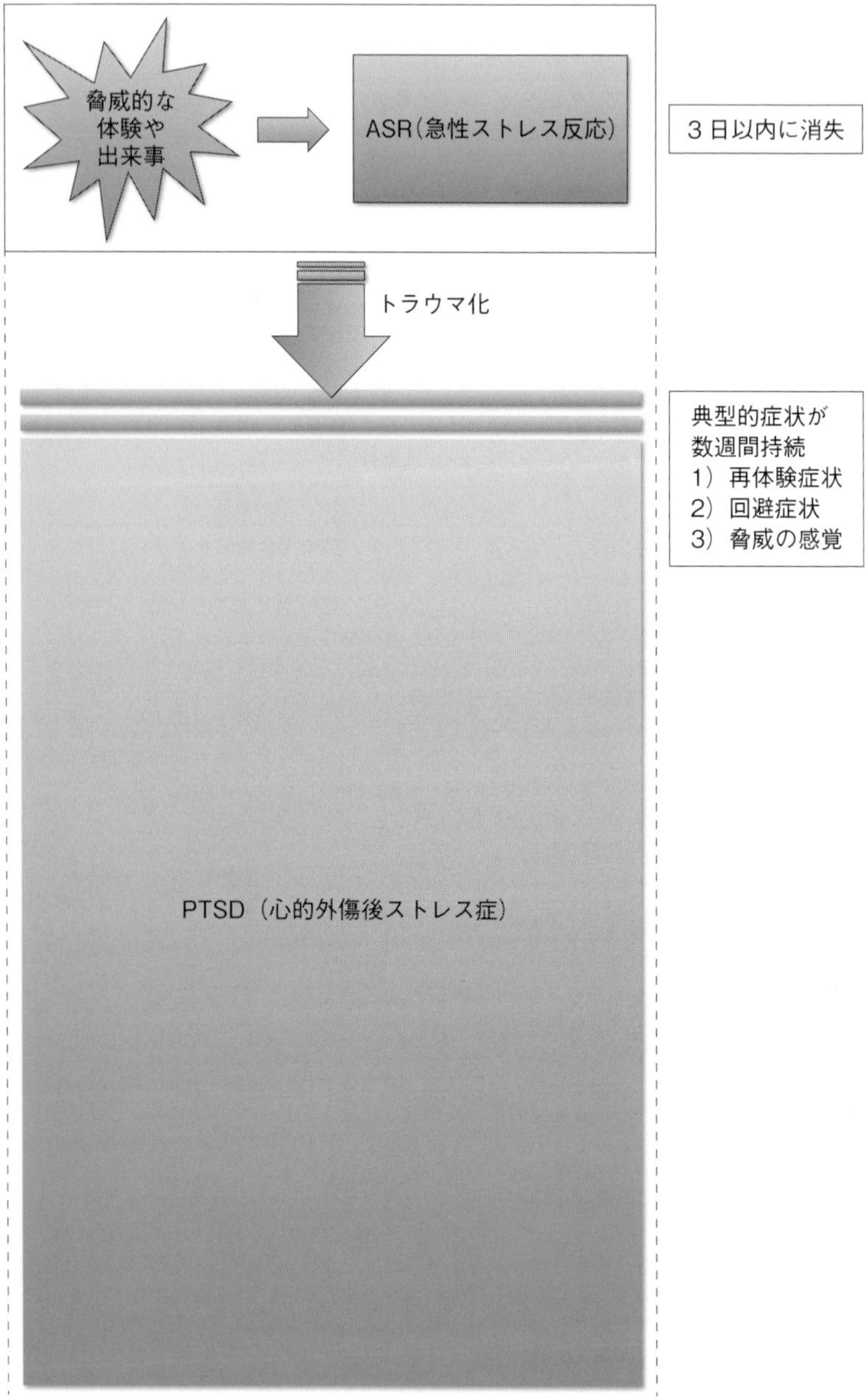

図5　脅威的な体験により生じる反応や精神障害

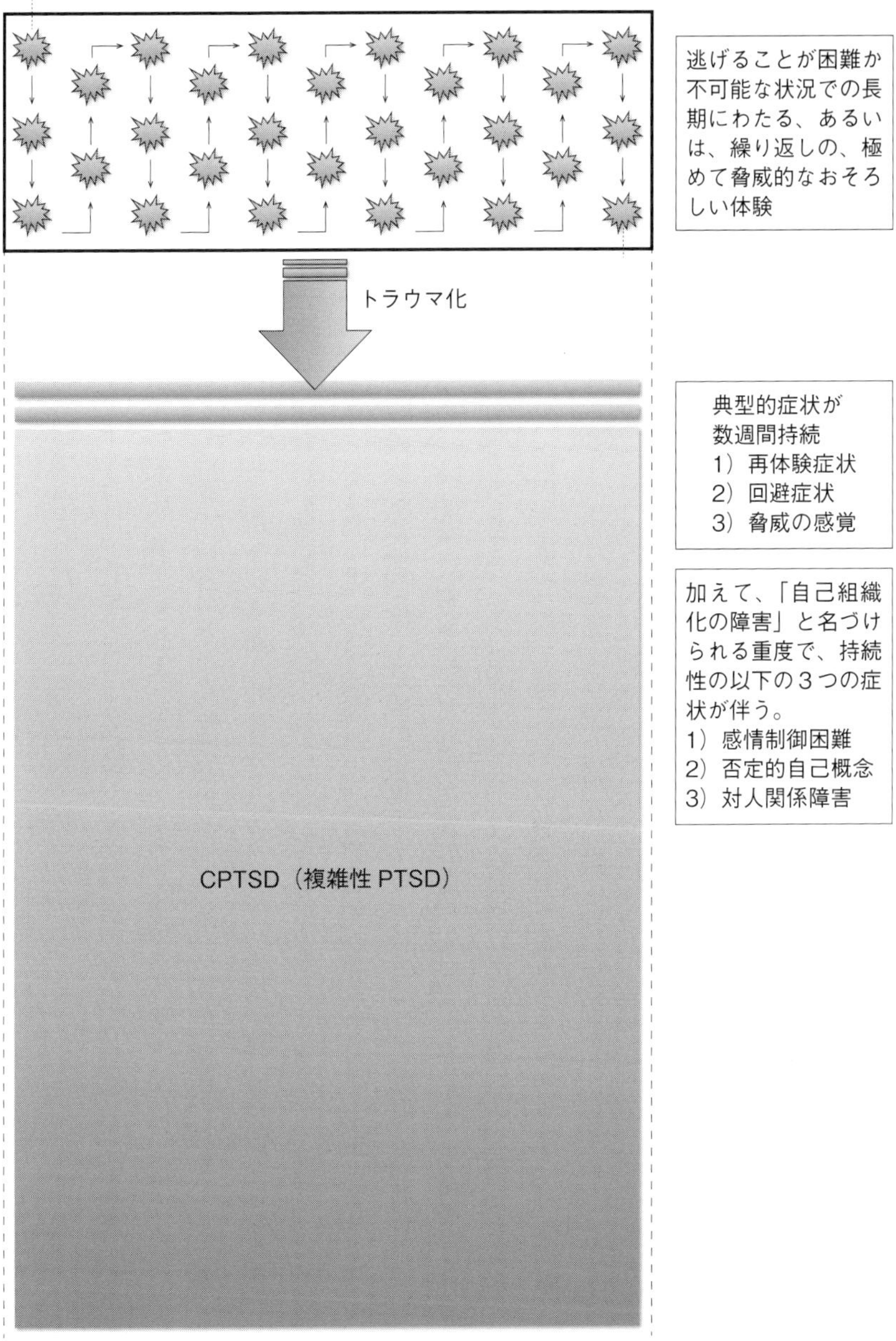
逃げることが困難か不可能な状況での長期にわたる、あるいは、繰り返しの、極めて脅威的なおそろしい体験
トラウマ化
典型的症状が数週間持続
1）再体験症状
2）回避症状
3）脅威の感覚
加えて、「自己組織化の障害」と名づけられる重度で、持続性の以下の３つの症状が伴う。
1）感情制御困難
2）否定的自己概念
3）対人関係障害
CPTSD（複雑性 PTSD）

図６　長期にわたる多数の脅威的な体験により生じる精神障害

図6には太い長方形の内側にたくさんの「イガイガ」が連なるイラストによって、逃げ場のないトラウマ体験が繰り返されているさまをあらわしてみました。

飛鳥井先生によると、複雑性ＰＴＳＤは、ＰＴＳＤ＋3症状となるため、ＰＴＳＤの「兄弟診断」と位置づけられるそうです。複雑性ＰＴＳＤとは、ＰＴＳＤよりも重たい症状を抱えたお兄さんのようなものとなり、先ほど紹介した白川先生の説明とも一致するものとなるわけです。

飛鳥井先生によると、ＩＣＤ-11に採用される際、複雑性ＰＴＳＤは、満場一致の採決とはならず、反対意見もあったそうです。また、ＷＨＯの診断基準（ＩＣＤ-11）では採用されましたが、同時期に改訂されたアメリカ精神医学会の診断基準（ＤＳＭ-5）では複雑性ＰＴＳＤは不採用となり、２０２1年時点で、精神科診断に強い影響力をもつ2つの診断基準には、見解の相違があるわけです。しかし、複雑性ＰＴＳＤがＩＣＤ-11に採用されたことによって、90年代初頭に「長期反復性外傷の生存者の症状像はしばしばはるかに複雑であり」、「現在（＝90年代当時）のＰＴＳＤの叙述では長期反復性外傷のあらゆる表現型をとる症状発現をとらえることもできていないし、捕囚生活において起こる人格の深刻な歪みもとらえそこなっている」と指摘したハーマンの悲痛な思いは、30年の歳月をへてようやく結実したことになります。

9）極めて脅威的な、おそろしい体験の「極めて脅威的な、おそろしい」とは？

さて、ＰＴＳＤは、ＩＣＤ-10の診断ガイドラインでは「例外的に強い外傷的出来事」から起こると規定されていましたが、ＩＣＤ-11の診断ガイドラインでは、「極めて脅威的な、又は、おそろしい出来事ないし一連の出来事」から起こると変更されました。しかし、この変更については、わたしからみると、なにも変わっていないように思えます。ＩＣＤ-11の「極めて脅威的な、おそろしい」という表現も、結局は、相対的な表現に過ぎないからです。人生わずか5年しか生きていない子どもにとって、極めて脅威的なおそろしい体験とはどんなものでしょうか。大人からみたら脅威的とは思えないような体験でも、子どもにとっては、極めて脅威的な体験になる。そうした見方をしない限り、子どものこころの反応は正当に評価できないのではないでしょうか。残念ながら、改訂されたばかりのＩＣＤ-11の診断ガイドラインでも、トラウマ化する出来事についての見方は、ＩＣＤ-10と何も変わっていないようにわたしには感じられるのです。

繰り返しになりますが、わたしは、ＰＴＳＤを引き起こす体験を、専門家（＝大人）の目線で診断するのか、体験した本人（＝子どものときの体験ならその当時の子どもの立場に立って）の目線で診断するのか、今後、明確化することが必要だと思いますし、わたしは、ガイドラインの文章には「そのひとにとっての」というような文言を追加してもらいたいと思っています。そうすれば、ＰＴＳＤ診断の敷居は、いまよりも下がり、ＰＴＳＤと診断されるひとが増えれば、回復に必要なケアや治療につながるケースがいまよりも増えるのではないかと期待しています。

10）外傷性精神障害におけるＰＴＳＤの位置づけ：変遷する精神科診断

複雑性ＰＴＳＤの概念を提案したハーマンは、「外傷に対する反応は一つの障害でなく、さまざまな病的状態より成る一つのスペクトル」と説明しています。また、ヴァン・デア・コルクも、「ある人たちのＰＴＳＤは、時間の経過とともに、その症状が診断基準を完全には満たさない状態へと変化するかもしれない」と述べています。これらの記述については、本書においてすでに紹介した通りです。さらに、岡野先生は、ＰＴＳＤのことを、外傷性精神障害のなかで、発病においてトラウマの影響をもっとも強く受けており、トラウマ体験のあとの数十年にも及ぶ経過のなかでは、さまざまな外傷性の症状をあらわしうる「外傷性精神障害の源泉」

のような疾患ととらえています。

つまり、ＰＴＳＤのひとには、「侵入」や過覚醒、「回避」や「解離」などのＰＴＳＤに典型的な症状とは別に、典型的ではない症状（抑うつ、不安や緊張、空虚感、ひきこもりなど）も生じ、時点によっては（図４）、典型的な症状が目立たないこともある、ということです。そうすると、そのときのもっとも目立つ症状によって、精神科の診断結果は変遷しうるとも言えるでしょう。複雑性ＰＴＳＤと診断されるべき患者さんが、複雑性ＰＴＳＤという診断にたどり着かないと、精神科病院やクリニックにかかるたびに、そのときのもっとも目立つ症状や行動異常から、ひとりの患者さんに対して「強迫性障害」、「適応障害」、「うつ病」、「ゲーム依存症」、「アルコール依存症」、「摂食障害」、「回避性パーソナリティ障害」というような、いくつもの異なる精神科診断が下される可能性も出てきますし、診断結果によっては、必要な治療や支援が受けられず、本質的な病状の改善からは遠のくこともあるのです。

11）精神科で診断されたひきこもりと外傷性精神障害の関係

日本のひきこもりのことをトラウマ性のものとみる専門家は皆無ということは、本書の「はじめに」においてすでに述べましたが、ひきこもりは、一般には、さまざまな精神障害、ないしは、パーソナリティ障害のひとが陥る行動異常と理解されています。その根拠はというと、各地で実施されてきたひきこもりの実態調査によって、ひきこもりには何らかの精神科診断が下せる（つまり、ひきこもりのひとは何らかの精神科的な問題をかかえている）と確認されてきたからです。その理解のおおもととなったデータのひとつに、調査当時、山梨県精神保健福祉センターの所長をしていた近藤直司先生の調査があります。この調査のデータ分析には、山梨に在住していた関係から、わたしも少しだけ関わりました。平成20年度の厚生労働科学研究費補助金（こころの健康科学研究事業）による近藤先生の「思春期ひきこもりにおける精神医学的障害の実態把握に関する研究」の分担研究報告書には、７名の研究協力者の末尾にわたしの名前も掲載されています。

この調査は、16歳から35歳までの比較的若いひとで、６ヶ月以上のひきこもりがあるひとを対象としており、山梨県立精神保健福祉センター、岩手県精神保健福祉センター、石川県こころの健康センター、さいたま市こころの健康センター、和歌山県精神保健福祉センターの５つの施設の協力で実施されたものです。法令によって設置された精神保健福祉センターでは、地域住民のこころの健康についての相談や指導が行われていますが、その中では、不登校・ひきこもり、アルコールや薬物依存症、認知症やうつ病などの相談事業も行われているのです。

近藤先生の調査は、平成18年から21年の４年間（山梨県のみ）、または、平成20年から平成21年の２年間（山梨県以外のセンター）に各センターで実施したひきこもりの家族相談の新規利用者２８１ケースのうち、その後本人が来談し直接面談できた１５２人を対象としています。この調査の特徴は、アメリカ精神医学会のＤＳＭ-Ⅳという精神科診断基準による多軸診断が丁寧に実施されていることで、ＤＳＭ-Ⅳによる精神科診断は、センターに実際に来談したケースのみに行われましたので、本人への面談をもとにした正確な診断が下されています。そして、１５２人のうち、情報不足などから診断が行えなかった27人をのぞくと、残りの１２５人全員に、何らかの精神科診断が下されました。精神科診断に該当しないケースは１人もいなかったということです。また、１２５人のうち、いじめや虐待の経験者は少ないことも確認されました。内訳としては、いじめの経験があるひと：８人（６・４％）、身体的虐待、もしくは、心理的虐待の経験があるひと：５人（４・０％）、性的虐待の経験があるひと：１人（０・８％）、家庭内暴力の目撃経験のあるひと：１人（０・８％）でした。また、失業中の親をもつひとも５人（４・０％）と少ないことが確認されました。この調査の対象者

表13　公的なひきこもり相談窓口に来談した思春期ひきこもりケース125名への精神科診断（近藤らによるDSM診断を筆者がICD−10診断に置換）

ICD−10による精神科診断		1群	2群	3群	小計	%
ひきこもり対象者数（名）		39 （31.2%）	41 （32.8%）	45 （36.0%）	125 （100.0%）	
F2圏	統合失調症	13	1	0	14	8.2%
F3圏	気分障害 （うつ状態・うつ病、躁うつ病など）	13	3	7	23	13.5%
F4圏	神経症性障害、ストレス関連障害、身体表現性障害	14	10	28	52	30.6%
F5圏	生理的障害（摂食障害を含む）	0	0	1	1	0.6%
F6圏	パーソナリティ障害	6	0	27	33	19.4%
F7圏	知的障害（精神遅滞）	2	14	0	16	9.4%
F8圏	心理的発達の障害（発達障害を含む）	1	27	0	28	16.5%
F9圏	小児期および青年期に通常発症する行動・情緒の障害（多動性障害を含む）	0	2	1	3	1.8%
小計		49	57	64	170	100.0%
%		28.8%	33.5%	37.6%	100.0%	

1群	統合失調症、気分障害、不安障害などを主診断とし、薬物療法などの生物学的治療が不可欠ないしはその有効性が期待されるもの。生物学的治療だけでなく、病状や障害に応じた心理療法的アプローチや生活・就労支援が必要となる場合もある。
2群	広汎性発達障害や精神遅滞などの発達障害を主診断とし、発達特性に応じた心理療法的アプローチや生活・就労支援が中心となるもの。二次的に生じた情緒的・心理的問題、あるいは併存障害としての精神障害への治療・支援が必要な場合もある。
3群	パーソナリティ障害（傾向traitを含む）や適応障害、身体表現性障害などを主診断とし、心理療法的アプローチや生活・就労支援が中心となるもの。気分障害や不安障害のうち、薬物療法が無効なために心理−社会的支援が中心になるものも含む。

は平均年齢が24・5歳と若く、75%は男性でした。また、10代からひきこもりがはじまったケースが49%と半数にのぼり、ひきこもりの前に不登校のあったケースが53%いました。

１２５人の精神科診断結果をまとめたのが**表13**となります。ただし、表13では、近藤先生のグループが使用したアメリカ精神医学会の精神科診断基準（ＤＳＭ-Ⅳ）を、本章で説明してきたＩＣＤ-10のＦコードに変換しています。近藤先生は、ひきこもりの診断を集計する際、対象となった１２５人を１群、２群、

３群の３つに分けていますので、表13でも３群に分けています。３群の説明は、表の下の方に掲載してありますのでご覧ください。

結果をみると、１２５人のひきこもりは、１群（39人：31・２％）、２群（41人：32・８％）、３群（45人：36・０％）と、だいたい同数（１：１：１の３グループ）に分かれていますが、１２５人に対して、実人数を上回る１７０件の診断が下されていることにもご注意ください。精神科の診断では、主診断（そのひとにとって主となる診断）に加えて、同じひとに、別の精神障害が併存している場合、ひとりに２つ以上の精神科診断をつけるからです。その分がふくらんで、診断数が１７０件になっています。

この表13の小計の欄をご確認ください。Ｆ２圏14件（８・２％）、Ｆ３圏23件（13・５％）、Ｆ４圏52件（30・６％）、Ｆ５圏１件（０・６％）、Ｆ６圏33件（19・４％）、Ｆ７圏16件（９・４％）、Ｆ８圏28件（16・５％）、Ｆ９圏３件（１・８％）と確認できると思います。１２５人・１７０件の診断のうち、Ｆ４圏（神経症など）は52件（30・６％）と全体の１／３を占めていますが、近藤先生の報告書によると、Ｆ４圏のなかで一番多かったのは「社会不安障害（社会恐怖）（Ｆ40・１）」の20件、次いで「強迫性障害（Ｆ42）」の10件で、ＰＴＳＤ（Ｆ43・１）と診断されたひとは１人もいませんでした。

この結果から言えることは、ひきこもりを診断すると、精神科診断はＦ２圏からＦ９圏まで広く分布しており、ひきこもりは、さまざまな精神科診断のつく不均一な集団と結論されるのは妥当だと思います。

ところが、わたしは、この表13において、Ｆ２圏、Ｆ７圏、Ｆ８圏、Ｆ９圏には影をつけて、「Ｆ３圏からＦ６圏」が特に目立つようにしてみました。Ｆ３圏からＦ６圏は「外傷性精神障害」のとりうるゾーンです。34ページの表５と比較すると、外傷性のグループと近藤先生の調査結果はおもしろく対応することもみえてくるわけです。近藤先生の研究に少しだけ関わった当時のわたしには、Ｆ２圏からＦ９圏に広くまたがる不均一な集団を「外傷性」からみる発想はまったくありませんでした。しかし、ひきこもりの発症にはトラウマ体験が関係しているのではないか。つまり、トラウマのレンズをもってひきこもりをみるようになったわたしには、脳の病気（F2圏：統合失調症）や生まれつきの特性（F7圏：知的障害、F8圏：発達障害など、F9圏：多動性障害など）のケースを除くと、不均一とみえたF3圏からF6圏の4圏域にまたがる集団は、いずれも外傷性の精神病理をもち、調査対象となったひきこもりの集団の64・1%を占める最大勢力とみなしうることが確認できるのです（この比率は、診断件数の比率であって、実人数ではないことにはご注意ください）。

そうすると、①脳の病気であるF2圏（統合失調症）、②生まれつきの特性であるF7圏からF9圏（知的障害・発達障害・多動性障害）、③外傷性精神障害のF3圏からF6圏の3グループの比率は、それぞれ、①8・2%、②27・6%、③64・1%、つまり、1：3：8になることも確認できるでしょう。この結果は、ひきこもりにおける外傷性の問題が大きいことを示しているのかもしれません。

近藤先生は、ひきこもり対象者125人を1群（薬物療法を要する精神的な病気のグループ）、2群（発達障害、知的障害など特性の目立つグループ）、3群（パーソナリティ障害などを含んだ主に心理療法を要するグループ）に分けていましたので、病気、特性、外傷性の3グループに分けた私と、近藤先生の3群では、グループの数は3つで同じですが、近藤先生の見方だと125人のひきこもりの集団は1：1：1となり、外傷性の視点を入れたわたしの見方だと、同じ集団が1：3：8に分けられることになります。

したがって、外傷性という視点からひきこもりの集団をみるのは、今までとはまったく違う見方だと言えましょう。ひきこもりの抜本的な解決法がみつかっていない現在、ひきこもりのひとに「外傷性」というレンズをあててみることに可能性があるのではないか。それがわたしの実感です。

日本トラウマティック・ストレス学会の理事で『子どものトラウマ―アセスメント・診断・治療』の編集に

も関わった笠原麻里先生によると、トラウマの権威、ヴァン・デア・コルクは、現在の精神科診断の限界について批判しており、不適切な養育を受けている子どもは、（ＰＴＳＤの症状を示していてもいなくても）精神科の診断基準では適切に診断されておらず、トラウマの視点が見逃されてしまうため、回復をめざした関わりにつながりにくい、と述べているそうです。診断されないと、治療にはつながらないという指摘だと思います。また、東京都文京区で中村心理療法研究室を営まれている中村伸一先生が２０１９年の『精神療法』の「複雑性ＰＴＳＤ」特集号に寄せたエッセイには、次のような一コマが紹介されていました。学会の折、ジョン・エクスナー（包括システムによるロールシャッハ法の創始者）といっしょにタクシーで移動した際、中村先生はエクスナーに「ＤＳＭ（筆者注：近藤先生の調査でも用いられたアメリカ精神医学会の精神科診断基準）についてどう思うか？」と尋ねたところ、「ＤＳＭはくだらないが、一定の物差しなのでしょうがない。治療的にはほどんど意味がない」と吐いて捨てるように言ったそうです。このように、トラウマの専門家からみた精神科診断基準は、治療的に役に立たないともいわれているということを、精神科医は、謙虚に受けとめるべきだと感じます。

　日本の研究者からも、同じような指摘がありましたので、本章の最後に紹介したいと思います。兵庫県こころのケアセンターの亀岡智美先生は、『こころの科学』の２０１９年の「トラウマ臨床の明日」という特集号で、「過去のトラウマや小児期の逆境体験から派生してきた問題の末端に位置する心身の疾患や社会行動上の不適応のみに目を向けて対応するアプローチは有効ではない」、「そのひとのトラウマ歴や小児期の逆境体験と、現在認められている症状や問題との関連に目を向けることこそが重要」と述べています。さらに、子どものこころの権威である福井大学子どものこころの発達研究センターの杉山登志郎先生は、２０１９年の『こころの科学』の誌上座談会において、〝いったんトラウマという視点が入りますと、精神科臨床の様相が変わって来るのです。「いったい今まで自分は何をみていたんだろう」ということがまた大きな衝撃でした〟と語っています。

1：1：1に分かれたひきこもりの集団が、1：3：8とも分けられるというのは、同じものをみていてもみていないという騙し絵のようでもあります。ひきこもりの家族や本人の協力を得て、近藤先生が丁寧に行ったDSM-Ⅳによる多軸診断の結果から、外傷性の視点、または、トラウマの視点を感じられるかどうかは、この領域に働く関係者の理解度や力量と関わるものかもしれません。ひきこもりを診て、ひきこもりを見ず。だて眼鏡をはずして、「外傷性」というレンズの入った眼鏡をかける必要があるのかどうか、本書ではさらに考えていきたいと思います。

第4章 親のしつけに注目しつつ「トラウマ体験記」を読む

本題に入る前に、トラウマ体験に苦労しながらも生き延びてきたひとたちの体験記をいくつか紹介したいと思います。トラウマ体験記を読むと、子ども時代のトラウマがひとにどんな影響を及ぼすのか考えやすいと思います。わたしが選んだのは、読みやすくて、子ども時代は大変だったんだろうな、と共感できた方々の本9冊です。

1）梅宮アンナ『「みにくいあひるの子」だった私』

最初に紹介するのは、タレントで活躍されている梅宮アンナさんが2001年に出した『「みにくいあひるの子」だった私』です。タレント本にありがちな、いかにもなタイトルとは感じられますが、この本は、正真正銘、虐待を乗り越えて、健気に育った女の子の物語です。

梅宮さんのお父さんは、大のアメリカ好きで、アメリカ人の女性から生まれてくる梅宮さんも、金髪の赤ちゃんだと思っていたため、梅宮さんが黒髪で生まれたと分かると、さっそく、お母さんに、梅宮さんの髪の色を変えるように命じたそうです。そのため、幼い頃の梅宮さんは、お母さんから頭にレモン汁をかけられたり、オキシドールやコカコーラで髪を脱色してもらい、赤茶色の巻き毛の外国人にみえるように頑張っていました。自分もおもしろがってやっていたらしいので、なんとも微笑ましい思い出なのですが、梅宮さんは、生まれたときから、ありのままの自分を認めてもらえない子どもだったのです。ただ、頭の形が悪くならないようにと、梅宮さんはアメリカ風にうつぶせ寝で育てられたりもして、いまのすばらしい容姿は、小さいころの親御さんの努力のたまものとも言えるわけです。

梅宮さんは「親の着せ替え人形」で、記憶のある幼稚園のころからすでに、親の言うことをきかないとスリッパやベルトでお母さんから日常的に叩かれていました。大好きなテレビアニメ「みつばちマーヤのぼうけん」がはじまり、お風呂にすぐ入らなかったら、裸にされて玄関の外に放り出されたこともありました。小学生だった梅宮さんの思い出は「空っぽの家」。下校した家には誰もおらず（その頃のお母さんは習い事にいそしんでいた）、いつもひとりでカップラーメンを食べていたそうです。お母さんが不在だったのは実際には週に2、3日で、家に帰ると、犬が迎えてくれて、お手伝いさんもいたそうですが、梅宮さんには、過去の記憶がところどころ脱落していて、ひとりぼっちだったという記憶しかないそうです。授業中も、空想の世界にひたることが多く、成績も悪くて、友達もいませんでした。一方、お父さんも、梅宮さんの顔面をげんこつでよく殴りました。「だれのおかげでメシが食えると思っているんだ」が口癖だったそうです。しかし、梅宮さんは、顔を殴られることに特に違和感もなく、お父さんを「自分流のやり方でわが子を溺愛する、頑固おやじ」と見ていました。親の言うことをきかないと両親から暴力をふるわれることが当たり前だった梅宮さんは、中学生になると「なにかが許せない」と感じるようになり、怠学（勉強をしない）や恋愛（母の勧めた2歳年上の高校生と交際）に走りました。

『「みにくいあひるの子」だった私』に書かれている梅宮さんというのは、芸能界という華やかさの影に、つらい子ども時代があったひとだと感じました。つらさが当たり前になってしまっていて、本人すら気づいていない。幼稚園のころから高級な洋服を惜しみなく買い与えられ、高級住宅地で育ち、お金に不自由したことのない生活でしたが、お菓子も着るものも、いつもお母さんの好みが優先されていました。小学校時代の梅宮さんは、親しい友達もできず、外ではうつむいて歩くような子どもでしたが、顔立ちが目立つため、公立小の子どもたちから「外人、外人」とからかわれて、石を投げられたこともあったそうです。アメリカ人のような顔と名前（カタカナで「アンナ」という名前）に二重のコンプレックスを感じていましたが、アメリカ人のお母さんを傷つけると思って、そのことは絶対に口に出せませんでした。

梅宮さんは、有名な俳優を父にもつハーフで、お父さんに溺愛されて育ったというイメージもあり、子ども時代から輝かしい道を歩いてきたと誤解されがちですが、実際はかなり異なっていたようです。わたしは、ここまで極端ではないにしても、こういう育ち方をした子どもは日本にもたくさんいるように思います。親に愛情があるんだから、子どもは親の言いつけにしたがえ。ありがたいと思って我慢しろ。殴られる子どもの方も悪い。そういう見方は、いまも普遍的に、わたしたち日本人の中にはあると思います。わたしは、大人になってから振り返れば大したことのない体験の積み重ねでも、小さな子どもだった梅宮さんには、毎日がつらい体験の連続だったと想像します。（親にわかってもらえず、言うこともできず、また、自分でもなにがつらいのかよく分からない）こころの傷をひとりで抱えて、思春期の梅宮さんが非行に走ったのも無理がないとも思えます。

虐待の観点からみると、梅宮さんは、被虐待児に該当する可能性が高いですし、子ども時代の記憶が脱落しているというのは、「解離」が日常的に生じていたためかもしれません。この本は、当時の梅宮さんが、悪評ただようイケメンタレントさんと交際し、スキャンダルの渦中にあったため、たまたま日の目を見た本とも言われていますが、そうでなければ、梅宮さんの育ちは、わたしたち日本人には当たり前過ぎて本にするほどの特徴もないのかもしれません。アマゾンのブックレビューには、〝「みにくいあひるの子」と書いてあるが、至って平凡な人生としか思えない。生易しい嫌がらせをいじめと捉えるのは当人の自尊心の高さゆえのことであって、わざわざ本に書くレベルのことでは無い〟という批判もみられました。このコメントには、日本人として、これくらいのことに耐えるのは当たり前という価値観があらわれていると感じます。

梅宮さんのお父さんは、子煩悩でも有名だったそうです。お父さんは、娘さんの弁当を毎日つくり、「辰ちゃん弁当」と呼ばれていましたし、家の家事もよくしていたそうです。そうすると、わたしには、ますます、そのようなお父さんが愛したお母さんを、たとえ自分のことを叩いても、子どもの梅宮さんが批判できるはずがないとも感じます。お母さんを悪く言ったら、お父さんをがっかりさせるからです。梅宮さんのお父さんは、世間価値を優先する面もあって、日本人として常識的、公平といえば公平なひとだと思いますが、中学生の梅宮さんが彼氏から殴られたときでも「けんか両成敗」、学校の先生から理不尽な指導を受けたときでも「先生はそんなことはないと言っている。やはり、おまえの思いすごしだ。考え過ぎだよ。もっと気楽にやれ」と言ってしまえるような、内弁慶の対応しかしてくれませんでした。しかし、子どもの梅宮さんに体罰をいとわなかったお母さんも、モデルとして歩み始めた梅宮さんが大きな仕事にプレッシャーを感じていたとき「これはあなたの天職なんだから、絶対にやめるなんて思っちゃだめだし、やめたいなんて言ってもだめ」と言って応援してくれたそうです。親というのは、子どものこころをもっとも傷つける存在になりますが、親子の関係性が変わると、子どもの最強の味方にも変貌するのです。

2）岡田美里『「しあわせ」のかたち―PTSDからの旅立ち』

『「しあわせ」のかたち―ＰＴＳＤからの旅立ち』は、梅宮アンナさんの本と同じ年に、同じ出版社から発刊されました。ミレニアム当初の2001年は、有名人の暴露本が流行した時期のようで、岡田さんもまた、アルコール依存症の父（外国人タレント・エリックさん）の暴言や、両親の別居・離婚を経験する中、思春期のころから生きづらさを抱えるようになった経緯を率直に語っています。

岡田さんの両親は、とても仲のよい夫婦でしたが、岡田さんが中学3年生の頃、3人娘の子育てが一段落したお母さんが東京・六本木にカフェバーをオープンすると、その頃から、両親の仲はぎくしゃくしはじめました。温厚だったお父さんは、家の中で酔っぱらい、怒鳴り声をあげたり、ものを投げたりするようになりましたが、両親がなぜ衝突するのか、子どもの岡田さんには分かりませんでした。親の怒鳴り声を聞いたときのショックは大きく、姉、妹と岡田さんの3人は家から逃げ出し、家の中が静まるまで、南青山の町内を当てもなく歩いたそうです。

この本を丹念に読むと、岡田さんのお父さんには、アルコール依存症に加えてアルコール性嫉妬妄想（筆者注：アルコール依存症のひとの一部に起こる、妻が浮気していると信じこむ精神的な症状）もあったようなので、お父さんの怒鳴り声は、奥さんへの、してもいない浮気を責めたてる声だったかもしれません。お父さんが暴れるのは、岡田さんの定期試験前に重なることが多く（家の中がナーバスになっているためか）、2ヶ月に一度くらいの頻度でしたが、そんなことが何年か続くうちに、両親は完全な別居に至りました。思春期の多感な時期に、家族の問題から緊張を強いられていた岡田さんは、自分の感情や本心を人前であらわせず、怒鳴り声やひとに怒られることが「条件反射のように」こわいと感じるようになっていました。

岡田さんは、お母さんとの関係にも複雑な思いをかかえていました。3人姉妹の真ん中だった岡田さんは、顔立ちの違う姉や妹（父方祖母がデンマーク人で兄弟は3人ともクォーターだったが、岡田さんだけがなぜだか日本人的な顔立ち）に強い嫉妬を覚えていましたが、小学3年生のある朝、朝食のトーストにバターを塗ってもらう順番がいつも後回しと気づき、「もらわれっ子」だから後回しだと言って、大泣きしたことがありました。部屋まで様子をみにきてくれたお母さんは、やさしくなぐさめてくれるものと期待していた岡田さんの予想に反して、「そんなことを言う子に育てた覚えはありません」と激怒しました。岡田さんは、このときの、自分を突き離すようなお母さんの対応に、20年間も苦しめられたそうです。岡田さんは、お母さんにかまってほしいという気持ちを封印して、手芸に没頭したり、校則違反でミッション系の学校の問題児になることもありましたが、ぐれることもなく、15歳で雑誌モデルとして芸能界に入り、テレビ局キャスターをへて、28歳のとき、15歳年上のエンターテイナー・堺正章さんと結婚に至りました。

結婚後の岡田さんは、妻として、母として、まさに完璧な生活を続けていましたが、3人目の子どもの流産で、こころを病んでしまいます。婦人科から退院したあと、「真っ暗な地獄」に取り残されたような気持ちに陥り、夫の大きな声を聞くたび、声が出せなくなることが3年も続きました。そしてある夏、ハワイ在住の姉から紹介されたセラピストからPTSDと診断されました。

この本には、岡田さんがハワイ滞在中に1度だけ体験したアメリカ人セラピストによる治療の様子が書かれていますが、わたしは次の2点に特に注目しました。まずは、岡田さんの子ども時代の逆境体験を根拠にアメリカ人セラピストがPTSDの診断を下した、ということです。岡田さんもお姉さんも、中高時代に、2ヶ月に一度くらいの頻度で、酔ったお父さんの怒鳴り声や暴れる様子をドア越しに聞いていたのに過ぎません。両親の別居や離婚も体験しましたが、経済的に恵まれた生活を続け、なに不自由のない生活を続けてきました。そんな程度の体験しかしていない岡田さんやお姉さんに、2001年当時の日本人精神科医だったらPTSDの診断はつけられないと思います。また、岡田さんは、セラピーの中で、流産に関係したつらい体験（トラウマ体験）の記憶をやわらげるために、ひざ、手首、おでこ、鎖骨部分を指で叩くトラウマ処理法を指導されました。PTSDの治療に用いられるベーシックなトラウマ処理法が、アメリカではいまから20年以上前にすでに実施されていたことにも驚きました。

岡田さんは、自分のことをPTSDでAC（筆者注：ACとは、アダルト・チルドレンの略称で、アルコール依存症の親のもとで育ち成人した子どものこと。近年は、原因を親のアルコール依存症に限定せず、問題をもつ親から不適切な養育を受けて育ち成人したひとの総称として定着している。育ちに関連した「生きづらさ」を抱えていると思うひとが自分のことを呼びあらわすときACをつかうことが多い。Adult Children of Alcoholics の頭文字をとってACA、または、ACOAとも略される）とも発言しており、ACとPTSDの関連性を示唆したするどい洞察だと感じます。アルコール依存症の家族が体験するこのストレスをトラウマと呼べば、AC概念は、複雑性PTSDとして医学的に位置づけることも可能かもしれません。岡田さんは、アメリカ人セラピストからPTSDと診断されてはじめて、自分の生きづらさを直視でき、「自分の運命の鎖を断ち切る」ことができたと述懐されていますので、PTSDと診断されたことが、岡田さんの回復に役立ったのは明らかなようです。

『「しあわせ」のかたち―PTSDからの旅立ち』には、岡田さんが3歳のときにみた東京オリンピック開会式当日の抜けるような青空、代々木競技場から漏れ聞こえる観客のどよめき、夏を過ごした湘南の海や山、「根源的な快感」と感じた昆虫取りの記憶など、PTSDに苦しむ岡田さんを支えた子ども時代の楽しい遊びの記憶についても書かれています。わたしは、詩情あふれる岡田さんの思い出に触れながら、ひとのこころ（脳内）には、つらいトラウマの記憶ばかりでなく、ひとに生きる力を与えてくれるような楽しい記憶も強烈に刻印されているとの思いを強くしました。

3）細山貴嶺『デブ、死ね、臭い！を乗り越えて』

3番目に紹介する本は、子役タレントとして活躍し、いまは芸能界を引退した細山さんの『デブ、死ね、臭い！を乗り越えて』です。いじめトラウマを乗り越えた細山さんのちょっと物悲しいサクセス・ストーリーです。

この本のタイトルから察せられる通り、細山さんのいじめ体験は、ほんとうに壮絶です。細山さんへのいじめ（蹴られたり、突き飛ばされたり）は、小学校受験をめざす幼稚園時代からはじまり、インターナショナルスクール在学中も続きました。両親の離婚で転校した2つめのインターナショナルスクールでのいじめは特に壮絶で、クラスメートから「死ね」と言われて羽交い締めにされて失神することもありました。まわりは敵ばかりで、そのつらさに堪えかねた細山さんは学校の更衣室で自殺を図りましたが、首に巻いたネクタイが切れてしまいました。首を絞めたとき、顔も、耳も真っ赤になりましたが、苦しいけど、このまま生きていじめられるよりは苦しくないと感じたそうです。ところが、外国人の校長先生は「男の子同士がじゃれているレベル」とみなし、いじめを抗議した親御さんには神経質過ぎると諭したそうです。

細山さんの家には、お祖母ちゃんからお母さんへ伝えられた「3日間ルール」という家訓がありました。小さな頃から、細山さんは、お母さんに「傷つくのはひとりでいい」、「やられてもやり返すな。いやなことを言われても言い返すな」と教えられていました。「3日間ルール」は、3日もたてば、ひとの怒りは収まり、冷静な気持ちで振り返ったり、仲直りもできる、というものだそうです。「3日間ルール」は、おそらく、お釈迦様の教えだと思います。スリランカ初期仏教長老アルボムッレ・スマナサーラの『怒らないこと2―役立つ初期仏教法話11』には、「怒りの処方箋を説いたのはブッダだけ」と述べられています。そして、〝仏教をまだあまり知らないひと（悟りをひらいていないひと）が怒ってしまったとき、「なにもしないで、何も言わないで、そのとき生まれた怒りを放っておく」とよい。考えることをいったん停止して「心まで止めてください。頭の思考も、言葉を発することも、からだを動かすことも突然止めて、フリーズ状態になってみてください」「いったん停止することで、生まれた怒りもだんだんと消えてなくなります」〃と語られています。細山さんのおばあちゃんは、「怒りの処方箋」としての「3日間ルール」を、お寺の法話などから聞いてきて、家訓として守ってこられたのだと想像しています。

しかしわたしは、お釈迦様の悟りを、小さな子どもが実践するのは難しいとも思っています。ところが、細山さんは、「3日間ルール」を幼稚園時代から守り抜き、自分のしていないいたずらの犯人にされたときも、お友達をかばいました。また、いじめられても、いじめた相手に言い返すこともしませんでした。ストレス食いに走った細山さんは、小学生にして体重100kgを超える体格となり、他の子どもより体格が大きいからさらにいじめられるという悪循環に陥ってしまいました。子どもの残酷な世界には、お釈迦さまの悟りは通用しなかったと言わざるを得ません。それでも、細山さんは、その体格を生かした子役タレントの仕事をもらい、どんなにつらくても仕事中は自分のキャラを演じきるプロ根性を学びました。そして、小学5年生のとき、いじめっ子のからかいに対してはガツンと言ってもよいことを美人の同級生から教わり、家訓とは違う処世術をかっこいいと思えるようになりました。この本のなかで特に印象的なシーンは、大人しい同級生がいじめられているとき、細山さんは、頭の中が真っ白になりながらも、瞬間的にいじめっ子の前に立ちはだかり「そんなこと言う権利、君にはないでしょ！」と言い放ったところです。言うべきことを、よくぞ言った！　とわたしはこころのなかでガッツポーズをしていました。

細山さんは、中学生になると勉強を頑張り、卒業式では、学年で2人しか選ばれない成績優秀者に選ばれました。細山さんは、この本をまとめた17歳に至るまで、家訓の「3日間ルール」を守り抜き、よくぞ頑張ったものだと感心いたします。しかしわたしは、細山さんのような厳しい生き方は、誰にでもできるものではないと思いますし、我慢はほどほどにして、わがままを言ったり、ずるいところやだらしないところのある自分を許してあげてほしいとも思います。

さて、いじめに対して、まったく違う対応をした親御さんのことも紹介したいと思います。お笑いタレント「ロンドンブーツ1号2号」の田村淳さんの『日本人失格』には、学校の人気者だった田村さんが、小学4年生のとき、突然、クラス中のひとから「シカト」されるといういじめの体験が紹介されています。田村さんへのいじめは、次第にエスカレートして、黒板消しで頭を叩かれたり、机に腐った牛乳をまきちらされることもありました。田村さんは、2ヶ月間、祈る気持ちでイジメが終わるのを我慢しましたが、ついに終わりのみえないイジメに自分から終止符を打つことにしました。お手製のヌンチャクをつくり、翌朝、教室の前に立つと、いじめていたひとりひとりに、怒りのヌンチャク攻撃をしかけて、ボコボコにタコ殴りしてやったそうです。

するとその晩、殴られた子どもたちとその親たちが自宅まで押し寄せました。「うちの子に、なんてことをしてくれたんだ」という猛抗議に、田村さんのお母さんは、事情を聞いた上で、田村さんには「友達に謝りなさい。理由はどうあれ、けがをさせたのは事実なんだから、ちゃんと謝りなさい」と言いました。田村さんが謝ると、今度は、そのひとたちに「で、アンタたちもいじめをしていたんだから、淳に謝りなさい！」と怒鳴りつけたそうです。その迫力と正論に、親も同級生たちもぐうの音も出ず、頭を下げて帰ったそうです。田村さんは、このやりとりを見て、親って、何があっても自分の味方で守ってくれる存在なんだと安心しました。田村さんへのいじめは、その日以来、淳をキレさせたら怖いと思われたのか、ぴたりとなくなったそうです。

わたしはいろいろと偉そうなことを言っていますが、わたしも、中学時代、クラスメートをいじめたことがあります。覚えているいじめでは、中学生のとき、大勢でN君を囲み、教室の窓際の腰高の棚の上で、嫌がるN君の下半身を露出させて、ぞうさん、ぞうさん、などとはやし立てました。N君をいじめたわたしたちは、担任の先生から全員ビンタされました。いじめられたというと大げさですが、ツッパリの子分格くらいの同級生から授業中にからかわれたこともあります。たしか国語の授業中でしたが、怒ったわたしは、授業中なぜか仁王立ちになって、相手の筆箱を2階の教室の窓から投げ捨ててしまいました。わたしは優等生でしたが、あぶない奴とみられて（？）、当時荒れていた公立中学校でもいじめられませんでした。不良の子たちと同じくらい、わたし自身も孤独にみえたからかもしれません。

4）遠野なぎこ『一度も愛してくれなかった母へ、一度も愛せなかった男たちへ』

ＮＨＫの朝ドラのヒロインもつとめた女優の遠野なぎこさんは、『一度も愛してくれなかった母へ、一度も愛せなかった男たちへ』と『摂食障害。食べて、吐いて、死にたくて。』の2冊の本で、自分のこころの病気や、リストカット、男性遍歴などについてあますところなく述べています。わたしは、イメージがすべてとも言える女優さんがここまで自分をさらけ出すことに、こころを動かされたひとりです。この2冊の本は、遠野さん自身も言われている通り、同じつらさをかかえたひとに向けた応援のための本なのです。そして遠野さんは、子ども時代のこころの葛藤を整理しつつも、子どもの自分に無償の愛をくれなかったお母さんへ切実なラブコールも送っています。

「自伝的小説」とされる一作目の『一度も愛してくれなかった母へ、一度も愛せなかった男たちへ』によると、遠野さんの家では、遠野さんが3歳のとき、弟さんが生まれた頃から、母と子の関係は逆転しているような雰囲気があったようです。3人の子どもをかかえたお母さんはいつも不機嫌で、長女だった遠野さんは、お母さんに無視されている自分は「透明人間」と感じていました。引っ込み思案だった遠野さんは、ひとりで本を読むのが好きな目立たない女の子でしたが、弟や妹の通う児童劇団で意外にもスカウトされ、子役で出演したテレビドラマが何度も放映されると、お母さんの態度は一変しました。遠野さんは、お母さんから関心を向けてもらえることが「頭の芯がカーッと熱くなる」ほどの幸せと感じ、子役のオーディションにも熱が入りはじめます。小学1年生の頃から、親の付き添いなしで、オーディション会場を渡り歩くようになり、さまざまな役をもらいましたが、お母さんは、途中の努力はみてくれず、合格したときだけ頭をなでてくれました。しかし、仕事に疲れた遠野さんが「学校に行きたくない」と甘えても、お母さんは遠野さんの顔面を平手打ちにしました。お父さんから、髪をつかんで壁に顔を叩きつけられたり、車のダッシュボードに頭をぶつけられたりもしました。「アンタはちっとも私に似ていない。ブスに生まれちゃって」、「お前の顔は醜い」とののしられたあと、お母さんから顔を殴られるのが遠野さんの日常でした。小学5年生のとき、遠野さんは、アキミ（遠野さんの本名）の「心が完全に死んだ」と感じたそうです。

遠野さんは、そんな目にあっても、殴られ、ののしられているときはお母さんの愛を独占できたからうれしさも感じていました。両親の不仲から、お父さんが家に帰ってこなくなると、遠野さんは、子役の仕事をしながら「自分が家を守る」と秘かに誓い（なるべくたくさんの役をもらって、多少の収入にもつなげたいと考えた）、まわりに決して弱みをみせませんでした。小学6年生のとき、両親が離婚すると、その半年後に、お母さんは再婚し、そこからまた、つらい体験は続きました。再婚相手は、遠野さんの出ていたドラマの撮影スタッフで、新しいお父さんの背中を流すため、遠野さんは、お母さんの命令でお風呂に一緒に入らされました。お母さんは、水商売をはじめますが、そこのマスターと不倫がはじまると、中学生だった遠野さんは、お母さんの不倫の仲介までさせられました。

お母さんの幸せのために、自分が犠牲となる生活を続けた遠野さんは、「自分は醜くて、ひとから愛される価値がない」と思うようになり、自分のことを否定的にしか思えず、「摂食障害」や「強迫神経症」や「身体醜形恐怖」の症状に苦しんでいるそうです。遠野さんのおじいさんは、青森の高校の校長をしていた地元の名士だった、ということをうかがうと、遠野さんのお母さんもまた、子ども時代は厳しい育ちを体験したひとなのかもしれません。18歳でひとつ年上の先輩と駆け落ち同然で上京した不肖の娘であるお母さんは、世間を見返してやりたい気持ちが強く、遠野さんへの期待や羨望も大きかったのでしょう。

『一度も愛してくれなかった母へ、一度も愛せなかった男たちへ』は、「自伝的小説」とされているため、フィクションも含まれているということになり、どこまでが本当の話なのか分かりませんが、遠野さんがこのような子ども時代を送ったとすれば、遠野さんは、精神医学的にみると、親から虐待を受けた子どもであり、複雑性PTSDの精神病理をもっていると考えられます。加えて言えば、本章で紹介する9冊の本の中で、遠野さんほどひどい虐待を受けたひとはいないとも考えられます。子ども虐待は、後述するように、①身体的虐待、②ネグレクト、③性的虐待、④心理的虐待の4つに分けられていますが、子ども時代の遠野さんはこの4つの虐待を漏れなく体験したということも分かります。

ハーマンの複雑性PTSDの基準には、ICD-11には採用されなかった「5・加害者への感覚の変化」という基準も含まれていますが、「加害者との関係への没頭」「加害者への全能性の非現実的付与」「理想化あるいは逆説的感謝」「特別あるいは超自然的関係の感覚」などをあてはめてみると、遠野さんには、これらの項目に該当するような、お母さんに対しての強い思いもあるようです。遠野さんのこころがお母さんから離れられないのは、ハーマンがすでに指摘しているように、虐待されていた子どもによく起こるような、トラウマ性のこころの変化とも言えるわけです。

高校入学と同時に家を出た遠野さんは、長らくお母さんとは暮らしていないのですが、30代半ばになっても、お母さんに縛られていて、自分らしい、のびのびとした生活ができていない様子もうかがわれます。まわりのひとの評価に敏感で、ひとから見捨てられる不安や恐怖を感じやすく、愛への渇望や、自分への絶望に苦しめられることが続いているそうです。しかし、年を重ねることで「最愛のひとに愛されないで育ったからこそ、まわりの小さな愛を敏感に受けとめられるとしたら、それは幸せなこと」、「自分は愛されるはずがない人間、という思い込みから、いまは卒業できている」と考えられるようになっています。母と子の間に基本的な信頼関係がつくられていないと、社会で生きることがどれくらい大変になるのかがよく分かる、遠野さんの物語には、「トラウマ」の側面からの考察はありませんが、遠野さんの生きづらさには、親のしつけによるトラウマ記憶が強く影響していることは間違いないと感じられます。

5）小島慶子『解縛 しんどい親から自由になる』

アナウンサーから２０１０年にタレント・エッセイストへ転身した小島さんは、辛口で、深い洞察にあふれた自伝『解縛 しんどい親から自由になる』を著しています。この本は、毒親に関連した本と位置づけられていますが、わたしは、この本から、親のしつけと関連した複雑性ＰＴＳＤを克服したひとの到達点を感じました。

小島さんは、ショーウィンドウに飾られたレースのかわいいベビー靴下をみたお母さんが、2人目の子どもをどうしてもほしくなって生んだ子どもでした。まわりからは「海外だし（筆者注：商社マンの夫とともに海外で生活をしていた）高齢出産だから諦めなさい」と言われても、お母さんは堕胎せず、大量輸血までして、命がけで小島さんを生みました。そのためか、子ども時代の小島さんは、お母さんから、自分の生まれたいきさつを、いくたびも恩着せがましく聞かされ、「命をもらっておきながら、愛情と時間と自由とお金と食べ物をさらにほしがる恩知らずである」との思いに苦しむようになります。また、お姉さんからも、ことあるごとに頬を平手打ちされ、鼓膜が破れたこともありました。モーレツサラリーマンだったお父さんからも、態度が気に食わないと言われて恫喝されたりと、自分の存在そのものを否定されるような体験が続き、「知らないうちに３人の家族から背負わされた三・重・債・務・であっても、自分には返済する責任がある」などと考えるようになっていました。

小島さんは、結局、15歳から30歳になるまで「摂食障害」をかかえながらも生き抜き、第一子の出産を機に摂食障害を乗り越えましたが、33歳になると今度は「不安障害」に苦しむようになります。しかしあるとき、小島さんは、自分のこころを支配してきた母への「怒り」の矛先が夫や子どもに向けられていると気づくと、絶望や、自責の念にかられ、生死をさまようような不安定な日々を送るようになりました。自殺願望に苦しみながらも、７年がかりで回復の方向にこころの舵取りができたのは、小島さんのことを迷惑がらず以前と同じ態度でご主人が支えてくれたからだそうです。また、臨床心理士からは「よく生き延びたね」という言葉をもらい、無事に40歳を迎えられた小島さんは、20代か30代で終わっていたはずの人生が続いているいまを「予定よりも長く生きている」と感じています。

もがき苦しむような日々を重ねた小島さんは、40年かかってようやく、自分が生まれてきたのは「三重債務」を返すためではないこと、「親の思うようにならなかったことを、負けだとか落ち度とか思わなくてもいい」と理解したそうです。小島さんの40年とは、自分のこころの中に内面化されたお母さん（インナーマザー）に苦しみ、同時に、「（わたしの言うとおりにすれば）きっと素晴らしいシアワセが待っている」というお母さんの押しつけた理想に支えられた40年でもあったということです。お母さんのことを完全否定するわけでもなく、「親から刷り込まれたメッセージは、人を殺しもするし、生かしもする」と分析した小島さんの深い洞察は、まことに的確だと思います。トラウマをつくった親のことを責めはじめると、自分のことを「生かしもする」という側面を忘れてしまいがちですが、親に対して温かい気持ちが残るからこそ、子どもは生き延びられるし、親から離れられないのだと思います。

子ども時代の小島さんは、商社勤務のお父さんの仕事柄、海外生活が長かったのですが、小島さんのお母さんも、DVのある家庭で育ち、実家にも頼れず商社マンの妻として、慣れない海外の生活には苦労も大きかったようです。40代前半のお母さんは、オーストラリアのパースに居て、子育てに行き詰まったときには幼い小島さんを連れてよく地元の墓地に通ったそうです。墓地にいるお母さんには、「たくさんの人の話し声が聞こえる。とても楽しそうなの。ずっと座っていてもちっとも寂しくなかった」というような、不思議な体験も起こりました。また、60代になったお母さんは、小島さんの偶発的な電波障害による放送事故に対しても「誰があなたに意地悪をしたのか」と問いただしたり、小島さんの出演した放送について、妄想めいた勘ぐりや的外れな指南を書き送ってくるため、小島さんは「はらわたの煮え返るような思い」がしたそうです。小島さんは、あるとき、お母さんの友人という人から「お母さんは、変わっているわね」、「いつもお稽古で自分の作品を先生が盗作したっていうのよ」とこっそり教えられたこともありました。このような小島さんのお母さんの「混濁ぶり」はちょっと不可解に感じられます。わたしには精神的に病的な症状があるともみえますが、小島さんや小島さんの家族は、お母さんの風変わりな体験や発言を懸命に理解しようとして、トラウマを重ねてきたところもあったように思いました。

６）夏苅郁子『心病む母が遺してくれたもの―精神科医の回復への道のり』

精神科医の夏苅郁子先生は、統合失調症のお母さんをもった子どもとして、ご自身の「苦境」体験を専門家の立場から発言している、現在の日本においても稀有な存在の先生です。わたしは、精神科の学会シンポジウムなどで、先生の発表を何度か聴いたことがありますが、病者の家族という立場からしか分からない正鵠を得た発言に心を動かされたひとりです。

夏苅先生は、２０１１年の『精神神経学雑誌』に掲載された論文『「人が回復する」ということについて―著者と中村ユキさんのレジリエンスの獲得を通しての検討』によって、「病者と暮らした後遺症からの数十年間に及ぶ回復過程」について発表し、その後、２０１２年の『心病む母が遺してくれたもの―精神科医の回復への道のり』、２０１４年の『もうひとつの「心病む母が遺してくれたもの」家族の再生の物語』、２０１５年の長谷川寿一監修の専門書『思春期学』の『第19章　回復とは何か―40年かけて「収まりがついた」私が思うこと』などの執筆によって、自分のこころの回復過程を詳しく明かしています。夏苅先生は、発表や語りを繰り返すことが自分の回復には必要だったとも述べています。

夏苅先生のお母さんは、近所では評判の美人で、看護師や管理栄養士の資格を取得したあと、勤務先で出会った男性に見初められて20代で結婚しました。ところが、夫となった男性（夏苅先生のお父さん）は、女性関係にだらしなく、お母さんは売血して生活費を工面するようなこともありました。28歳のときにお母さんは、結核病棟へ隔離されてしまい、２歳だった夏苅先生は、伯母さんのもとに預けられました。お母さんが退院したとき、夏苅先生は５歳になっていましたが、愛人を囲っていたお父さんはほとんど家に帰らず、両親が離婚するまでの14年間、母子２人暮らしのような生活が続きました。寂しさを文学やタバコでまぎらわせていたお母さんは、ことあるごとに、夏苅先生のことを「お前は、バカだ、不細工だ」とののしりました。外出先で意味不明の大声を出したり、一晩中寝かせてもらえないこともたびたびだったそうです。

夏苅先生は、そのころ、お母さんの病気のことを知らされておらず、わけも分からずお母さんから繰り返し怒られるうちに「この世でひとりぼっち」、親にすら愛されない自分はひとからも好かれるはずがないと感じて、「他者に過剰な警戒心」をもつようになりました。中高を通じて友達はできず、ひどいいじめも受けましたが、女子大へ進学後、手に職をもたないと母のようにみじめになると思い直し、猛勉強の末、20歳で医学部入学を果たしました。

夏苅先生は、〝最も私を苦しめたのは、母が家を出て行った後の、「正常な」大人たちの母への偏見だった〟と述べています。つまり、「父の親戚は、母が家を出ると、母を存在しなかった人間のように扱い」「母の話は、してはならぬ」という不文律があったそうです。しかし、親族からタブー視されても、その母と血のつながった夏苅先生は、「統合失調症が遺伝する」おそれにおびえ、そのつらさを誰にも明かせない孤独や絶望を抱いていました。父にも、父の再婚相手にもこころを閉ざし、大学5年在学時と卒後2年目に、自殺未遂を繰り返しました。自分を裏切った両親への当てつけや復讐のような逸脱行動にも走り、自分のことを「何でもいいから、ともかく生きろ！」と肯定してくれる知人にめぐりあうまで、夏苅先生の転落の人生には歯止めがかかりませんでした。

夏苅先生の「病者と暮らした後遺症」を論文から拾いあげると、「（大量飲酒、リストカット、摂食障害、男性遍歴などの）自傷性のある逸脱行動」「人並みはずれた執着のなさ（何もかも手放してもかまわない）」（以上は、ハーマンの複雑性ＰＴＳＤの基準2に該当）、「2度目の自殺未遂の前、同僚に電気けいれん治療を希望したことをまったく覚えていない（解離状態）」、「こころがないという感覚（離人症）」（同基準3）、「この世でひとりぼっち」、「誰にも相談できない」、「ひとと打ち解けることができない」（同基準4）、「母さえいなければと何度も思った」（同基準5）、「他者に対して過剰な警戒心」（同基準6）などから、夏莉先生は、ご自身でも認めている通り、ハーマンの「複雑性PTSD」の基準を満たすような精神病理に苦しんでいました。

しかし、自分が「病者の子ども」であるとカミングアウトした夏莉先生は、いまでは専門家の立場から積極的に発言し、世の中を変えようとしています。このような「跳躍」が果たせたのは、先生と同じ境遇を体験してきた漫画家の中村ユキさんとの出会いがあったからだそうです。中村ユキさんは、「病者と暮らした後遺症」に長年苦しんできた体験を『わが家の母はビョーキです』などのコミックに描いている漫画家です。夏莉先生は、このコミックの広告をみたとき、強い衝撃を受けて、とりもなおさず中村さんに連絡を入れたそうです。初対面の中村さんと6時間近くも話し合ううち、その面談のなかで、長い間かかえていたこころの葛藤が、穏やかな感情に変わりました。中村さんから「病気についての知識が最初からあれば母親へもっと違った対応ができた」と聞いて、夏莉先生も、母に嫌悪をいだいてしまったのは無知のせいで、「冷たい娘」だったからではないと素直に思えるようになりました。

夏莉先生は、2011年に発表した論文『「人が回復する」ということについて――著者と中村ユキさんのレジリエンスの獲得を通しての検討』の中で、「病者と暮らした後遺症」から回復するのに必要な5つの事項をあげています。それらとは、（1）お母さんとの間に、幼児期の愛着体験はあったこと、（2）ひとり立ちできる資質にめぐまれたこと、（3）罪悪感や葛藤をかかえながらも、人生の大事な時期に母親ではなく自分自身を優先できたこと、（4）自分を肯定してくれる人との出会いがあったこと、（5）理解ある配偶者にめぐまれたこと、の5つで、夏莉先生はこの5つの事項が逆境を乗り越える力（レジリエンス）になったと説明しています。

夏莉先生の分析は、ひととの出会いというような偶然や幸運にめぐまれないと逆境からは回復できない（かもしれない）という、重たい指摘だとわたしには感じられました。しかし、ハーマンの複雑性ＰＴＳＤの基準をみると、「６・他者との関係の変化」には、「反復的な救助者探索」と「孤立とひきこもり」とが交代してあらわれるとも書かれています。つまり、（４）自分を肯定してくれる人との出会いがあったこと、（５）理解ある配偶者にめぐまれたことなどは、夏莉先生が傷つくことをおそれながらも、救助者を必死に探索した結果の必然的な出会いだったのではないかとも思えるのです。しかし、逆境にある子どもが、自分から支援者を探すことは簡単ではないでしょうし、本人が必死に努力しなくても支援者とつながれるような、「病者の子ども」にトラウマをつくらせないという明確な目的をもったケアシステムが日本の社会には必要だと思いました。具体的な方法の一つについては、10章に私見を述べましたのでご参照ください。

7）カトーコーキ『しんさいニート』

『しんさいニート』は、２０１１年3月11日を福島県南相馬市で被災し、家や仕事や人間関係という生活の基盤をすべて失ったカトーさんが震災後のうつから立ち直るまでの物語です。わたしは、はじめ、この本を、うつ病の闘病記として読みましたが、本書を書きながら、『しんさいニート』は、厳しいお父さんの不適切なしつけによる複雑性ＰＴＳＤから回復したひとの物語だったと考えを改めています。

子ども時代のカトーさんは、お父さんからことあるごとに「だからお前はダメなんだ！」と否定されたせいか、裏切りや傷つきをおそれて自分から壁をつくってしまうナイーブな青年に育ちました。大学在学中は、バンドデビューを夢みて音楽活動に熱中しますが、卒業後は故郷で陶芸の道に進みました。ところが、自作の陶器店をオープンし、店の営業もようやく軌道に乗り始めた矢先に東日本大震災が起こり、カトーさんの生活は激変してしまいます。震災後、カトーさんは、いち早く福島第一原発から30㎞圏外へ避難し、さらに、兄家族とともに100km圏外の親類を頼って北海道まで避難を敢行しました。思い出のつまった自分の店や故郷のひとたちを捨てることは簡単ではありませんでしたが、兄の子どもたちを放射線被爆の被害から守るためには仕方がなかったのです。避難先のひとたちの厚意により被災翌月の4月から美容学校に入学したカトーさんは、震災被害から立ち直るための新しい歩みを順調にスタートしました。

三重苦（震災被害、原発被害、故郷喪失）に耐えて、模範的な避難民としてふるまうカトーさんの生活は、なにごともうまく進行しているようにみえましたが、美容学校の若い生徒たちのなかで浮いた存在のカトーさんは、自己愛（傷つきやすいパーソナリティ）が傷つけられる日々を重ねるうち、やがて、まわりのひとに異常に攻撃的となり、担任の先生とも衝突を繰り返すようになります。みえないお父さん（インナーファーザー）に縛られたカトーさんのことを、担任の先生は「お父さんのための人生を生きられなくてもよい。（お父さんの期待にそえない）自分を許しなさい」と激励しました。

美容学校を卒業後、東京の美容室に就職したカトーさんは、先輩からガミガミねちねち怒られる指導法に耐えられず、就職2ヶ月にして「死にたい」と思うようになります。電話で助けを求めたお母さんは「仕事に行けないなら、精神科にかかりなさい」と、極めて冷静なアドバイスをしてくれましたが、カトーさんは、自分のつらさに少しも共感してくれないお母さんに失望します。

結局、カトーさんは、2年かけて学んだ美容の世界からわずか4ヶ月で撤退し、失意のどん底を体験しました。「ニート」になった自分のことを責め続け、苦しみもだえるような日々を過ごすうちに、カトーさんには、幼いころの苦しみ、ひとを愛せない苦しみ、震災や原発事故による苦しみ、社会に適応できない苦しみ、幸福感を得られない苦しみなどが一気に押し寄せてきて、自殺以外に救われる手立てが思いつかなくなります。カトーさんは、幸いにも、ネットでみつけたカウンセラーにかかり、「自己否定」の強さは、お父さんの「外的コントロール」（批判する、責める、脅す、ガミガミ言う、罰する、などの方法により、ひとの人格をコントロールするもの）によるトラウマ性のものと納得できてから、ようやく、自殺願望が消えて、どん底から這い上がれるという希望が抱けるようになりました。

カトーさんの回復のきっかけは、薬をただ処方してくれるだけの精神科医や、知人やお母さんの励ましではなく、「虐待」や「トラウマ」というキーワードであったことはこの本の大切な視点だと思います。子ども時代のカトーさんは、お父さんから、愛と憎しみが同居したような厳しい教育（＝虐待）を受けましたが、長い間、お父さんの価値観に縛られながらも、カトーさんはなお「苦しみは消したくとも、お父さんを想う気持ちは消したくない」と考えています。憎いけど、憎めないお父さんへの強い想いは、親子の強い絆をあらわしたコメントです。自分のことを虐待した親にも「悪」とは割り切れない温かい感情が残り、「悪」だったものが「善」にもおき変わるのが親と子の関係なのです。

しかし、親の思いに沿おうとした子どもたちがＰＴＳＤを発病し、長い間、苦痛や絶望をかかえて生きなければならないというのは、やはり、どこか間違っているとも思います。生きづらさをかかえた大人が、そのつらさを当然のものとして、つまり自分の親から受けた教育やしつけをなんの批判もしないまま、自分の子どもたちへ伝達していってはならないというのが、いまのわたしの率直な気持ちなのです。

8）山田ルイ53世『ヒキコモリ漂流記』

漫才コンビ・髭男爵《ひげだんしゃく》のおひとりである山田ルイ53世さんの『ヒキコモリ漂流記』（２０１５年）（２０１８年に完全版も新たに刊行）は、自分のことを「神童」とも自負していた山田さんが、中学2年生のときの失敗体験をきっかけとして、6年にも及ぶひきこもり生活を体験し、その後、苦労の末、お笑いタレントとして頭角をあらわし、人並みの幸せを手に入れるまでの物語です。

この本によると、山田さんは、勉強やスポーツ、そして快活な性格から学校の人気者として申し分ない小学校時代を過ごしましたが、家庭では、税関職員のお父さんがつくった「絶対のルール」に支配されていました。山田さんの家には「くだらない、馬鹿になる」という理由からテレビがなく、マンガ本も禁止、ゲーム＆ウォッチ、ファミコン、キン肉マン消しゴムなど、子どもの娯楽はすべて禁止されていました。お父さんは「下を見るな」とか「克己心」などの言葉、冬場の乾布摩擦や入浴の最後に冷水をかぶるようなスパルタ式の教育を好み、子どもを強く支配したため、山田さんのお兄さんは、プチ非行（万引きや校内暴力など）に走る荒れた学生になっていました。山田さんは、その分、山田家のためにしっかりしなければという健気な気持ちを強め、お父さんの思いにかなうよい子になろうと懸命でした。

あるとき、自分の見下していた同級生が、算数の難しい問題を解いているのを見て、山田さんは中学受験がかっこいいと思うようになりました。そして、たった半年の受験勉強で地元神戸の名門私立中学校へあっさり合格してしまいます。入学後の山田さんは、片道2時間もかかる通学をものともせず、生まれや育ちの異なる同級生（兵庫県芦屋市の高級住宅地・六麗荘に暮らす「ボンボン」も多かった）の中で人一倍努力し、スポーツと成績でつねにトップに立ち、同級生から尊敬を集めました。ところが、ある失敗体験のあと、まるで糸が切れたように登校できなくなり、「転落の人生」がはじまりました。

わたしは、山田さんが、ハーマンの複雑性ＰＴＳＤに該当するような精神病理をもっていたのかどうか確認するために『ヒキコモリ漂流記』の文章から、診断基準に該当しそうな記載をひろってみました。すると、①「この、思い込みの逃げ道がなければ、本当の話、死んでいたかもしれない」（基準2）、②「（金がなくて）ポカリスエット1本で1週間しのいだ。（中略）死んだら死んだでそっちの方が楽だなと何となく思っていた」

（基準2）、③「（小学生の頃、父の選んだクラシックやBGMを聞かされて）当時の僕が、かなりのストレスを感じていた証拠に、関連こそ証明できないが、ほぼ毎晩悪夢を見た。寝言もすごかったらしい」（基準3）、④「僕は、誰とも同じ時間を過ごしてはいなかった。薄いガラス一枚隔てたパラレルワールドにいるような誰とも心の底からは噛み合わない感覚が常にあった」（基準3）、⑤「こんな状況（ひきこもり）を大変惨めに思っていたので、それ（進学できずバイトに甘んじている自分）を見られた、見つかったことに、体が震えてくるほどの恥ずかしさを感じ、何も答えられなかった」（基準4）、⑥「（バイト先の）僕を見学に来て、遠巻きに眺めてはクスクス笑うということが続いた。（中略）主婦の二人連れみたいな客もよく来て、こちらをチラチラ盗み見るようなことも頻発した」（基準6）、⑦「引きこもりはじめて、いろいろあったが、もう完全に俺の人生は終わった……そう思っていた。少なくとも、最初望んでいたような人生はもう無理だ。人生に復帰できない。絶望を噛みしめながら毎日を過ごしていた」（基準6、基準7）などの記載から、当時の山田さんは、ハーマンの基準2、4、6、7にあてはまる精神病理をかかえていたらしいことが確認できました。

山田さんは、自分のことを「神童」と特別視したことが人生の度重なる失敗の原因と分析していますが、山田さんが「神童」にこだわったのは、親の期待にこたえる「よい子」でなければならないとの思いが強くあったからだと思います。ひきこもる前の山田さんには、猛勉強、長距離通学などによる睡眠不足や疲労に耐えての、絶え間ない努力が課せられていました。破綻することは、ある意味、予測の範囲内だったとも言えるのです。ひとは生まれてきたら、親の言う通りに、死に物狂いで努力したり、我慢したりしなければいけないのでしょうか。そんな生き方しか許容されない社会にはなんの希望もないような気もします。

山田さんは、「よい子」であることに縛られた子ども時代のトラウマを乗り越えて、ひとの平凡さにも価値を見出せるようになったひとです。そして、自分の恥や失敗を笑いのネタにしてしまえるような強さをもてた山田さんに、わたしはとても憧れます。40年の人生経験から結論づけられた山田さんの「なんにも取り柄がない人間が、ただ生きていても、責められない社会……それこそが正常である」という言葉は、日本の社会を生きやすくするためのやさしさにあふれた金言だと思います。

9）上山和樹『「ひきこもり」だった僕から』

1968年生まれの上山和樹さんは、80年代からひきこもりとなり、2001年には実名で『「ひきこもり」だった僕から』を著したひきこもりの当事者です。現在の上山さんは、ケースワーカーとして、ひきこもりのひとの支援なども行いながら、著作家としても、社会的な問題にさまざまな媒体を通して積極的に発言しています。〝「与えられた自分」を「自分で選び取った自分」に転化させようとして失敗し、途方に暮れてしまったのが、あの状態だった……〟という印象的な回想からはじまる本書は、上山さんの内省的で、偽りのない思いが語られている本です。わたしは2冊もっています。読むための1冊、保存するための1冊です。保存しておきたいと思うほど、かけがえのない本と思っています。上山さんの発言には含蓄があり、精神科医や専門家についての上山さんのコメントは実に辛辣です。生半可な気持ちで読むと、この本に書かれてある厳しさとは対峙できないかもしれません。

上山さんは、親からの〈暗黙の強制〉をキャッチできる子どもでした。そして、小学4年生の転校の頃から、クラスの中で生き延びていくために「優等生」を演じはじめたそうです。〝勉強も体育も掃除も、僕は、「優等生」としてこなさなければならない。甘えたり暴れたりサボったり、そういうことは断じて許されない。「自分がどうしたいか」よりも、「優等生はどうでなければならないか」。人々の頭の中にある「優等生」というプロトタイプに合わせる知的配慮が最優先〟の毎日になりました。

上山さんの親は、塾のテストで98点をとっても、「くだらんミスやな。注意しないと」と褒めてくれず、上山さんは「頑張ったことが評価されないことへの無力感」をいつも感じていました。どうしても学習塾に行くのがいやで、カバンを庭の隅に隠し、自転車でフラフラと外出したこともありましたが、さぼりがバレたとき、上山さんは「なんでそういうことをするの」という心底残念そうなお母さんの声を聞きましたし、塾に行かずふてくされてソファで横になっていると、お母さんから、太ももを平手打ちされることもありました。キレて、「何で、アンタは、言うこと、聞かんと（聞かないのよ！）……」と叫ぶお母さんは本当にこわかったそうです。

中学受験を失敗した上山さんは、中学の塾で頭角をあらわし、1年生最後の模試では1番をとるほどの実力をつけましたが、上山さんは1番を喜ぶどころか、「こんなのが、ずっとオトナになっても続くのかな……」という、猛烈なしんどさや、「終わりのない永遠の頑張り」への恐怖を感じました。レールからのドロップアウトは「死」。強いプレッシャーを感じながら、上山さんは勉強を頑張り続けましたが、中学2年生の秋に「過敏性腸症候群」にかかり、「頭の中にナマリが詰まったような」精神状態に陥ると、勉強がまるで手につかなくなります。そしてちょうど同じころ、お父さんの激務を眼の当たりにした上山さんは、オトナはここまでやらないと許してもらえないのかと、心底ゾッとし、社会に入ることにもおそれを抱くようになります。結局、上山さんは、高校に通えず、①空虚感・虚無感と②天職探しに苦しむ15年間のひきこもり生活に突入しました。

上山さんは、「虚無感」について、〝四六時中、この襲ってくるめまいのような空虚感に、さいなまれつづけた。友人といても、歩いていても、家の中にいても、「いま、自分がここにこうやっているということ」が、どこにもなんにも保証を得ていなくて、完全に宙吊りに放置されたままどこにも寄辺《よるべ》がない。吐き気のような、めまいのような空虚感。事故のように向こうから襲ってくる空虚感」、「子どもを教えていて、あるいは塾からの帰り道、暗い夜道、繰り返し繰り返しあのめまいのするような［わけがわからなくなる］虚無感に襲われて、つらくてかなわない」〟と説明しています。

また、「天職探し」については、〝「強制されて、やらされる」それがこれまでの人生だった、と十代半ばで気づいてから、必死に「ヤリタイコト」を探した。「自然に、やりたいようにやる」それが信念だった。しかし、それにこだわればこだわるほど、しんどくなっていった。何もかもやりたいことなどなく、ただ強い性欲に途方に暮れるだけ。ヤリタイ。あとは底なしの空虚〟と説明しており、〝自分のすべてを賭けた「天職探求」をしたい。「したい」というよりも、「天職」の発見に成功しなければ、僕はこの社会で生きていけないように思えた。（中略）「社会」は、どうしようもなく多忙な毎日を僕に強いてくるはずだ。あの中学の日々のように。そんな毎日に耐えるには、僕は「自分はこれのために生まれてきたのだ」と本当に納得できる何かに出会わなければならない。心の底から本当に根本的に納得できるモチベーション。「僕はいま、自分に与えられた〈本当の使命〉に合致した努力をしている」そう感じたかった〟と説明しています。当時の上山さんは、生きる目的が明確でなければ生きられないというような袋小路の中をさまよっていたわけです。

上山さんは、首吊りを試みたこともありましたし、家の中で、何度か暴れたことについても書いています。あるときは、お母さんの言葉をきっかけにして暴力が始まりました。「これからどうするんや。もう三十も過ぎたんやから、いいかげん自立してくれ」「経済的に恵まれてない人間はそんなこと言うてる暇ない。みんな死に物狂いになって働いてる」「社会に出ていけず、自殺するようなんは、弱い人間だけや！」。お母さんから、自分の「一番致命的な核を突かれてしまった」と感じた上山さんは、テーブルのものを投げて食器棚のガラスを叩き割ってしまいました。〝やってみたら、惨めで身がすくんだ。まっすぐ寝床に直行し、ジャンパーのフードをして、布団を頭までかぶって横になった。割れたガラスを片づけるガチャガチャという音の合間に、「お母さんが何をした!!」「好き放題させといてこれか!!」「いつまでこんなことさせるんや!!」という悲鳴のような叫び声が聞こえてくる。罪悪感と、「僕はもうこの世界にいてはいけない」という行き場のない絶望で意識が麻痺していく。（中略）世界中の誰もが自分を社会の中で支えて生きているというのに、僕は学校にさえ行けずこの世界の中で自分を自立させる方法さえ持てず、酒に溺れて自分を破壊しようとしている。もう酒に溺れていくしかないのか。真面目に自殺したほうがいい、それしか方法がないと思う。でもそうやって考えることがまた逃げなのか。もうどうしていいかわからない〟

わたしは、この日、上山家の中で起こったことは地獄だと思います。こんな状況に陥ったひとがどれほど苦しいのか。寝床にこもった上山さんのことや後片付けをする家族のことを想像するだけで、身もだえするほど、苦しい気持ちに襲われます。『ひきこもり』だった僕から』に紹介された数々のエピソードは、ひきこもりの「状況を正確に把握するために」、「起こった現実をそのまま」書きあらわそうとした上山さんが、ひきこもりの日々を当時の日記に克明に書きつけていたからこそ残せたものなのですが、このような修羅場のような出来事でさえ、上山さん自身、日記がなかったら、あとから思い出そうとしても、思い出せなかったと説明しています。わたしは、ひとから語られるつらい体験は、その多くが記憶されておらず、実際に起きたことのほんの一部しか語られないのではないか、との思いを強くしました。

上山さんが、ハーマンの「複雑性PTSD」の基準に該当するのかというと、この本の内容から、上山さんが自殺をぎりぎりのところで思いとどまっている（ハーマンの基準2）、社会からの孤立や孤独・恥の感覚（基準4）、ひきこもり、切実な救助者探索（基準6）、絶望（基準7）などが確認できますので、当時の上山さんは、複雑性PTSDの基準を満たす精神病理をおもちだったように思われます。記憶障害やフラッシュバックのような体験（基準3）が上山さんにあったのかどうかは明確にできませんでしたが、あれほど家で大暴れしたことを「よく覚えていない」という記載もありましたので、解離や離人症もあったかもしれません。

上山さんは、自分の経験にもとづいてひきこもりの原因を分析しており、幾通りかの表現で説明していますが、上山さんの考察は、実に的確なものだと思います。上山さんがさまざまに表現されているひきこもりの原因分析から4箇所を引用しましょう。①〝ひきこもりに突入していく多くの人は、幼少時、「手のかからない、親の願望を先取りして読み取ってその通りに行動してしまう」子どもだったはずです。つまり、自分の存在は、「親の願望に合致している」形でしか許されないと思っていて、それが親への巨大な憎悪感情となっている場合が多い。憎悪さえ持てない場合に、例えば摂食障害となったりするのではないか。「親とは別の人格である」ことを認めてもらった上で、民主的に話しあえる人間関係―それをつくりだしていく作業が必要ではないでしょうか〟、②〝（まわりから）突きつけられた〈問い〉（筆者注：上山さんは、自分の置かれた状況において、まわりから求められる自分の働きや役割のことを〈問い〉と表現している）に取り組もうとして、（中略）〈問い〉の中で絶望してしまって、自分の貧相な過去に執着するしかなくなる。（中略）周囲との間にあるギャップから絶望してしまって、絶望しているから過去に執着するしかできなくなるし、過去に執着しているから外へ出ていけない、外へ出ていけないからますます過去に執着してしまう。（中略）過去への執着の一番の原因は、〈現在〉が絶望してしまっているということです〟、③〝ひきこもりって、「泣き寝入り」の極端な形のように思うんです。（中略）「言いたいことが言えない」、泣き寝入りしてしまう、その積み重なりの極限が、ひきこもりではないか。（中略）私は、「優等生」というのは、要するに究極の泣き寝入り主義者だと思うんですよ。「自分がどうしたいか」ではなくて、「周囲に何を期待されているか」、それに従って行動してしまう。これって（筆者注：自分の中にある欲望や衝動を我慢して優等生として生きてきたことの意）、よく考えたら「泣き寝入り」です〟、④〝ひきこもりの人というのは、その「ひきこもり」において、はじめて「親の望まないあり方」をしているのではないか。それを通じて、はじめて「甘えさせてもらっている」のではないか。（中略）そう考えると、一般の前提と違って、ひきこもりというのは、自分の親や友だちとの関係においてさえ〈公〉（筆者注：上山さんは、相手の望みに応える立場のことを〈公〉と表現している）を過剰に生きてしまっていた人たちだ、ということになります。〈公〉だけの生活に、疲れはててしまった人たち〟です。

さて、上山さんは、大手企業の管理職だったお父さんを25歳のときに亡くし、存命のお母さんについては、いまだに複雑な思いをもっています。お母さんは、塾通いの小学生の上山さんに厳しくあたり、上山さんの部屋を勝手に掃除するのをやめず、中学生になった上山さんは（その生理的嫌悪から）何度も興奮して暴れましたが、「よかれと思ってやったのに、喜んでくれないんやね（泣）」、「ここはお母さんのウチや！　文句があるんやったら出ていけ！（怒）」などと言われました。お母さんの泣き落としや怒りの爆発で反応されてしまうと、子どもは途方に暮れるしかありません。お母さんは、働いていない上山さんのことを放っておけず、ひとり暮らしをスタートした上山さんに、正規採用は35歳までだからと就職情報の切り抜きを繰り返し送ってきたりもしたそうです。

上山さんは、お母さんに対して、「愛情があります。元気で、長生きしてほしい」と思う一方、「自分の声を受けとめてくれる存在」ではないと考えているのです。上山さんのお母さんは、「正常な人生を送りたいだけ」と言いながら、上山さんの人生には深く干渉し、子ども扱いがやめられず、個性や自由な生き方を認めることができません。そこで上山さんは、「思い通りになる場合にしか、協力しない」親であれば、そこから離れたところに出会いを求めた方がよい。自分ひとりではできない「状況の構成」（筆者注：社会復帰に必要なプロセスと上山さんが考えているもの）を行うときの伴走者には、「性的な関係」を結べるような、自分の本音をあらわせる相性のよい他者の方がよいと結論しています。

『「ひきこもり」だった僕から』には、ひきこもりについての語り尽くせないほどの論点が含まれているため、わたしのレビューでは舌足らずだと思います。上山さんは、この本の執筆後も、ネット上で、ひきこもりについての論考を展開しており、Hatena の ueyamakzk さんのページからは、雑誌「ビッグイシュー」に掲載された往復書簡「和樹と環のひきこもり社会論（２００６年春～２００８年秋）を読むこともできます。上山さんは、ひきこもりのつらさについて「誰にも強要されないのに、努力が最初から無理な形をしてしまうのが、引きこもりの苦しさ」であり、〝正しくあろうとすること、順応しようとすることがいつの間にか苦しさを生むのですから「いつの間にかはまり込んでしまう努力のシナリオ」をこそ、検証〟していきたいと述べています（往復書簡55）。さらに、〝社会に参加するとは、順応状態を完成させることではなくて、「トラブルに合流する」ことでしょう。とすれば引きこもり状態は、それ自体がトラブルであることにおいて、すでに「社会を生きて」はいるわけです。私たちが為すべきなのは、未来の順応状態を（社会にいるひとが、ひきこもりのひとたちへ）押しつけることではなく、この独自の事情をもつ揉め事（＝ひきこもりの意）のために、また、その後に継続される不利な社会参加のために、〈介入の手続き〉を整備することではないでしょうか。誰かを特別扱いしたり、一方的な力関係を放置したりするのではなく、あくまで〈手続き〉の整備です〟とも述べており、ひきこもりのひとの社会復帰を難しくしている日本社会のシステムについて問いを投げかけています（往復書簡57）。さて、精神科医の斎藤環先生と60回近くも交わされた往復書簡がしたためられてからもう12年以上たっていますが、日本ではひきこもりのひとへの〈手続き〉の整備がどれくらい進んだのでしょうか。わたしは、ほとんど進んでいないと思うのですが、〈介入の手続き〉の整備のひとつとして、本書では「トラウマケアセンター」の設置を提案しています。解決の糸口がみえないひきこもりには、これからも関係者が忌憚なく議論を交わし、決めつけやあきらめから排除するのではなく、ひきこもりのひとを日本の社会に迎え入れるさまざまな方策について考えることが大切だと思います。

第5章 子ども虐待としつけの境界

本章では、まず最初に、家庭内で起きる例外的、脅威的な出来事とされる子どもへの虐待が、日本ではどのように定義されているのか説明します。次いで、虐待と不適切なしつけの境界が明瞭とは言えず、心理的虐待は認識されにくいことについて説明したいと思います。

1）子どもの虐待の種類と件数

子どもへの虐待は、一般には、身体的虐待、ネグレクト、性的虐待、心理的虐待の4つに分けられています。まずは、それらの定義について**表14**にまとめたのでご覧ください。表14の左側には、日本の虐待の定義が掲載してあります。それぞれの虐待に関して、上下2通りの定義が掲載されていますが、上段が旧定義、下段が現在（2020年時点）使用されている日本の虐待の定義です。また、右側には、1997年頃のアメリカ・カリフォルニア州の child abuse（子ども乱用）の定義が掲載してあります。

本章の執筆にあたり、1997年に発刊された西澤哲先生の『子どものトラウマ』を参考としていますが、右側のカリフォルニア州の虐待の定義は、アメリカの虐待の定義の一例として、西澤先生が引用していたものです。また、西澤先生によると、カリフォルニア州には当時、性的虐待の定義がなかったため、その代わりに

表14　子ども虐待（日本の定義、アメリカ・カリフォルニア州の定義）

日本の子ども虐待の定義 （上段：旧定義、下段：現行の定義） （厚生労働省）	虐待の種類 ←日本　アメリカ→	アメリカ・カリフォルニア州の child abuse（子ども乱用）の定義
外傷の残る暴行、あるいは、生命に危険のある暴行［外傷としては、打撲傷、あざ（内出血）、骨折、頭部外傷、刺傷、火傷など。生命に危険のある暴行とは、首をしめる、ふとん蒸しにする、溺れさせる、逆さ吊りにする、毒物を飲ませる、食事を与えない、冬、戸外にしめだす、一室に拘禁するなど］	身体的虐待	他者によって子どもに与えられた意図的もしくは非偶発的な身体的損傷
殴る、蹴る、叩く、投げ落とす、激しく揺さぶる、やけどを負わせる、溺れさせる、首を絞める、縄などにより一室に拘束する　など		
遺棄、衣食住や清潔さについての健康状態を損なう放置（遺棄とは、いわゆる棄児。健康状態を損なう放置とは、栄養不良、極端な不潔、怠慢ないし拒否による病気の発生、学校に登校させないなど）	ネグレクト	子どもの福祉および健康にとって有害、もしくは有害となる危険性のある状況下で、子どもの保護に対して責任のある成人が、子どもにとって必要な行為を行わなかったり、あるいは子どもを不当に取り扱うこと。ネグレクトという言葉は、保護的な立場にある成人の子どもに対する行為の存在を意味することもあれば、行為の不在を意味する場合もある
家に閉じ込める、食事を与えない、ひどく不潔にする、自動車の中に放置する、重い病気になっても病院に連れて行かない　など		
親による近親相姦、または、親に代わる養育者による性的暴行	性的虐待	性的接触に同意できる年齢以下の子どもに対して、性的に成熟した大人が、子どもとの関係における通常の社会的責任を無視して、大人の性的満足にいたる行為を持つこと（SCOSACの定義）
子どもへの性的行為、性的行為を見せる、性器を触る又は触らせる、ポルノグラフィの被写体にする　など		
以上の身体的暴行、保護の怠慢ないし拒否、性的暴行を含まない、その他の極端な心理的外傷をあたえたと思われる行為	心理的虐待	子どもに何らかの心理的苦痛を与えたり、もしくは子どもの情緒的な健康度を損なうような行為
言葉による脅し、無視、きょうだい間での差別的扱い、子どもの目の前で家族に対して暴力をふるう（ドメスティック・バイオレンス：DV）、きょうだいに虐待行為を行う　など		

参照されたSCOSAC（Standing Committee on Sexually Abused Children）の定義をわたしもそのまま、西澤先生の本から流用しています。

子どもの虐待の専門家である西澤先生によると、child abuseのabuse（″ab″＋″use″）は、英語圏では（正常と）隔たりのある使用、正しくない用い方、などをあらわす日常的な言葉だそうです。ところが日本では、child abuseを「子ども虐待」と訳しているため、abuseが本来もっていた日常的な言葉としてのニュアンスは後退し、子どもにむごい扱いをするという反社会的ニュアンスが加わる分、abuseの意味あいは非日常的な領域へせばめられることになるわけです。そこで、西澤先生はchild abuseを「子どもの乱用」と訳した方がよいと考えています。２０１２年に黒子のバスケ脅迫事件を起こしたあと『生ける屍の結末「黒子のバスケ」脅迫事件の全真相』などの本により自分の生きづらさの原因に親の虐待があったと考察している渡邊博史さんも、child abuseのことを「子供乱用」と訳し、「両親が自身の欲望の充足のために子どもを乱用する」のが虐待の本質であると説明しています。つまり、「乱用」を使えば、親が自分のうっぷんを晴らすために子どもを怒鳴ったり、親が自分の夢や期待を一方的に押しつけて子どもに勉強や習い事を無理強いすることなども乱用に含まれてくるのですが、同じ親の行為でも、「虐待」を使うと、虐待には当たらないと否定されてしまうようなおかしなことも起こるのです。

わたしは、先ほどの表14の右側には、child abuseの訳として「子ども乱用」と記載していますが、日本でいうところの「虐待」を意味する用語であることにはご注意ください。一方、日本では、abuseの翻訳にはすでに定訳としての「虐待」があてられますので、表14の左側には「虐待」と記載してあります。

さて、身体的虐待は、日本の旧定義では、「外傷の残る暴行、あるいは、生命に危険のある暴行」とされており、子どもの体に痕跡の残る外傷以上のものと規定していました。ところが、現行の定義では「殴る、蹴る、叩く、投げ落とす、激しく揺さぶる、やけどを負わせる、溺れさせる、首を絞める、縄などにより一室に拘束する　など」となり、さまざまな方法による子どもの体への攻撃へと変更されています。つまり、身体的虐待の現行の定義には、単に攻撃の方法が例示されているだけで、攻撃の結果についてはなんの説明もありません。したがって、軽く殴る、軽く蹴るというような行為も身体的虐待に含めることができるのですが、実際には、子どもの体に痕跡の残らない攻撃を証明することは難しいですし、現行の定義も、旧定義と大差ないものと言えるでしょう。一方、アメリカ・カリフォルニア州の定義でも、「意図的もしくは非偶発的な身体的損傷」と表現していますので、アメリカの定義には日本の定義のような具体的例示はありませんが、身体的虐待の定義に日米の格差はあまりないと感じられます。

次に、性的虐待の項をご覧ください。日本では少ないと言われる性的虐待ですが、日本の旧定義では、近親相姦か親以外の養育者による性的暴行しか含まれていませんでした。一方、性的虐待の現行の定義は、子どもへの性的行為に限定しておらず、「性的行為を見せる、性器を触る又は触らせる、ポルノグラフィの被写体にする」なども加えられていますので、性的虐待の範囲がだいぶ拡大されたと言えるでしょう。ところが、アメリカでは、20年前のSCOSACの定義ですら、「性的接触に同意できる年齢以下の子どもに対して、性的に成熟した大人が、子どもとの関係における通常の社会的責任を無視して、大人の性的満足にいたる行為を持つこと」と規定しており、日本よりも自由度の高い定義になっていることが分かるかと思います。

また、心理的虐待については、いまだに日米の格差は大きいようです。日本の現行の定義では、「言葉による脅し、無視、きょうだい間での差別的扱い、子どもの目の前で家族に対して暴力をふるう（ドメスティック・バイオレンス）、きょうだいに虐待行為を行う　など」を心理的虐待と定義していますが、カリフォルニア州では、「子どもに何らかの心理的苦痛を与えたり、もしくは子どもの情緒的な健康度を損なうような行為」

と定義しているに過ぎません。アメリカでは、日本の定義のような、親の具体的な行為（脅し、無視、差別、DVを見せる）ではなく、子どものこころの痛み方に重きが置かれていると言えるでしょう。日本の虐待の定義は、虐待が例示されている点で分かりやすいのですが、脅し、無視、差別、DVの目撃などは、あまりにも日常的にあり過ぎて、虐待としては逆に扱いづらくなる可能性があるかもしれません。

さて、3章では、小児期逆境体験（adverse childhood experiences：ACEs）についてのフェリッティの研究を紹介しましたが、その調査に用いられたACEs調査票では、小児期の「心理的虐待（2個）」の確認に、（親か同居の大人からの……）①しばしば、あるいはとても頻繁なののしり、侮辱、こきおろし、②しばしば、あるいはとても頻繁な身体的危害が及ぶかもしれない恐怖を抱く扱い、の2つが調べられました。わたしは、②はともかくとして、①に該当するようなしつけは、日本の家庭でも日常的にあると感じますし、日本ではこの程度のことが「心理的虐待」にあたるという認識はもたれていないと感じます。

この研究を日本に紹介したお茶の水女子大学の菅原ますみ先生によると、米国内の一般住民を対象に行われた調査では、「心理的虐待あり」と回答したひとの割合は対象の3割以上にも及ぶということです。インターネット上に公開された日本の統計（平成29年国民生活基礎調査）によると、中学校修了までの児童のいる世帯数は、1173万4千世帯ですから、アメリカのデータ（3割以上）を日本の家庭にそのままあてはめると、日本で「心理的虐待を経験した児童の数」は、世帯あたりの子どもの数が1・71人（同調査）なので、約602万人いると試算できます（1173・4×0・3×1・71＝601・95）。心理的虐待の比率をアメリカの半分（15％）に減らしても、その数は301万人です。この301万人のうち、複雑性PTSDの精神病理からひきこもりになる比率を5～10人にひとりくらいと仮定すれば、その数は、30万から60万人になりますので、中学校修了までの児童のいる世帯を2世代分（15年間×2）と見積もると、30年間では60万人から

１２０万人となり、数字だけからみた場合、中高年を含めた日本のひきこもりのひとの数（１１５・4万人）を無理なく説明できることになるわけです。

ちなみに、アメリカのACEsの調査では、性的虐待が1割を超えていました。また、心理的虐待より身体的虐待の体験者の方が多いそうです。しかし、わたしは、6章において、やや乱暴ではありますが、子どものアタッチメント形成／社会化形成の観点から、ひきこもりになりやすいグループには「コントロール型」を想定しています。身体的虐待より、心理的虐待によるACEs（＝トラウマ）をかかえた子どもの方がひきこもりになりやすいと考えているのです。

2）虐待と不適切なしつけの境界

次に、虐待と不適切なしつけを明確に区別できるかどうか考えてみたいと思います。

親による子どもへの身体的な攻撃は、子ども虐待（＝子ども乱用）の例として分かりやすいと思いますが、では、手で叩く場合と棒で叩く場合とではどちらが子どもへのダメージが大きいでしょうか。平手打ちするのとげんこつで殴るのではどちらの方が子どもへのダメージが大きいでしょうか。叩いても子どもが痛がらなければ虐待にはならないのでしょうか。血が出たときと出なかったときで、違いはあるのでしょうか。攻撃される部位によってはどうでしょうか。顔を殴られる場合と、お尻を叩かれる場合ではどちらが深刻でしょうか。暴力の頻度では、軽めの暴力が毎日あるのと、激痛を伴う暴力が月1回あるのとでは、どちらが深刻でしょうか。1回あたりの暴力が3分間で終わる場合と、だらだらと2時間も続く場合では、ダメージにどれくらい違いがあるでしょうか。お父さんの暴力にお母さんが加担した場合と、お母さんがかばってくれた場合ではどうでしょうか。お母さんがかばってくれれば子どもへのダメージはなくなるのでしょうか。また、このような攻撃が幼児、小学生、中学生、高校生と、年代の異なる子どもに対して行われた場合、どんな違いがあるのでしょうか。

ここに例示したような攻撃は、すべて身体的虐待です。攻撃の仕方の違いはあっても、子どものこころに与えるダメージはいずれも大きいと言わざるを得ません。ところが、子どもに対する攻撃には、もっとソフトな攻撃というのも知られています。軽くつねるとか、軽く叩くとか、赤ちゃんをゆさぶるというのもあります。冷水をぶっかけるというのもありました。つまり、ひとくちに身体的虐待といっても、行われる状況も種類もさまざまであり、からかいなのか、悪ふざけなのか、あるいは、教育のためなのか（きつい登山やキャンプなど）、修行のためなのか（子ども座禅体験や滝行など）、虐待としつけの境界を明確に区別することは、意外に難しいことも分かるでしょう。身体的虐待では、偶発的な事故でない限り、子どもの体に傷が残っていれば、加害者がいくら否定しても、虐待（＝子ども乱用）の可能性を疑うことはできます。ところが、あとの残らない軽い身体への攻撃では、病院でも、学校でも気づかれず、親しか知らない秘密となり、表沙汰にはならないでしょう。この、表沙汰にならない虐待（＝子ども乱用）というのが相当数あるだろうということは、疑いの余地がありません。親が子どもに、ひどいことをするはずがないというのが昔からある「家族神話」ですが、結局、わたしたちはそれを信じて、虐待に目をつぶっているわけです。子どもへの虐待は、極めてひどいケースだけが例外として、児童相談所や市役所に保護されるというのが現状と言えるかもしれません。

そして心理的な虐待は、身体的虐待以上に表沙汰になりづらい上、子どものこころへの影響が大きいため、問題性をはらんだ虐待です。西澤哲先生の『子ども虐待』によると、4種類ある虐待のうち、心理的虐待は「純粋な虐待」、「加虐性」の強い真の虐待だそうです。というのも、身体的虐待には、「お母さんは僕のことを考えて叩いたんだ」＝「お母さんは僕のことを大事に思ってくれているんだ」というような誤解の入り込む余地があって、親から暴力を振るわれた子どもでも、少しくらいは親の愛の幻想にしがみつくことができるのですが、言葉にはごまかしがきかないため、親から「生まなきゃよかった」、「もう面倒みない」、「あんたは最低な子ども」などと言われた子どもは、「お母さんは僕のことを大事に思ってくれているんだ」という幻想にしがみつけず、親の拒否や嫌悪の感情をストレートに体験せざるを得ないからです。身体的虐待よりも心理的虐待の方が「加虐性」があるというのは、多くのひとにとって、意外な事実だと思います。

精神科にかかる子どもの中には、言葉による虐待を日頃、受けていても、その状況を自分の言葉でうまく説明できる子どもは少ないように思います。また、小さな子どもほど、自分の親以外の親のことを知りません。毎日言われていればそれが当たり前になり、親の言う通りにできない自分の方が悪いと思うようになるでしょうし、親が怒りはじめると解離を起こすようになっていて、虐待体験を記憶していない子どももいるかもしれません。

子どもへの虐待（＝子ども乱用）は、本人からより親御さん自身から、実はこんなことをしてしまった、こんなひどいことを言ってしまった、というような形で報告される方が多いかもしれません。しかし、病院のスタッフにしても、自分から病院を受診するようなきちんとした親から、「勢いにまかせて子どもにひどいことを言ってしまったかもしれません」などと告白されれば、自分から言うぐらいだからと、虐待視できないのが普通だと思います。あるいは、スタッフ自身、それくらいのことは自分もしたことがあると思い、親に共感する気持ちをもつことの方が多いかもしれません。

しかしACEsの研究は、ごくありふれた家庭においてさえ、子ども乱用の可能性が高いことを明るみにしたのですから、子どものこころの健康を考える場合、家庭における親の不適切なしつけの影響は常に考える必要があると思います。しつけに関わるトラウマに関心をもちはじめて以降のわたしは、おとなの診察のときでも、自己否定の強いひとと、「生きづらさ」をかかえたようなひとには、子ども時代の親のしつけのことを聞くようにしています。そうすると、患者さんから親が厳しかったと聞くことが想像以上に多く、親の不適切なしつけが、ひとの生きづらさの一因となり、人生に長く、暗い影を落とすと実感することも多いのです。また、ひきこもりには至らなくとも、その予備軍といえるようなひとがたくさんいるとも感じています。

3）虐待（＝子ども乱用）は、加害者の親が自覚できる体験か

子どもへの虐待を意図的に行っている親は少ないと思いますし、どちらかというと、真面目なしつけ、という感覚で子どもに不適切なしつけを行っている親が多いのではないでしょうか。しかし、「虐待」と言って敷居を上げず、「子ども乱用」という見方でしつけを点検すると、ACEsの調査票にもあったような「ののしりや侮辱やこきおろし」のような心理的虐待は、日本の家庭でも、めずらしくないと感じます。目上のひとへの態度やことばづかい、受験勉強、集団的行動など、子どもに求められることが多岐にわたる日本の社会を批判的にみると、まじめな親（公務員、学校の先生、専門職など）ほど、日本の社会に好まれるよい子どもたちを育てようとして、子どもの個性を殺すような「子ども乱用」を行いやすいとも危惧されます。

さて、日本では、２０２０年4月から、親が子どもに体罰を加えることを禁じる改正法が施行されました。これに対して、「しつけができなくなる」とか「痛みを知らないひとは他人の痛みを理解できない」というような反対意見も根強くあったそうです。しかし、わたしは、虐待（＝子ども乱用）を受けた親ほど、虐待（＝子ども乱用）に鈍感という意味あいからも、親の「体罰禁止」というのは、子どものこころを守るための大変分かりやすいメッセージだと思います。長らく、体罰に馴じんできた日本人として、なぜ体罰がまずいのか考えたり、体罰をしないしつけや部活動のありようを模索できればよいと思います。心理的虐待には、いまのと

ころ、身体的虐待を抑止する「体罰禁止」というような分かりやすいメッセージが見当たりませんが、「怒声禁止」とか、「子どもでも子ども扱い禁止」というような虐待防止のメッセージを出してもよいのかもしれません。「体罰禁止」によって心理的虐待がかえって増えるようなことがあってはならないと思います。

4）虐待（＝子ども乱用）は、被害者の子どもが自覚できる体験か

前節では、親が虐待（＝子ども乱用）を自覚できるかについて説明しましたが、子どもが親の虐待（＝子ども乱用）に気づけるかについても考えたいと思います。ただし、わたしの結論を先に言っておくと、子どもが親の虐待を認識することは難しいと思っています。小さな子どもほど、親からされることがすべてです。どんなにひどい目にあっても、親の言う通りにしようとし、親から見捨てられないように頑張るのが子どもだと思います。ほかの家の親が、子どもにどんな関わりをしているか分かるようになるのはだいぶ年がたってからでしょうし（小学生の高学年以降くらい？）、自分の成長とともに、自分の親が、友だちの親とは違うと分かっても、子どもは親を取り替えるわけにはいきません。結局のところ、親の働きによって自分も生かされているのです。親に好かれたい。愛されたい。そう思うのが子どもでしょうし、虐待の背景にある親の苦労を見たり聞いたりしていれば、逆らえないのが普通です。また、親に逆らったとき「学費を出さない」と脅されれば、今度逆らったら、学校や塾の学費を出してもらえなくなるかもしれないと思うようになります。「ご飯つくってあげない」「洗濯してあげない」と怒鳴られた子どもは、次に親に文句を言ったら、食事や洗濯など身の回りの世話をしてもらえなくなると不安になるでしょう。そういう不安や恐怖が強いからこそ、親から激しく怒られる子どもほど、次第に自分の想いや言葉を飲み込んでしまうようになるのだと思います。

２０１９年の『こころの科学』に掲載された久留米大学医学部神経精神医学講座の大江美佐里先生と千葉比

呂美先生は共著論文「STAIR‐NTおよび関連治療技法が目指すもの」で、不適切な親の養育の影響について、次のように述べています。親の役割のひとつとして、子どもに生じた感情を言葉にすること（その気持ちは「恐怖」とか、「怒り」、とか、「イライラ」とかと命名してあげること）や、不快な感情が生じた場合の対処行動について教えてあげることがあるが、〝身体的虐待の場面では、養育者は子どもの感情を受け止めるどころか、子どもの感情を不安定にする存在となってしまう。さらに、虐待をしているのに「これはしつけであり、悪いのはお前だ」という態度を示した場合、子どもは養育者から存在を否定されていると感じて当然である。また逆に、虐待の事実を隠そうとして虐待後に養育者が子どもをなだめすかせた場合には、養育者に対する混乱（養育者の存在が良いものか、悪いものかわからない）が生じることとなる。いずれにせよ、感情調整能力に悪影響が生じることは明らかである〟

親から「これはしつけであり、悪いのはお前だ」などとして不適切に扱われた子どもは、自分の感情を言葉にあらわせないまま、我慢する、自分の本音をあらわさない、解離しやすくなるなどの、ハーマンの複雑性PTSDの精神病理（感情制御変化や意識変化に含まれるような諸症状）をもつようになります。不適切なしつけで、子どもが「解離」（「こころここにあらず」の状態になること）してしまうと、自分に何が起こったのかも分からず、やがて、57ページの図6のようなトラウマ体験の累積によって子どものこころはPTSDに陥り、体は生きているのにこころは死んでいる状態になってしまうこともあるでしょう。

さて、子どもの虐待は、身体的虐待、ネグレクト、性的虐待、心理的虐待の4つとするのが一般的ですが、近年、第5の虐待として「代理ミュンヒハウゼン症候群」も知られるようになっています。南部さおり先生の『代理ミュンヒハウゼン症候群』によると、代理ミュンヒハウゼン症候群のお母さんは、必要のない薬や大量の水分を子どもに飲ませるなどして、子どもの具合いを意図的に悪くしますが、子どもを病院に連れて行くと、自分が子どもにしたことはおくびにも出さず、医師に嘘をついてまで、子どもに病気の診断をつけてもらいます。そして、子どもには本来必要のなかった検査や治療を受けさせたり、付き添いの入院を求め、付き添いが認められた病院内では、子どもに常に寄り添って献身的に看病するそうです。その姿や態度は、誰からみても理想的なお母さんと映りますので、周囲からは「親の鏡」として注目や賞賛を浴びることになり、お母さんの日頃の苦労が報われるのです。

「代理ミュンヒハウゼン症候群」は、ほら吹き男爵に由来した命名ですが、子どもを死なせてしまうこともある悪質な子ども虐待です。大事な子どもをわざと病気にするなんて普通では考えられませんが、お母さんが子どもを犠牲にして自分の献身を認めてもらえる場面をつくり出そうとするのは、子育てに不安やストレスをかかえたお母さんが、母親は子育てするのが当たり前、やさしいのが当たり前とされる文化や価値観の中で、家族にすら弱音を吐けないから、とも言われています。日本では、子どもに厳しいしつけをするほど、周囲からは「親の鏡」と賞賛される文化もありますので、「代理ミュンヒハウゼン症候群」の親と不適切なしつけをする親は、子どものこころより親のこころの癒しが優先されるという点では似ていると言えるかもしれません。しかし、子どもにとって「代理ミュンヒハウゼン症候群」のお母さんは、自分のことを献身的に守ってくれるやさしいお母さんにしか見えませんので、虐待を受けている子どもが虐待を自覚することは到底不可能なのです。

5）親の不適切なしつけは「トラウマ体験の要件」を満たすか

2章において提示した「トラウマ体験の要件」では、トラウマ体験のことを、「もともとはこころの健康なひとを、体は生きているのにこころは死んでいる状態、または、こころが死んでいるのに体だけ生きている状態に、いったんは陥れたような体験」と規定しました。わたしは、まわりの大人からみたら例外的な、脅威的な出来事とはいえないような親の不適切なしつけでも、そのしつけが繰り返されると、小さい子どもほど、「トラウマ体験の要件」が満たされる瞬間があるように思います。また、小さいとは言えないような思春期の子どもでも、親への信頼が強かった子どもほど、親からの不適切なしつけ（例えば、親に反抗したときに、親から思ってもみない暴言を吐かれたりする）が繰り返されると、それはやがて超克不能な親の裏切り体験となり、「トラウマ体験の要件」が満たされてしまう瞬間があると想像しています。

愛するひとの言葉は、身体的な暴力と違って、ごまかしのきかない「純粋な虐待」となり、「加虐性」の大きい手段となりえます。親にとっては使い古したような言葉でも、人生経験の少ない子どもには、刃物で刺されるような痛みとして伝わるでしょうし、言葉の意味を正確に理解できるようになった思春期の子どもの方が、こころに受けるダメージは大きくなるかもしれません。わたしは、信頼しているひとから発せられる言葉には、想像以上に強い力があるということを、親も、そして、わたしたち社会も、低く見積もり過ぎているのではないかと思っています。

第6章 発達性トラウマとひきこもり

1）親の養育態度の違いによる子どものこころの発達2段階モデル

本章では、子どもに対する親の養育態度の違いによって、どのようなパーソナリティ（性質）をもったひとが育ちやすいのか、子どものこころの発達の視点から説明します。本章は、本書の中では一番複雑なところとはなりますが、ひきこもりの成因を理解するうえでとても大切な内容を含んでいます。

さて、ひとが成人するまでの育ちのプロセスは、20年余りの長期に及びますが、発達心理学では、エリク・エリクソン（筆者注：アイデンティティ理論を唱えたアメリカの心理学者）によって次の5つの時期に分けられています。つまり、小さい時期から順に、乳児期（0から2歳）、幼児前期（2から4歳）、幼児後期（4から5歳）、児童期（5から12歳）、青年期（13から19歳）の5段階に分けられるのですが、わたしは、ひとの育ちのプロセスを、親のしつけとの関係からたったの2段階でみる見方を提示したいと思います。ちなみに、ひとの育ちのプロセスをエリクソンのように多段階に細かく分けなくてもよいとわたしが知ったのは、本書執筆よりだいぶ前に長谷川寿一監修の『思春期学』の序章に紹介された「自己制御の発達段階的理解」を読んでからなのですが、この仮説を提唱した東京大学医学部附属病院精神神経科の笠井清登先生によると、脳の前頭前野が成熟する思春期までの発達は、乳幼児期（運動刺激の内在化による随意性の発達）、児童期（親子関係から体験される愛情の内在化による情動制御の発達）、思春期（対人関係／仲間関係から体験される社会報酬の内在化による社会性の発達）の3段階に分けられるそうです。また、発達心理学でも、乳離れして母親から離れていく乳幼児期を「第一の個体化」（マーガレット・マーラー）、親から精神的に自立していく青年期を「第二の個体化」（ピーター・ブロス）と呼んでいますし、2段階では単純化し過ぎていると思われるひともいるでしょうが、親との関わりを考えるのには2段階で十分という立場です。

また、東京都文京区にある中村心理療法研究室の中村伸一先生は、２０１９年の『精神療法』という専門誌上で、複雑性ＰＴＳＤについて次のようにコメントしています。「複雑性ＰＴＳＤへの陥りやすさは、そのトラウマの強度と長さばかりではなく十分に脳が発達し得ていない3歳未満やアイデンティティを模索している青年期であるといわれ、ＰＴＳＤの親がいる場合にもその子が複雑性ＰＴＳＤになりやすくなる」。つまり、中村先生も、ＰＴＳＤに陥りやすい時期（好発時期）は「十分に脳が発達し得ていない3歳未満」と「アイデンティティを模索している青年期」の2つの時期と説明していますので、親子関係に注目した本書がひとの育ちのプロセスを2段階に分けるのは、それほどずれた見方ではないと言えるでしょう。

さて、乳幼児期のこころの発達でもっとも大切な概念は、アタッチメント（愛着）です。アタッチメントは、2、3歳ころまでに固まると言われているため、わたしは、アタッチメントが固まるまでの養育の時期を「Ⅰ期」、それ以降から思春期が終わるまでの養育の時期を「Ⅱ期」と呼ぶことにしました（筆者注：「思春期」というのは、青年期の前半部分にあたる時期のことで、中学生くらいまでをイメージしています）。そしてこの2つの時期に親から受けた養育の違い（適切／不適切）から、ひとの育ちをまずは機械的に分類してみました。そうすると、親の養育と、そこから累積される「発達性トラウマ」の影響を加味した、子どもの誕生から、一応、完成された状態としてのひとのパーソナリティが形成されるまでの流れは、**図7**のようになると仮

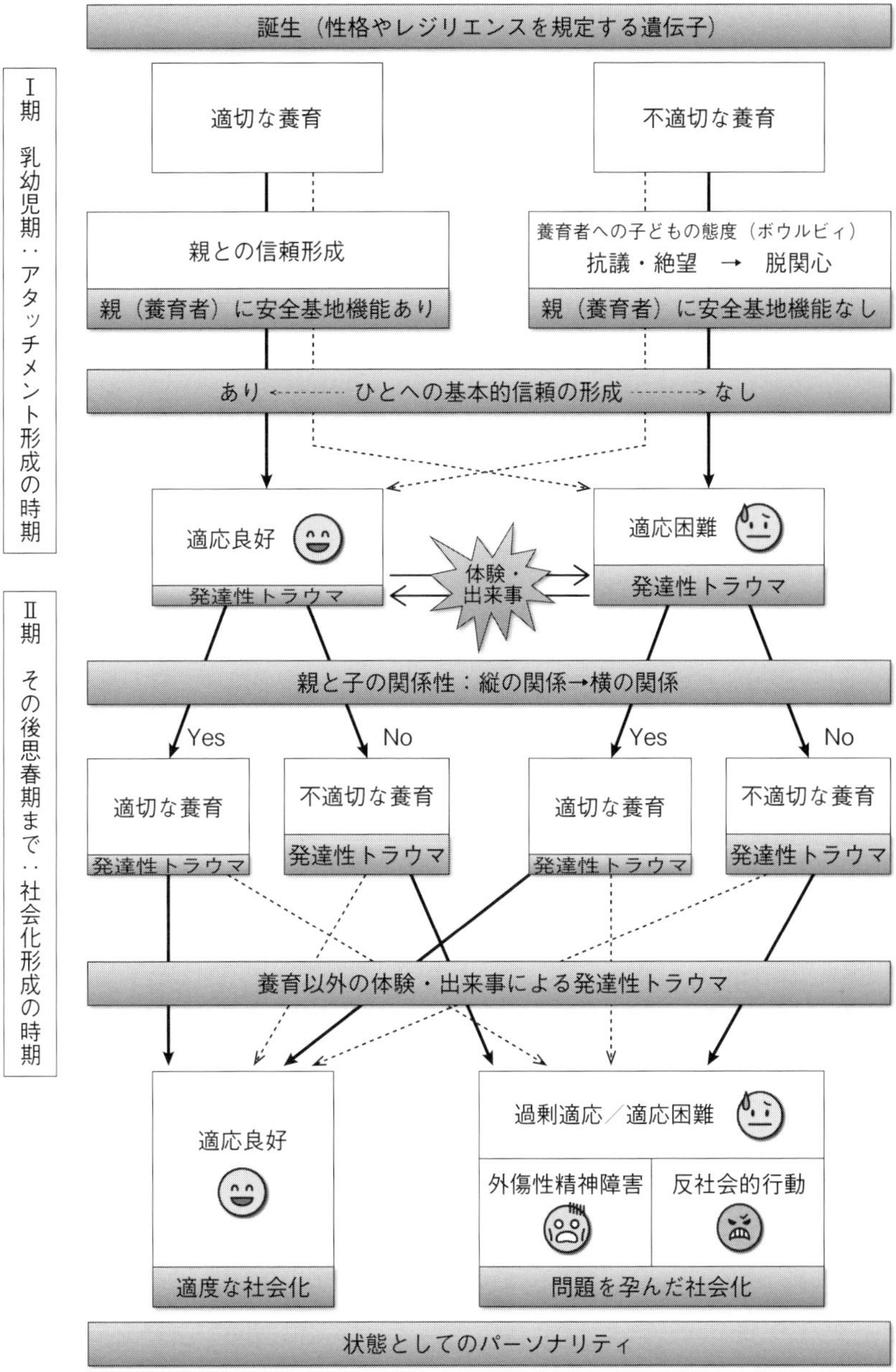

図７　ひとの誕生から青年期が終わり「状態としてのパーソナリティ」が形成されるまでの子どものこころの発達２段階モデル

定できるのです。

この図7では、子ども時代のトラウマのことを「発達性トラウマ」と記載していますが、発達性トラウマというのは、２００９年にヴァン・デア・コルクが提案したトラウマのことです。ヴァン・デア・コルクは、幼児期から思春期までの子どもが少なくとも1年以上経験、または、目撃した有害な出来事から生じる子ども時代のトラウマを、大人になってからのトラウマと区別して「発達性トラウマ」と呼ぶことを提案しています。「発達性トラウマ」は、単に「有害な」出来事から生じるものと規定されているため、対象となる出来事の範囲は、ＩＣＤ-10やＩＣＤ-11で定義されたＰＴＳＤのトラウマ体験よりも広いと考えてよいかもしれません。「発達性トラウマ」は、子どものこころの専門家の間ではよく認識されており、日本の専門誌では特集も組まれています（例えば、２０１９年5月の『こころの科学』では「発達性トラウマ障害のすべて」が特集されている）。

そこで、先ほどの図7には、親からの不適切な養育（＝不適切なしつけ）や、子ども時代のつらい体験・出来事から累積してくる発達性トラウマを二通りに描いてみました。図7の「発達性トラウマ」と書いてある長方形の厚みには厚い薄いの違いがあることが分かるかと思います。

2）乳幼児期（Ｉ期）のアタッチメント形成

20世紀半ばに、イギリスのジョン・ボウルビィは、ひとが生まれてから2歳ころまでに、信頼できる誰かと安定した関係性をつくれるかどうかが、そのひとのその後の人生における、ひとへの基本的信頼感や、成人してからの心身の健康状態に影響することを発見しました。ボウルビィの「アタッチメント理論」は、メアリー・エインスワースなどによって補強されて、今日では、子どものこころに関する重要な学説となっていますが、これによると、生後6ヶ月から2歳くらいまでの乳児期の子どもは、ストレスがかかる場面では（たとえば、放っておかれて寂しいようなとき）、そばにいる誰かと親密な関係を築こうとするそうです。小さな赤ちゃんが泣いたり微笑んだりするのも、まわりのひとの注意を引こうとして行われる目的ある行動と考えられています。子どもは自分から動けるようになっても、親（養育者）から離れることが不安だと親にまとわりついたりしますが、アタッチメントの相手（お母さんなど子どものそばにいる大人）を「安全基地」として使えるようになると（＝アタッチメント形成）、親から離れたり親のところに戻ったりしながら、やがて、親から離れての探索的な行動が安心して行えるようになっていきます。

アタッチメントは、人との基本的な信頼を形成する根本です。そして、アタッチメントの相手はお母さんでも、お父さんでも、複数のひとでもよく、結局のところ、アタッチメントの相手は子どものそばにいる大人なら誰でもよい（つまり、血のつながりとは関係しない）と分かっています。しかし、幼少時の子どものそばにいるのは、大抵の場合、お母さんです。そこで一般には、子どもとお母さんの間に形成されるアタッチメントに関心が持たれているわけです。

さきほどの図7の、上1／3には、乳幼児期（Ⅰ期）に仮定される2通りのプロセスが描かれています。左側には、適切な養育により、親との信頼関係（＝安全基地）が形成されるプロセス、右側には、不適切な養育により親との間に安全基地がつくられず、抗議や絶望をへてひとに無関心となり、ひとへの基本的信頼が形成されないプロセスです。乳幼児期（Ⅰ期）の数年間は、ひとのこころの発達における「ふりだし」部分とでも言えるでしょうか。

ひとは生まれつきの、性格やレジリエンスを規定する遺伝子をもって生まれてくるため、乳幼児期の親の養育のありようとは関係なく、遺伝の影響を受けているということは大切な視点です。そのことが分かるように、図7の一番上の四角には「誕生（性格やレジリエンスを規定する遺伝子）」と書き入れてあります。レジリエンスについては、8章の説明をご覧ください。

3）思春期まで（Ⅱ期）の社会化形成

アタッチメントが形成される乳幼児期（Ⅰ期）を過ぎると、子どもはおのずと外の世界（ほかのひととの交流がある社会的な場面）へ向かいますが、Ⅰ期の養育が適切なら「適応良好」から、不適切なら「適応困難」から、人生のあゆみがスタートすることになります。Ⅰ期において適切な養育を受けた子どもは「適応良好」へ進みやすいこと、Ⅰ期に不適切な養育を受けた子どもは「適応困難」へ進みやすいことが図7にも描かれています。「適応困難」な子どもは、幼稚園や小学校などの集団場面で「弱いものいじめをする」、「ほかの子と仲良く遊べない」、「落ち着きがない」、「輪の中に入れず、ひとりぼっちになりやすい」など、ほかの子どもとの違いが目立つため、保育士さんや先生などから注目されることも多いでしょう。

一方、幼稚園や小学校では、子どものトラウマになるようなさまざまな体験・出来事も起こります。仲間はずれにされたり、いじめられたり、あるいは、勉強や習い事が厳しすぎることなど、子どもにとって例外的な、脅威的な体験が起これば、適応良好な子どもも適応困難の側へ、また逆に、良好な体験に助けられれば、適応困難な子どもも適応良好の側へ移動することもあるでしょう。

わたしは、適応良好な子どもでも、発達性トラウマがひとつもないひとはいないと考えていますが、適応困難な子どもの方が年齢は同じでも発達性トラウマの累積量は大きいと考えています。そのため、先ほどの図7でも、その違いが分かるように「適応良好」よりも「適応困難」な子どもの発達性トラウマの方が厚みのある長方形で描かれているわけです。

思春期を迎えた子どもは、親に対して自己主張がはじまり、発言や行動にも変化がみられるようになります。本来、親と子どもは違う人間ですから、両者の好みや考え方に違いがあるのは当然です。その違いからぶつかり合うのも当然なのでしょうが、わたしは、このときの親の対応がうまければ適切な養育、下手くそだと不適切な養育になると整理しています。反抗期の子どもに対して、親が「縦の関係」から「横の関係」へ、関わり方やしつけの方法を柔軟に切り替えられるかどうかがとても重要と考えています。Ｉ期後の養育、つまり幼児期、学童期、思春期の養育については、お母さんだけでなく、ほかの家族（両親、兄弟）の影響を受けることになりますが、核家族化が進んだ現代の日本では、子どもとの関わりがもっとも多い、お母さんの影響が依然として大きいと言えるでしょう。

さて、ここでいう「縦の関係」とは、子どもの上位にいる親が子どものしてほしいことをおもんぱかり、指導者がやさしく教えてあげるような態度で関わる関係性のことです。小さい子どもに親が関わるときの関係性と言えるでしょう。一方、「横の関係」とは、子どもの考えや思いを理解しようとし、そのときの子どもの力量にあわせて、親が子どもと対等な立場から共感をもって子どもに関わるような関係性のことです。「横の関係」とは、子どもも親も、上下関係でなく、同じひとりの人間として関わるような独立性のある関係性と言えるでしょうか。親といえども、成長した子どもには、横の関係でしか関わりづらくなるものだと思いますが、親が、子どもの成長にあわせて関わり方を柔軟に変えていかないと、子どものこころの自立をさまたげる不適切な養育になってしまいます。「縦の関係」と「横の関係」については、７章１節でも説明してありますので、ご覧ください。

説明するのが大分遅くなってしまいましたが、わたしは、乳幼児期（Ｉ期）に形成されるのがボウルビィの「アタッチメント」なら、思春期までの時期（Ⅱ期）に形成されるのは「社会化」だろうと考えています。「社会化 socialization」は、社会学／心理学の用語で、精神医学ではまったく使われていない用語ではありますが、Wikipedia によると「子供や、その社会の新規参入者が、その社会の文化、特に価値と規範を身に付けること」であり、「遺伝子により先天的に獲得されたものではなく、学習により後天的に獲得されるものである」と説明されているものです。ひとは、ひとの集団（＝社会）においては、さまざまな個性をもった人との関わり合いの状況にあわせて、もっとも自分らしい関わり方をしていくことになります。Ⅱ期とは、関わり方のバリエーションを学び、社会において適応的にふるまえるための社会化のスキルをひととおり獲得し、一応、完成させる時期と位置づけられるのではないでしょうか。そして、そのもっとも基本となるものは、親と子の関係性を通して、子どもがどんな対人スキルを学習するかだと思います。

4）Ⅱ期の親の養育における「愛情欠損的統制」

オーストラリアのゴードン・パーカーは、１９７９年に親の養育態度を調べるための評価ツールとしてＰＢＩ（Parental Bonding Instrument）を作成しています。ＰＢＩは、16歳までの子ども時代に、自分の親が「あまり私としゃべらなかった」、「ほめてくれなかった」、「大人びてくることを喜ばなかった」、「私がしようとすることすべてにわたって、コントロールしようとした」というような態度を示したかどうか、本人の記憶にもとづいて回答してもらうアンケート調査票です。パーカーによると、養育が不適切と判定される親には、「愛情欠損的統制（affectionless control）」と呼ぶべき問題があって、①面倒見の悪さか、②過干渉（押しつけがましい、子ども扱いする、子どもに自分を頼らせるような関わり）がみられる、ということです。ＰＢＩにより、親から不適切な養育を受けたと判定された子どもは、成人したあとの精神的な病気や問題行動が多いことも調べられています。

ＰＢＩの評価時期（16歳までの子ども時代）は、本書のⅡ期と重なりますし、「愛情欠損的統制」は、Ⅱ期の不適切な養育の本質か、本質に近いものだろうとわたしは考えています。「愛情欠損的統制」は、もっと分かりやすく、普段の言葉で言い換えれば、子どもへの愛情や共感より親の都合を優先した親による子ども支配と言えるものです。「子ども支配」といえば、子ども乱用にも通じる意味あいのものと分かるでしょう。

いわゆる第2反抗期に自己主張をはじめた子どもに対して、親が「縦の関係」を使い続けると、アイデンティティを模索している青年期の子どものこころには親からの裏切りと映り、発達性トラウマを累積する可能性もあるのですから、子どものこころの発達の観点からすると、子どもの成長にあわせて、親は「縦の関係」から「横の関係」にスムーズに移行することが大切になります。ところが、乳児期から慣れ親しんだ親子の関係性を変えることは意外に簡単ではなく（母と子の関係とは、長い間、そういう関係だったのですから）、「縦の関係」をだらだらと続けてしまうことが珍しくありません。それまでの親子の関係性を変えるきっかけは、部外者からの指摘がおそらく、もっとも有力な手段となりえますが、核家族化が進んだ日本では、しつけの生々しい場面に祖父母や親戚が自然に関わることは期待できないでしょう。また、お父さんも不在（仕事で忙しかったり、単身赴任だったり）で、あるいは、ひとり親家庭などの事情から、子どものしつけに関わるのはお母さんひとりだけということも珍しくないのです。厚生労働省の平成29年国民生活基礎調査によると、65歳以上のひとのいる世帯数は２３７８万７千世帯で、そのうち、子どものいる世帯（三世代世帯）はわずか11％です。一方、平成元年（１９８９年）の統計によると、65歳以上のひとのいる世帯数は１０７７万４千世帯で、そのうち、子どものいる世帯（三世代世帯）は40・７％もありましたので、三世代世帯はこの30年間で１／４にまで急激に減少していることも確認できます。つまり、家庭内で、小さな子どもに激怒するお母さんをたしなめてくれるひとなんかいないということです。

さて、親と子の関係性が「横の関係」にスムーズに移行できた場合は、図7に示したように、Ｙｅｓ（適切な養育）の矢印方向へ、できなかった場合はＮｏ（不適切な養育）の矢印方向へ進みます。子どもたちは、親の養育以外の体験や出来事（いじめ、厳しい部活など）による発達性トラウマも累積しながら、思春期が終わるころまでには、Ｉ期とⅡ期の親の養育を合算した結果としての、適応良好（適度な社会化）、あるいは、過剰適応／適応困難（問題を孕んだ社会化）へと、人生の明暗を分けることになります。Ⅱ期の不適切な養育は、子どもに「外傷性精神障害」や「反社会的行動」を起こしやすくするとも整理できるでしょう。

この図7を概観すると、ひとの誕生から、状態としてのパーソナリティ形成までの流れがつかめると思います。この図7は、我ながら、ひとのこころの発達を単純化し過ぎているとは思いますが、わたしたちが生きづらさをかかえたひとと関わるとき、ひとの育ちのプロセスを考慮しようという視点がもてればとりあえずはよいのです。本章ではこの図7を使いながら、さらに、詳しく説明していきたいと思います。

5）状態としてのパーソナリティ

わたしたちは、そのひとの表面にあらわれている言葉や感情、行動のパターンなどから、そのひと特有のパーソナリティを感じます。図7では、そのひとのパーソナリティをつくるものが、生まれつきの特性、親から受けた養育、過去の体験などの集積であることが示されています。図7の下側から上へ向かってなぞっていくと、目の前にいる一人のひとの、いまのパーソナリティの背後に何があったのか、こころの発達にとって大事な要素に着目できるようになるでしょう。そして、まなざしの奥にそのひとの何をみるのか（**図8**）。それは、応対するひとの経験や関心、力量によるところもあると思います。

ひとの基本的なパーソナリティは、青年期を終える頃までには一応、完成すると言われているため、図7や

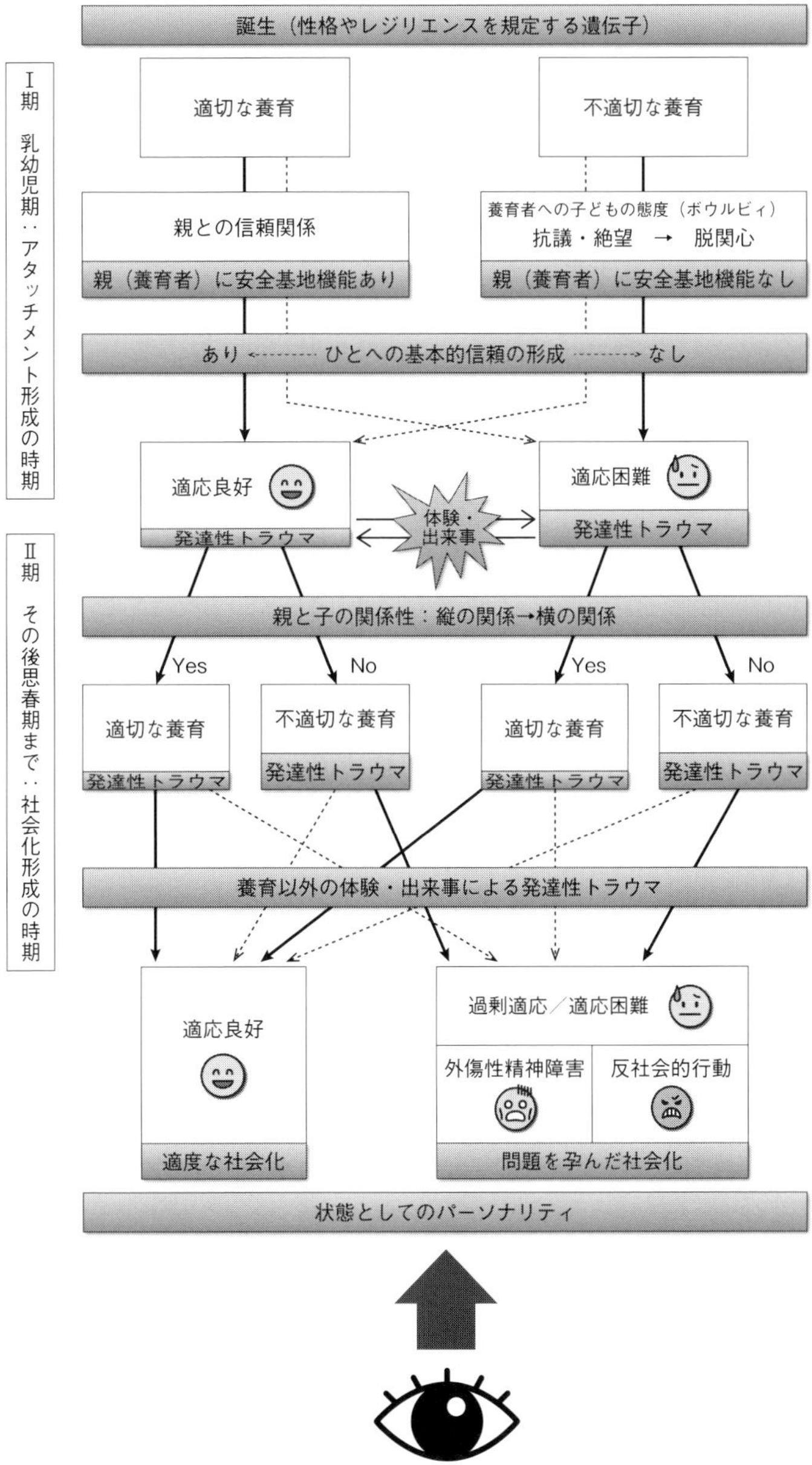

図8　「状態としてのパーソナリティ」の背後にある育ちのプロセスをみる

図8には、単に「パーソナリティ」と書いてもよかったのですが、わたしは、トラウマの影響からつくられたパーソナリティは、年齢を重ねてもさまざまな体験を通して、また、ケアや治療によって、いくらでも変わるものととらえていますので、パーソナリティに「状態としての」という修飾語を加え、パーソナリティは固定化されたものではないという意味あいをあらわしてあります。

6）親の養育態度と子どもの人生行路

さて、115頁の図7は、下からたどっても、経路は16通りとそれほど多くありません。また、たどるのを太い線だけに限れば、経路は4通りしかないこともお分かりいただけると思います。経路はたったの4通りです。そして、わたしは、実際は3通りと考えています。本書では、この経路のことをややおおげさに「人生行路」と呼んでいますが、その特徴をまとめたのが**表15**です。

表15には「エンパシー型（共感的な親から育ったひと）」、「コントロール型（支配的な親から育ったひと）」、「ディスソーシャル型（子どもを粗末に扱う親から育ったひと）」と名づけられた3つの人生行路が掲載してあります。Ⅰ期、Ⅱ期の養育が違うと、その人生行路の違いは、アウトプット（成果）の違いとしてもあらわれてきます。「まわりからみた子どもの印象」、「子どもの規範意識」、「子どもの自己肯定感」、「社会適応状況」、「状態としてのパーソナリティ」の5つのアウトプットに注目して、人生行路の違いについて考えてみましょう。

共感的な親から育ったひとにみられるエンパシー型（Ⅰ期の養育、Ⅱ期の養育がともに適切）の人生行路は、そのアウトプットとして、まわりからみたら普通の子、規範意識（学校や社会のルールをどれくらい守ろうとするか）については自分のできる範囲で守ればよいと柔軟にとらえられており、規範からの多少の逸脱に

表15　子どものこころの発達２段階モデルによる３つの人生行路

乳幼児期(Ⅰ期)、思春期まで(Ⅱ期)の養育態度の違いによる人生行路		エンパシー型	コントロール型	ディスソーシャル型
子どものこころの発達２段階モデル		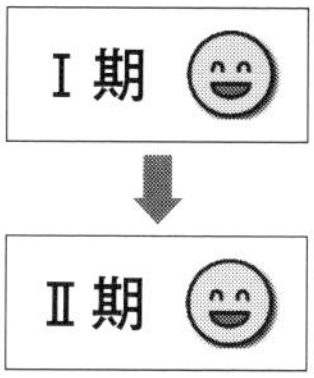	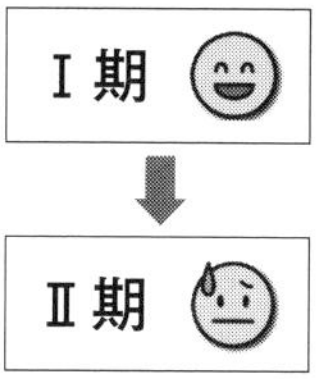	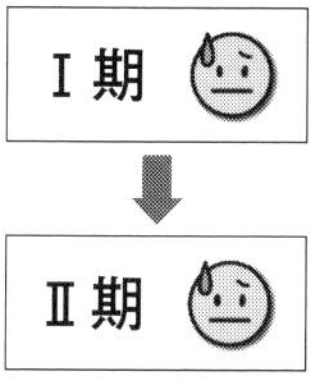
Ⅰ期の養育態度	親子の関係性	縦の関係	縦の関係	縦の関係
	母（主たる養育者）の態度	献身的愛	献身的愛	自己愛／失認
	父（主たる養育者を補助する者）の態度	存在感あり	存在感なし	不在～圧倒的存在
Ⅱ期の養育態度	親子の関係性	横の関係	縦の関係	縦の関係
	母（主たる養育者）の態度	共感重視	自己愛／失認	自己愛／失認
	父（主たる養育者を補助する者）の態度	存在感あり	存在感なし	不在～圧倒的存在
アウトプット	まわりからみた子どもの印象	普通の子	よい子	問題の目立つ子
	子どもの規範意識	規範については自分のできる範囲で守ればよいと柔軟にとらえられており、多少の逸脱にもおそれがない	（意識しているかは別として）規範を絶対視しており、規範からの逸脱を強くおそれたり、恥と感じる	規範からの逸脱を気にしておらず、自己主張の代替手段になっていることもある
	子どもの自己肯定感	高い	低い	低い
	社会適応状況	適応良好	過剰適応、または破綻	適応困難
	状態としてのパーソナリティ	家、学校、仕事などの場面で、その人なりに自立・適応できており、状況に応じた柔軟な暮らし方が無理なく行えている。	家、学校、仕事などの場面で、まわりとの協調を優先した模範的な暮らし方が身についているが、自分を責めやすく「生きづらさ」を感じており、無理がたたって破綻することもある。	ひとへの信頼が流動的で、誰かに依存していたり、少しでも自分が受け入れられていないと感じると、家、学校、仕事などの場面で、非社会的な行動を起こしやすい。
この人生行路をたどったひとの行き着く先		日本的な価値観にあまり縛られず、自分本位の生活を楽しめる。	日本的な価値観に縛られる日本国民（「親教」信者、ひきこもりのひとを含む）。「嗜好品」の依存症や内向きの「娯楽」系依存症に陥りやすい。	虐待サバイバー。社会のルールを守らないひとが他のグループより多い。「嗜好品」の依存症や外向きの「娯楽」系依存症に陥りやすい。
回復後のキャッチフレーズ		—	壁を乗り越えたひと	どん底からはいあがったひと

もおそれがありません。エンパシー型のひとの自己肯定感は高く、社会適応はよく、そのパーソナリティは、家、学校、仕事などの場面で、その人なりに自立・適応できており、状況に応じた柔軟な暮らし方が無理なく行えている。そんな健康的で活力のある大人が輩出される人生行路です。

一方、子どもを粗末に扱う親から育ったひとにみられるディスソーシャル型（Ⅰ期の養育、Ⅱ期の養育がともに不適切）の人生行路は、そのアウトプットとして、まわりからみたら問題の目立つ子、規範意識については逸脱をあまり気にしておらず、規範からはずれることが悪いことでなく、ときには自己主張の代替手段になっていることもあります。ディスソーシャル型のひとの自己肯定感は低く、社会適応は悪く、そのパーソナリティは、ひとへの信頼が流動的で、誰かに依存していたり、少しでも自分がまわりから受け入れられていないと感じると、家、学校、仕事などの場面で、非社会的な行動（暴れたり、アルコールや薬物、ギャンブルに走ったり）を起こしやすい。そういう問題を孕んだおとなが輩出される人生行路です。

さて、支配的な親から育ったひとにみられるコントロール型（Ⅰ期の養育は適切、Ⅱ期の養育は不適切）の人生行路は、そのアウトプットとして、まわりからみたらよい子、規範意識については（本人が意識しているかは別として）規範を絶対視しており、規範からの逸脱を強くおそれたり、逸脱を恥と感じています。コントロール型のひとの自己肯定感は低く、社会適応はよすぎたり、逆に破綻していて、そのパーソナリティは、家、学校、仕事などの場面で、まわりとの協調を優先した模範的な暮らし方が身についていますが、ささいな失敗でも自分を責めやすく、日頃の無理や頑張りがたたって生活が破綻することもある。つまり、真面目さが仇《あだ》となり「生きづらさ」につながるような、問題を孕んだおとなが輩出される人生行路です。

「コントロール型」の人生行路は、日本的な価値観を重視する生真面目なパーソナリティをつくります。わたしは、個人的には、人間が長らく、規範的すぎる生き方を続けられる生き物ではないと疑っているのですが、本能（食べたいときは食べる、寝たいときは寝る、休みたいときは休むような欲求にもとづく生活が許せる範囲内で行えている）よりも社会的価値や規範を守る（ひとのつくったルールにしたがい、無理してでも達成しようとする）謹厳な生活に順応しようとしているため、「コントロール型」のひとには頑張り屋さんが多く、日々「生きづらさ」を感じながらも、自分の役割遂行に無理を重ねているひとが多いと想像しています。大人になっても、「よい大人」を続けているのですから、そういうひとの子ども時代がまわりのひとからみたら「よい子」とみえるのも当たり前です。「よい大人」とみられる背後には、いまだに、親の支配に逆らえず、過酷な無理や我慢、痛々しい努力を重ねる子どもがいるのかもしれません。わたしは、「コントロール型」の人生行路をたどってきたひとが日本には相当多いと考えていますが、「コントロール型」が多いのは、外国の子どもも同じかもしれないとも思っています。ただ、日本と外国では、親のしつけのなかで、親から注入される思想や社会的価値、規範が違うのではないでしょうか。

7）ひきこもりは「コントロール型」に属する

では、「エンパシー型」、「コントロール型」、「ディスソーシャル型」の3つの人生行路のうち、ひきこもりのひとの人生行路はどの型に属するでしょうか。わたしは、外傷性精神障害をベースとしたひきこもりは、「コントロール型」の集団から生まれてくると考えています。

Ⅰ期は、母（養育者）と子どものアタッチメントが形成される大切な時期、Ⅱ期は、親（養育者）との関係性によって社会化が形成される時期、ということを説明してきましたが、アタッチメント（「安全基地」の形成）と愛情欠損的統制という2つのキーワードに注目して、子どものこころに累積される「発達性トラウマ」の総量を予測したのが、**表16**となります。

表16　Ⅰ期、Ⅱ期の養育内容から予測される子どもの所属グループ

乳幼児期（Ⅰ期）の養育	適切		不適切	
母（養育者）と子の関係性	縦の関係		縦の関係	
母（養育者）の使う愛	献身的愛		自己愛／失認	
母（養育者）の子どもとの関わり方	自分がしたくないときでも、子どもの世話を焼いたり、かわいがったりする。（子ども優先）		自分がしたいときだけ、子どもの世話を焼いたり、かわいがったりする。（親優先）	
母（養育者）は「安全基地」	あり		なし	
発達性トラウマの量（Ⅰ期）	少ない		多い	
思春期まで（Ⅱ期）の養育	適切	不適切	適切	不適切
母（養育者）と子の関係性	横の関係	縦の関係	横の関係	縦の関係
母（養育者）の使うスキル	共感重視	自己愛／失認	共感重視	自己愛／失認
母（養育者）の子どもとの関わり方	子どもの価値観を尊重	親の価値観を優先	子どもの価値観を尊重	親の価値観を優先
母（養育者）の「愛情欠損的統制」	少ない	多い	少ない	多い
発達性トラウマの総量（Ⅰ期＋Ⅱ期）	少ない	多い	予測困難	多い
このようなⅠ期・Ⅱ期を経験したひとが将来、所属するグループ	エンパシー型	コントロール型	インターベンション型	ディスソーシャル型
コード	E	C	I	D

「エンパシー型」の人生行路は、Ⅰ期の養育もⅡ期の養育もいずれも適切だったため、Ⅰ期とⅡ期をあわせた発達性トラウマの総量は少なくなります。また、「ディスソーシャル型」の人生行路は、Ⅰ期の養育もⅡ期の養育もいずれも不適切だったため、Ⅰ期とⅡ期をあわせた発達性トラウマの総量は多くなります。「コントロール型」の人生行路では、Ⅰ期の養育は適切だったため、Ⅰ期の発達性トラウマの量は少ないものの、Ⅱ期の養育は不適切となり、Ⅰ期とⅡ期をあわせた発達性トラウマの総量はやはり多くなると考えられます。

Ⅰ期の養育が不適切で、Ⅱ期の養育が適切となる第四のグループも理論上は考えられます。子どもの問題行動などからよい相談者や助言者とつながり、それ以後の親の関わり方が劇的に変わるような

ケース、あるいは、乳幼児期の虐待から児童相談所の介入で施設入所した子どもなども、インターベンション型に該当するでしょう。しかし、指導や助言などのインターベンションがあっても、親の関わり方が適切な養育に変わるとは限りません。ケースによっては、複数の施設や自宅の間を行き来するような複雑な経過をたどることもあるでしょう。つまり、インターベンションがあっても、適切な養育に至らない場合は、インターベンション型とはならず、コントロール型ないしディスソーシャル型にとどまることもあると思います。また、インターベンションによってⅡ期の養育が適切なものとなっても、インターベンションの時期によって子どもに累積された発達性トラウマの量は異なりますので、Ⅱ期の終わりまでの子どもの発達性トラウマの総量の予測は難しいと感じます。第四のグループは、「介入」が転機になるという意味で「インターベンション型」と呼ぶのがよいと思いますが、本書では、このグループについては詳しく検討いたしません。

さて、親のしつけは、わたしが言うまでもなく千差万別でさまざまな方法がありますので、不適切なしつけにも、子どもを怒ったり、脅かしたりするだけでなく、過干渉や泣き落とし、過剰な愛によって子どもの感情を制圧してしまったり、親が子どもにべったりと依存して振り回したり、暮らしに最低限必要な世話すらおろそかにする放任／ネグレクトなどもあると思います。これらのしつけに共通するのは、何らかの方法や手段によって親が子どものこころを強く支配していることです。本書では、不適切なしつけについて詳しく説明していませんが、どういう方法であっても、子どもが、親に対する不安や恐怖やあきらめなどから、無力感や絶望を抱くようになれば、子どものこころには発達性トラウマが累積しており、複雑性ＰＴＳＤ（ひいては、ひきこもりも）がいつ発症してもおかしくない準備状態がつくられているのです。複雑性ＰＴＳＤの発症については、８章で説明しましたのでご覧ください。

8）「出たがらない」を含意するひきこもり

さて、表16をもう一度ご覧ください。発達性トラウマの総量（Ⅰ期＋Ⅱ期）が多いグループは、主に「コントロール型」と「ディスソーシャル型」の2つと確認できます。わたしは、「コントロール型」の人生行路をたどってきたひとたちがひきこもりを生みだす母集団と考えていますが、「ディスソーシャル型」との違いはなんでしょうか。「コントロール型」は、Ⅰ期のお母さん（養育者）の養育が適切だったことが異なりますが、これにより、お母さんが「安全基地」となり、ひとへの基本的信頼感を一度はもてています。ところが、思春期に、親から「愛情欠損的統制」を受けることになり、発達性トラウマ（Ⅰ期＋Ⅱ期）の累積量を増やしてしまい、社会化については問題を孕んだまま、成人するに至りました。

わたしは、ひきこもりのひとの家というのは、二重の意味において「安全基地」と感じられるのですが、１１５頁の図7をみていると、家にひきこもるという行動は、「コントロール型」のひとが、人生の途中で不運な「マス目」（ひきこもりのきっかけになるような出来事）に停まってしまい、人生の「ふりだし」まで逆もどりしてしまったようなものともみえるのです。「コントロール型」の人生行路のひとの「ふりだし」は、図7にある通り、「親との信頼形成：親（養育者）に安全基地機能あり」です。エインスワースは、アタッチメントがまだ固まっていない幼児が、そばにいると安心感や安堵感をあたえてくれる人物（ひとりでも、複数でも）のことを比喩的に「安全基地」と呼びましたが、ひきこもりのひとにとっての家というのは、お母さんから「安全基地」の感覚をもらえるうえ、自分の部屋や空間という居場所から物理的にも「安全基地」の感覚がもらえる場所になるわけです。

わたしは、２０１６年に覚醒剤取締法違反で逮捕され、有罪判決を受けた俳優・高知東生さんのインタビュー記事を２０２０年2月28日付の朝日新聞で偶然目にしました。高知東生さんは、ギャンブル依存症の回復支援活動をしている田中紀子さんと共に、依存症とたたかうひとや家族に向けた講演活動を行っているのですが、高知さんによると、逮捕された当時、知人からすすめられた自宅謹慎を守っていたら、外に行けないのがつら過ぎて自殺まで考えたそうです。わたしは、任侠の世界に生きたお父さんをもつ高知さんに、つい、「ディスソーシャル型」の人生行路を投影してしまうのですが、外出をひかえて家にいたら、つらくて自殺まで考えてしまった、という点に注目しました。ひきこもりのひとは、規範意識が高いひとが多いので、高知さんのように逮捕されたら、法律違反した自分のことが許せず、世間や家族に迷惑をかけた自分のことが恥ずかしくて、無理に外へ連れ出されたら自殺を考えるひとはいるかもしれませんが、謹慎処分で家の外に出られないのがつら過ぎて自殺したいと思うようなひとはたぶんいないと思います。

「コントロール型」と「ディスソーシャル型」の2つの人生行路のもっとも大きな違いは、I期の養育によるアウトプットです。家が「安全基地」という感覚があるかないかが大きな違いになっているわけです。「ディスソーシャル型」の人生行路をたどってきたひとは、家が「安全基地」とは思えないから、家の外へ出ることが安心につながり、外に行きたい気持ちを押さえて家に居続けようとすると、死にたいくらいつらくなってしまうのではないかと思うのです。

では、ひきこもりの反対語とは何でしょうか。「出たがり屋」というのだそうです。ネットで調べてみたらYahoo!知恵袋にそう回答した方がいらっしゃいました。言い得て妙な、まさに絶妙な回答だと思います。そうすると「ディスソーシャル型」の人生行路をたどったひとは、「安全基地」ではない自分の家から「出たがり」になるのかもしれませんし、その反対に位置づけられる「ひきこもり」には「出たがらない」が含意されるかもしれません。そう考えると、ひきこもりのひとを無理矢理外に連れ出そうとしても、おっくうがるひとが多いのもうなずけます。ひきこもりのひとは、ひきこもるのが好きなのではなく、「安全基地」から外へ出

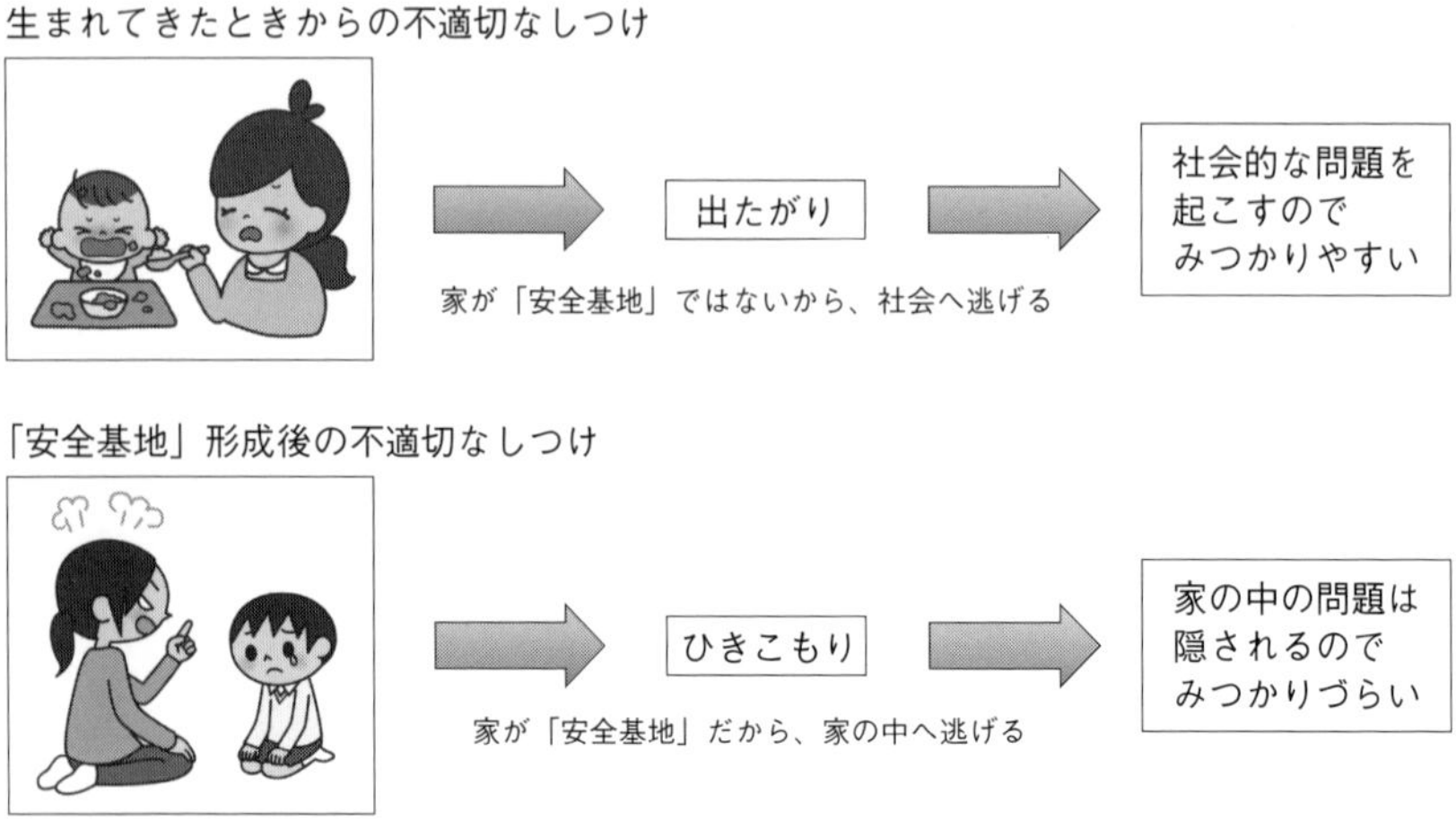
生まれてきたときからの不適切なしつけ
出たがり
社会的な問題を
起こすので
みつかりやすい
家が「安全基地」ではないから、社会へ逃げる
「安全基地」形成後の不適切なしつけ
ひきこもり
家の中の問題は
隠されるので
みつかりづらい
家が「安全基地」だから、家の中へ逃げる

図９　親の不適切なしつけの開始時期と、子どもが行き詰まったときにみられる行動

たくない気持ちの方が強い。そういう見方の方が正しいのかもしれません。

9）不適切なしつけの時期と人生に行き詰まったときにみられる行動の関係

大雑把なとらえ方とはなりますが、人生に行き詰まったとき、そのひとが社会とどう向き合うかは、Ⅰ期の養育に影響されるとも考えられます。人生に行き詰まったとき、「ディスソーシャル型」の人生行路は「出たがり」をつくり、「ひきこもり」にはなりづらい。「コントロール型」の人生行路は、家が「安全基地」と思えるひとをつくるから、人生に行き詰まったとき、外には出たがらず、ひきこもりになりやすい。この違いは、Ⅱ期の親の養育だけをみていたら分かりませんが、養育の源流（Ⅰ期）にさかのぼると、2つの人生行路のふりだし部分には大きな違いがあると分かるわけです（**図9**）。

Ⅱ期の親の養育が不適切だった集団の中には、「コントロール型」と「ディスソーシャル型」の2つの人生行路があることを理解できると、病状が悪化したときに、そのひとには外向きの行動が生じやすいのか、内向きの行動が生じやすいのか予測できるかもしれません。また、逆に、悪化時の行動パターンの方向性から、I期の親の養育内容が推察できるかもしれません。

「虐待サバイバー」（筆者注：小さいころからひどい虐待を受けてきた子どものこと。虐待に耐えて、大人になるまで死なずになんとか生き延びてきたひと）もひきこもりのひとも、複雑性ＰＴＳＤの精神病理をもちますが、人生行路の違いから、大雑把にですが、区別できるような気もしています。両者を比べると、「ディスソーシャル型」に属する「虐待サバイバー」の方が、ＰＴＳＤの精神病理は重症になりやすく、早い時期から不適応や社会的な問題を起こすためみつかりやすい（＝支援が入りやすい）のです。ひきこもりのひとは、つらさを抱えていても、ＰＴＳＤの精神病理が表面化しづらく、思春期までは「よい子」で手のかからない子どもだったため、支援は入りにくく後回しにされやすいのです。

こころの問題をかかえた子どもに、育ちの時期によって最低2つに切り分けられる（とはいえ、不可分で簡単には切り分けられない）成分があることは、児童虐待に関わる専門家などからはよく指摘されています。手元にある資料では、小児精神科医の奥山眞紀子先生が、２００8年の著書『アタッチメント―子ども虐待・トラウマ・対象喪失・社会的養護をめぐって』において、アタッチメント問題－トラウマ複合（attachment problems-trauma complex）という概念を提唱していますし、虐待を受けた小中学生の入所施設での対応をまとめた西田泰子先生らによる２０１7年の冊子『興奮しやすい子どもには愛着とトラウマの問題があるのかも―教育・保育・福祉の現場での対応と理解のヒント』でも、入所児童にアタッチメントとトラウマの2つの問題があることは冊子のタイトルからも明確に示されています。そもそも、精神科で取り扱うアタッチメント障害は幼児期からはじまると規定されているため、小中学生／高校生の子どもの問題をアタッチメント概念だけで説明するのは無理もあるでしょう。つまり、本書の説明に沿って整理すると、児童虐待で介入を受けた子どもたちは、おそらく、アタッチメントもトラウマも問題を孕んだ「ディスソーシャル型」の集団だと思います（というのも、養護の対象となるのは、幼少時からとりわけひどい児童虐待を受けた子どもが多いからです）。一方のひきこもりのひとたちは、アタッチメントとトラウマの関係性にねじれがある「コントロール型」の集団です。本書では、この、アタッチメントとトラウマの関係性にねじれがある集団からひきこもりが起こると説明している点が、従来の学説にはないユニークなところだと思っています。

本章の最後に、わたしが言いたいことは、ひきこもりのひとが反社会的で危険という認識はやはり間違っているのではないか、ということです。ひきこもりのひとが、外で問題を起こすのは、家から出たがらないひきこもりのひとを、無理矢理外に連れ出そうとするからではないでしょうか。外へ行くのが無理だから、外力に対してやむをえず（あるいは、一時的にキレてしまって）暴れたり、騒いだりするのではないでしょうか。狙い撃ちされるのが分かっている絶望的な戦場で、塹壕から兵士（＝子ども）を駆り出そうとしても兵士は尻込みするでしょうし、命令が理不尽と思えば、上官（＝親）だって殴り掛かられると思います。とりあえず家にいてもよいと言われれば、ひきこもりのひとは、親に対して申し訳ない気持ちをかかえながらも、あるいは絶望や無力感を抱きながらも、お母さんのいる「安全基地」の家の中で、生命をつなぐことはできるのです。そのあとどうするかは、本人の複雑性ＰＴＳＤの病状から考えるより仕方ありません。

第7章 親のしつけの背後にある意外な側面

1）親と子どもの関係性

ひきこもりを考えるとき、親と子の関係はとても重要です。本章ではさらに、子育てにおける親と子どもの関係についての私見を述べることにします。子どもの上位にいる親が子どものしてほしいことをおもんぱかり、指導者がやさしく教えてあげるような態度で関わるような関係性のことを本書では「縦の関係」と呼んでいますが、図10には、子どもと「縦の関係」にあるお母さんの脳裏にあるであろう社会的価値体系のバリエーションを3つ描いてみました。3つとも、子どもや家族より、社会（世間）の価値の方が肥大化し、家族の上位に置かれています。

ひきこもりのひとに漂う協調性や規範性の高さは、日本的な価値観に通じるものとしても語られていますが、実際の家庭では、「親の言うことを聞かなきゃだめ。親に口答えしたらだめ。目上のひとの言うことに従いなさい。丁寧な言葉を使いなさい。いい子にしていて。お母さんにこれ以上、恥をかかせないでちょうだい。まわりから目立つことはしないで。お母さんを困らせないで」というような、高尚さや美徳とはかけ離れた内容の、こころが荒《すさ》むような、子どもの思いとも釣り合わないような、親の感情的なきびしい言葉や態度によって、日本の子どもにはトラウマ性の日本的な価値観が伝達されてきたのではないかと想像しています。

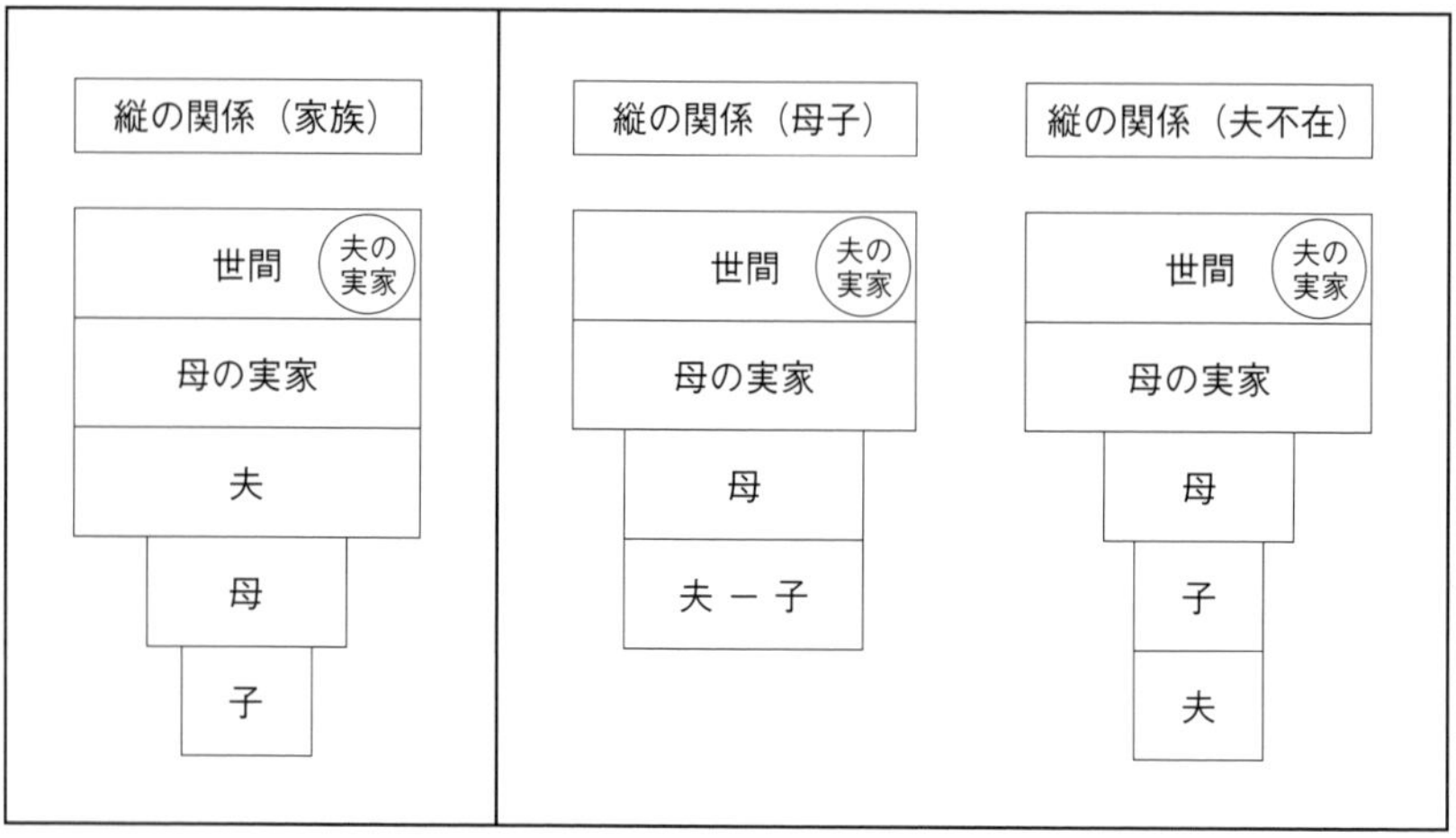

図10　母子が縦の関係にあるときの社会的価値体系のバリエーション

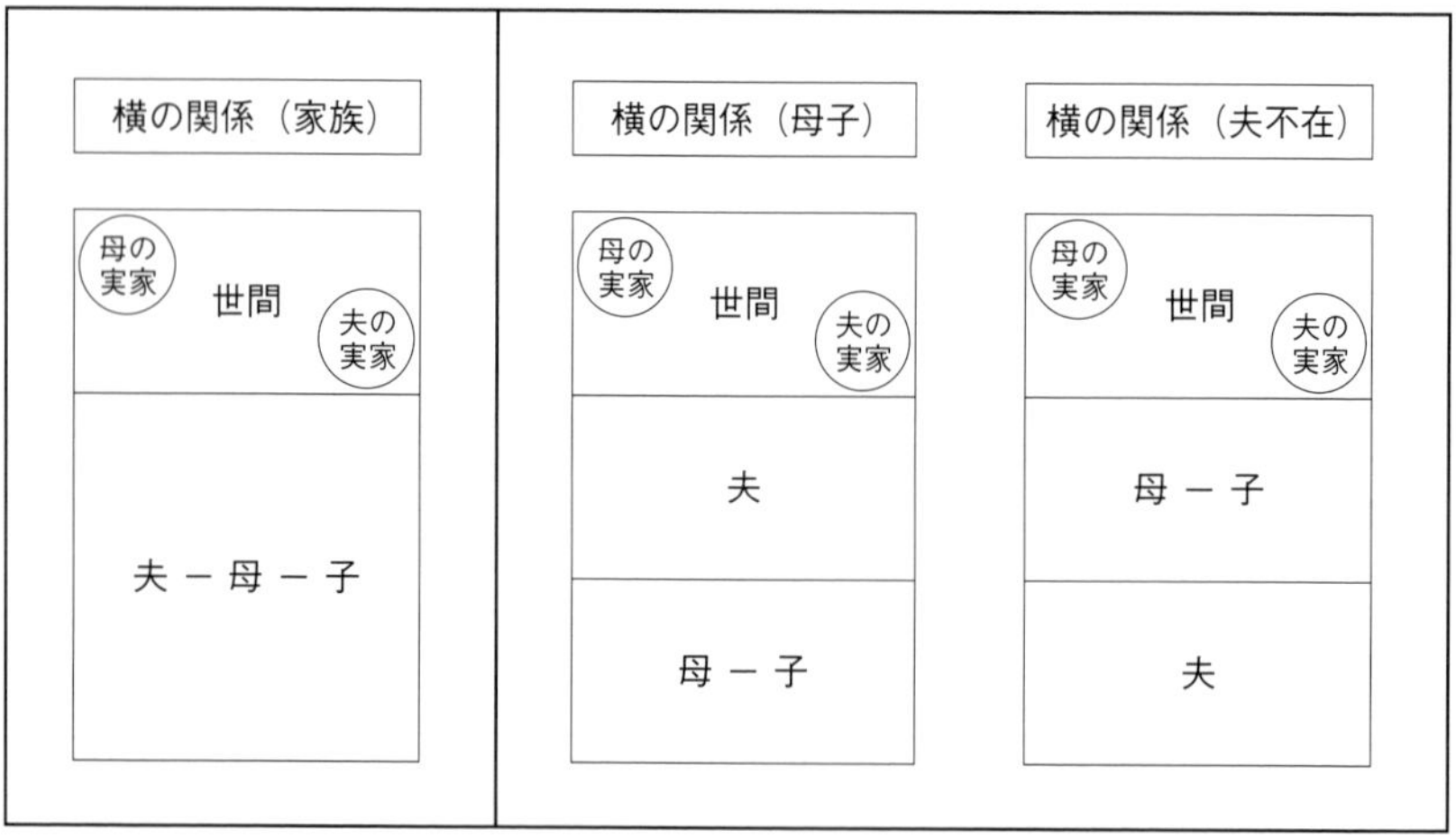

図11　母子が横の関係にあるときの社会的価値体系のバリエーション

つまり、「縦の関係」では、子どもに対して、指導や説教、助言や命令のような親からの一方向性のコミュニケーションが多用されているわけです。

一方、子どもの考えや思いを理解しようとし、そのときの子どもの力量にあわせて、親が子どもと対等な立場から共感をもって子どもに関わるような関係性のことを本書では「横の関係」と呼んでいますが、**図11**には、子どもと「横の関係」にあるお母さんの脳裏にあるであろう社会的価値体系のバリエーションを３つ描いてみました。いずれも、母と子はひととして対等であり、社会（世間）の価値観が家族の価値観を上回ってはおらず、「縦の関係」に比べて、世間体が母親のしつけに与える影響力は小さいと言えるでしょう。つまり、「横の関係」では、親から子どもへの問いかけが用いられており、子どもも親に臆せず自分の考えを言えるような、親子の間に双方向性のコミュニケーション（＝対話）が成立していると考えられるのです。子どもの成長にあわせて、お母さんが「縦の関係」から「横の関係」へ柔軟に移行できるのは、まわりからの支援の有無にもよりましょうが、お母さんが世間（自分の親や社会）の価値を相対視できているからだと思います。

２）愛情の深い母でも子どもに意図せずトラウマをつくってしまう

さて、お母さんが感情的になって子どもを怒る、ということは、子育て中なら、どこの家庭でもよくみられることでしょう。そして、ＩＣＤ‐10のＰＴＳＤの説明文の中には、トラウマをつくる出来事として、厳しいしつけという例示はありません。したがって日本のごく普通のまじめな家庭における親の一般的なしつけから、トラウマ性の反応としてのＰＴＳＤが生じるなんていう考え方は暴論と批判されると思います。そもそも、専門家の中には、ＰＴＳＤ自体、つらい体験後の当たり前のこころの痛みであり、医療や医学の問題とするのは筋違いという批判もあるくらいです。心的トラウマはひとの成長のために必要なストレスで、つらい体験があるからこそ「心的免疫力」が高まり、ひとは成長する、ととらえる立場です。しかし、3章で紹介したカリフォルニア州の「子ども乱用」の定義によると、心理的虐待は、「子どもに何らかの心理的苦痛を与えたり、もしくは子どもの情緒的な健康度を損なうような行為」と規定されていましたし、親の「愛情欠損的統制」は、子どもに心身の不調をもたらすことも確かめられています。子どもに悪い結果（脳への傷害や心理的な不健康状態）が生じても、家庭内の問題だからとスルーされてしまうというのも、やはりおかしな話だと思います。

わたしは、日本の不適切なしつけには、Ⅱ期のしつけにおける親子の衝突から、最愛の親からの究極の「裏切り」体験が起こりやすいことに注目しています。Ⅰ期のしつけで母親とのアタッチメントが形成できている子どもが、その成長のプロセスにおいて母親にさからったり自己主張したりすると、母親から、本人にとってはまさに想定外の激しい「怒り」や感情的な「脅し」を受けるようになるのが「コントロール型」の人生行路です。子どもは自己主張するたび、母親の豹変や裏切り、あるいは、過度の心配や落胆、子ども扱いなどを繰り返し体験し、母親をここまで怒らせてしまう（心配させてしまう）自分はだめな人間、というような思いをつのらせ、自責や恥の気持ち、無力感や絶望から、親にさからうことも、その背後にある日本的な価値観にさからうこともできなくなってしまうのではないでしょうか。実のところ、日本のしつけにおいては、明確な切り替えが起こることは以前から指摘されています。アメリカの文化人類学者であるルース・ベネディクトは、1945年の『菊と刀』のなかで、〝日本人男子の行動にみられる矛盾は、西洋人にとっては鮮烈である。そのような矛盾が生じるのは、しつけの仕方が途中で一変することによる。一変する前のしつけによって、日本人の意識には幼児期の体験が深く刷り込まれたまま残る。「上塗り」を二度、三度、四度と重ねたあとでも、それは変わらない〟と分析し、しつけにおける明確な切り替えが日本人らしい性格をつくるものだと説明しています（筆者注：ベネディクトは、日本人の性格の特徴を「二元性」と表現しており、その例として、快楽・安逸の追求と過酷な義務遂行の同居、用心深さと勇敢さの同居、礼儀正しさと不遜さの同居などをあげている）。わたしは、ただ、ベネディクトとは違い、子どもに支配的であろうとする親は、子どものこころの成長にあわせて子どもとの関わり方を明確に切り替えているのではなく、適切に切り替えられないことがこの問題の本質とみているわけです。わたしの担当した兄弟のケースでは、普段はやさしいお母さんが、中学生になった長男の（この時期の男子ならば）どうということもないような口ごたえに対して、「なんだ、親に向かってその口のききかたは！」、「もう、あんたの食事の支度なんかしないから！」などと連日わめきたてたそうです。

食事を与えないと脅すのは、結果的に食事を与えていたとしても、子どもの「生」を否定する厳しい言葉だと思います。また、親の言うことをきかなければ、一緒に暮らせない、出て行きなさい、金を出さない、などと言うのも、自立していない子どもには「死になさい」と同じ意味の言葉になり、よい子ほど殺し文句になるでしょう。この家の長男は、高校の途中から不登校になり、高卒後も1年以上に及ぶひきこもりを体験しているということです。また、小学生のころから、兄を激しく怒るお母さんの変貌ぶりを見て育ったこの家の次男は、自分がお母さんから激しく怒られることはありませんでしたが、ひとに自分の考えや感情をあらわすことが苦手になり（後年、次男は反射的にまわりに合わせてしまい、自分の感情が分からないと発言しており、この症状は「失感情症」と診断された）、中学生になると、勉強や部活の過剰適応から、1年以上に及ぶ長い不登校がはじまりました。トラウマの画期的な治療法を開発したピーター・ラヴィーンは、〝もっとも難しい「心理学的」状態の一つは、自分の感情を感じることができず、何を感じているのか意識することもできず、相手に自分の感情を伝えることもできない、「失感情症（アレキシサイミア）」である。この厄介な状態はトラウマと関連していることが多く、患者はまるで「生ける屍」のように、生気のない無感覚な状態にとどまる〟

と説明しています。この家の次男は、お母さんがお兄ちゃんのことを激しく怒る場面をみていただけだったのですが……。

子ども虐待に詳しい西澤哲先生は、心理的虐待のことを加虐性の強い「純粋な虐待」と説明し、小児科医の友田明美先生は、たとえ言葉であっても、子どもに「屈辱」や「恥辱」を感じさせるようなマルトリートメント（不適切なしつけ）を行うと、子どもの脳は傷つき、脳には変化が生じるとしています。親がしつけで使う子どもへの暴言は、マルトリートメントにほかなりません。子どもの脳についての知見が積み重なってきた今、しつけならトラウマにならない、などとは言い切れないのです。スリランカ初期仏教の長老であるアルボムッレ・スマナサーラの『怒らないこと』などを読むと、目的のためには怒ることも必要という日本的価値観とは違い、「怒り」は人間を不幸にするもの、命を脅かすものとして、全面的に否定しています。最近は、いろいろなハラスメントが問題になっていますが、親に限らず、ひとを怒ることで本当によい結果が得られるのか、わたしたちはもっと真剣に考える必要があると思います。

『お母さんはしつけをしないで』という本の著者である心理学者の長谷川博一先生は、その本の「あとがき」において、親のしつけについてわたしがこれまで説明してきたようなことをもっと率直に語っています。やや長くなりますが、とても大事な指摘だと思いますので、その箇所を引用させていただきます。また、長谷川先生の文章の傍点はわたしが引いたものです。

〝（本書の目的は）しつけのハウツーを論じるのではなく、しつけに苦労しているお母さんたちにラクになってもらうことでした。ラクになれば、それだけで子どもたちが健やかに育つということを、試して、信じてほしかったのです〟、〝読者からの多くの賛同を民意としましょう。これに対して、国や地方自治体の考えていることは、逆行しているようです。広がる格差社会にあって、「学力を向上させる」「競争に打ち勝つ」と煽り、しつけという名の支配性を親たちに強めさせる結果を招いていることとは、自覚してもらいたいものです。強いしつけ（＝支配）が成功したように見える場合でも、それを受けた子どもの自尊心は低く、自傷・他害の行為で不幸な結末に導かれてしまうケースは、目立つようになってきています〝、〝不安の強い親が支配に走ってしまうと、それは「虐待」の範疇でとらえられる行為に至ります。それでも大抵は、そこに親の悪意はありません。「この子の将来のために」との親心がそうさせている〝、〝しつけと虐待の境界は、本当に不明瞭です。親の期待通りに子どもを歩ませようという心理は、どちらにも共通したものなのです。そのためにとられる手段が「虐待のカテゴリー」に入れば虐待で、入らなければしつけへと振り分けられるだけなのです〝、〝うまくしつけられたよい子であっても、その子が自分の存在を忌み嫌っているとしたら、虐待が起こったのと同じなのです。子どもの人格を否定する親子関係が成立し、その後遺症に子どもはもちろん、親も苦しむのです〝

わたしは、日頃の精神科診療を通して、長谷川先生が「しつけに後遺症がある」と指摘されていることにとても共感します。長谷川先生は、この本において「しつけの（特に重い）後遺症」として「社会的ひきこもり」が生じると説明していますが、わたしは、もちろんこの「社会的ひきこもり」は、不適切なしつけによる「発達性トラウマ」が引き起こした「複雑性ＰＴＳＤ」（＝後遺症）による症状とみているわけです。

3）養育態度が変わりづらい母のこころの背後にある「毒親の心性」

健康的な母子関係は、子どもの成長とともに、「縦の関係」から「横の関係」へとごく自然に変化するものでしょう。また、子どもの扱いづらさ（＝成長）を感じた親が苦労しながら変化させていく場合も多いかもしれません。しかし、さまざまな衝突があっても、まわりから注意されてもなお、子どもとの関係性が「縦の関係」のまま変わらないお母さんにはどんな特徴があるのでしょうか。

よく指摘されるのは、お母さんの強すぎる「自己愛」です。そして親の「失認」や「利得」なども関係すると言われています。自分のことをそのまま否定せず受け入れてほしい。自分のことを無条件で認めてほしい。そんな願望は誰にでもありますし、それが「自己愛」の働いているときの思いや態度です。お母さんに強い「自己愛」があると、小さな子どものわがままでもお母さんは傷ついていますが、相手が小さいから、ある程度なら我慢できます。ところが、第二反抗期の、自我に目覚めた子どもとの対峙ともなると、子どもも親に遠慮しない分、その言葉や態度によってお母さんの自己愛はひどく傷つけられてしまいます。自己愛がひどく傷ついても、他人なら我慢できるかもしれませんが（相手への期待が小さく、また、世間体をはばかりますので）、相手が自分の子どもだと、「縦の関係」で優位に立っていたお母さんもだまってはいられません。誰に向かって言ってんだ！　怒りのスイッチが入ったら、人前では絶対言わないようなことまで子どもには言ってしまえるようになります。怒りの感情にまかせて言葉を発するとき、お母さんには自分の言葉で子どもがどれくらい傷ついているか考える余裕なんてないでしょう。また、このようなとき、「縦の関係」を変えたくないという親の支配欲も働いているかもしれません。

お母さんの養育態度が変わりづらい第二の要因としては「失認」があります。お母さん自身が精神的な病気（うつ病、アルコール依存症など）にかかっていたり、ほかの深刻な問題（仕事が忙しい、夫から暴力を振るわれている、不倫しているなど）にとらわれていると、子どもに十分な注意が働かず、ネグレクトなどを起こす状況です。ただ、こういうお母さんの問題は子どもが生まれる前から続いていた可能性もありますので、アタッチメントが形成でき、子どもに「安全基地」をつくれたようなお母さんでは「失認」は少ないかもしれません。「利得」は、「毒親」の原因として精神科医の片田珠美先生があげている特徴です。子どもを報酬の多い仕事につかせようとしたり、家業を継がせるために親が子どもに圧力をかけたりするのは、親の「利得」が強く働いている状況です。

乳幼児期（Ⅰ期）を終えたあと、思春期まで（Ⅱ期）の子どものしつけにおいて、母子関係が「縦の関係」から「横の関係」にスムーズに変わらないのは、俗に言われる「毒親の心性」をもつお母さんが多いからとも考えられます。家族問題に詳しい精神科医の斎藤学先生は、「お母さんは良妻賢母をめざすほど、無理がたたってバッドマザーが顔を出す」というような毒のある表現で、自分の理想に取り憑かれたお母さんが子どもを苦しめる弊害について指摘しています。わたしは、加えて、トラウマの観点から、子ども時代に自分自身が不適切なしつけを受けたお母さんほど、自分の子どもにも同じしつけを行うのではないかと考えています。自分の受けたしつけを少しでも疑ったら、お母さんの愛情を疑うことになるからです。自分の母に、自分への愛にまさる自己愛があったなんて誰も信じたくありません。自分は母から愛されなかった子どもで、価値のない子どもである。自分の親からされたように自分の子どもをしつければ、そのような疑念は払拭でき、子どもは自分のこころを守ることができるのです。つまり、わたしは、しつけの仕方は、たとえ不適切なしつけでも適切／不適切を問われないまま不問に付され、当然のものとして、世代間伝達（親から子へ、子から孫へと、世代を越えてしつけ方が伝えられていくこと）されやすいとも想像しているわけです。

２００５年時点の書物においてすでに、ひきこもりはＰＴＳＤの精神病理で説明できるとしていた臨床心理士の服部雄一先生は、母性愛についても興味深いことを指摘しています。２０１４年の『仮面ひきこもり』によると、イギリスの精神科医・ドナルド・ウィニコットは、母性のことを「母よりも子どものニーズを優先する性質」と定義し、母性は本能ではなく子どもが母親から学ぶ性質のものであって、母性のない母親から母性は学べないと説明しているそうです。母性愛の乏しい不適切なしつけ（＝愛情欠損的統制に重なる）が世代間伝達されるのは、仕方がないというわけです。

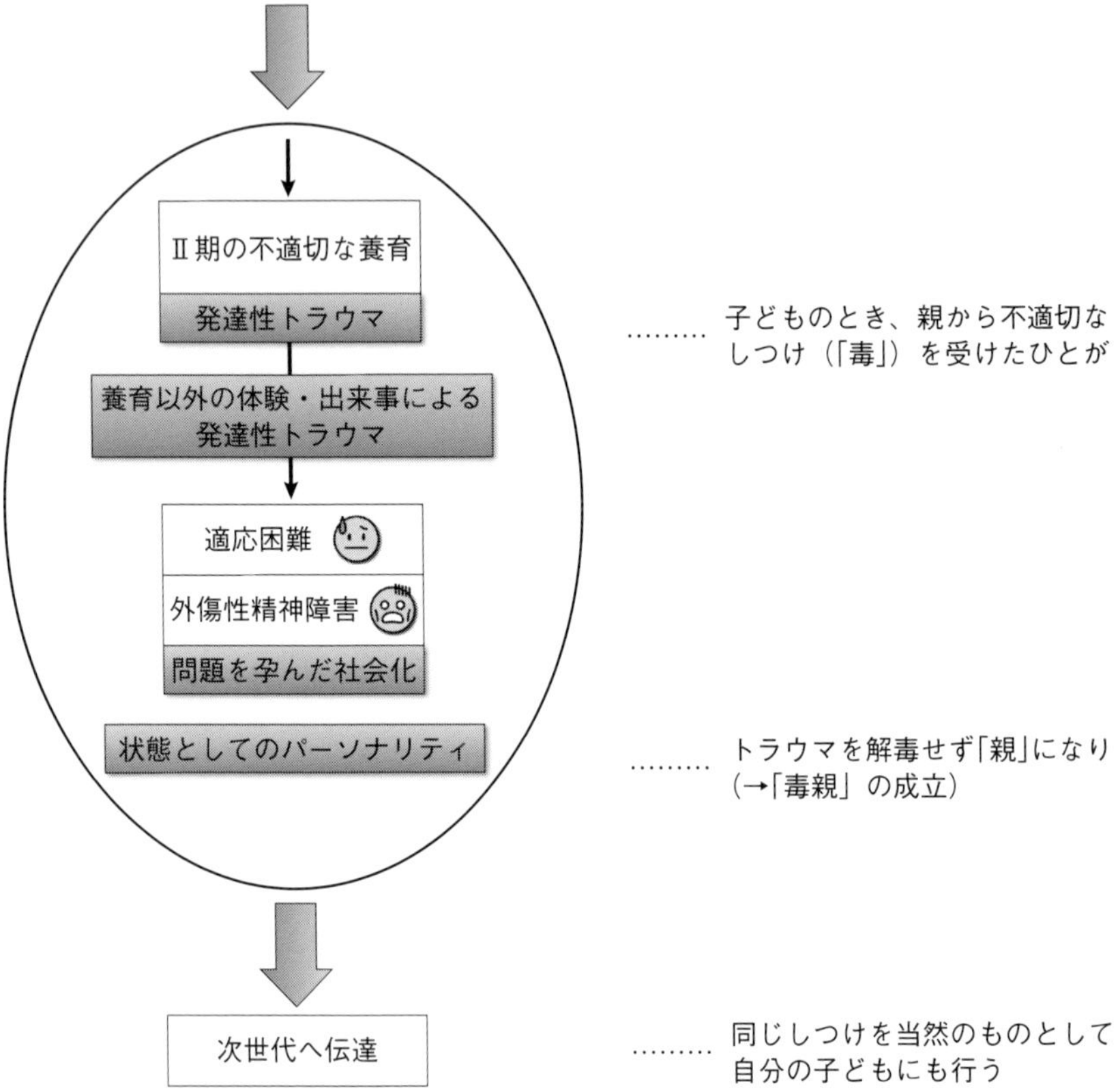
Ⅱ期の不適切な養育
発達性トラウマ
養育以外の体験・出来事による
発達性トラウマ
適応困難
外傷性精神障害
問題を孕んだ社会化
状態としてのパーソナリティ
次世代へ伝達
子どものとき、親から不適切な
しつけ（「毒」）を受けたひとが
トラウマを解毒せず「親」になり
（→「毒親」の成立）
同じしつけを当然のものとして
自分の子どもにも行う

図12　毒親の心性の世代間伝達

図12は、子どものとき、親から不適切なしつけという「毒」を注入されたひとが、トラウマを解毒せず「親」になると「毒親」となり、自分の子どもにも同じしつけを行うという、しつけの世代間伝達の様子が分かるかと思います。毒親というと、親だけの問題とみられてしまいますが、親の子ども時代に「毒」を注入したのは親の親です。昔は、毒親も、気の「毒」な子どもだったのです。さきほどの片田珠美先生は、毒親が世代間に伝達される理由として「攻撃者との同一視」をあげていますが、ひとのこころには「自分の心の中に不安や

恐怖、怒り、無力感などをかき立てた人物の攻撃をまねすることで、屈辱的な体験を乗り越えようとする防衛メカニズム」が働くということです。「毒」の伝達を阻止するには、お母さんのこころの内側にある自分の育ちの問題に対峙する覚悟が必要といえるかもしれません。

わたしは、田房永子さんの『しんどい母から逃げる』などのコミックが面白いのでよく読みましたが、田房さんの葛藤を通して、毒親というのは、世代を越えて受け継がれてきた伝承文化ということがよく分かります。そして、毒親を批判することは、自己批判にもつながるからしんどいのだと思います。そういうことが分かっている田房さんは、悩み葛藤しながらも、自分の根源的な問題の解決に取り組まれているから素晴らしいと感じます。

また、あらいぴろよさんの『虐待父がようやく死んだ』は、同じ毒親を扱っていますが、虐待された子どものこころの傷が簡単には癒されないことをあらわした貴重なコミックです。あらいさんのお父さんは、亡くなられたあとも、あらいさんの心の中で生き続けており、いうなれば「死んでも生きていました」だったのです。インナーファーザーに支配されたあらいさんは、父にされたような虐待を自分の子どもにも繰り返してしまい、自責の念にさいなまれますが、「虐待父」と共依存の関係にあった母とも距離がとれるようになると、ようやく、自分の子どもをこころから慈しめるようになりました。このコミックでは、虐待は、虐待した親だけの問題でなく、虐待を容認してきたもうひとりの親の問題でもあったことが浮き彫りにされているわけです。

「毒親」は静かなブームになっていますが、その先駆けが国内ではなく、アメリカ人のスーザン・フォワード『毒になる親（TOXIC PARENTS)』やキャリル・マクブライド『毒になる母親（WILL I EVER BE GOOD ENOUGH?)』やダン・ニューハース『不幸にする親（If You Had Controlling Parents)』というのも興味深いと感じます。これらの本は、タイトルをみるだけでも、毒親のキーワードが、「よい子」、「親による支配」であることが分かります。ひとは、サルやアリやハチなどと同じような社会的な動物ですから、集団のルールを学ばせるしつけをしなくして育つことはできないと思います。だからこそ、どんなしつけがいまの日本の社会の発展にとって適切なのか、その点をよくみすえて、家庭／学校／地域の伝統にこだわらず、科学的に、戦略的にしつけを考えていく時期に来ていると感じます。

4）愛情のある母親がつかう「怒り」と「脅かし」：洗脳との比較

さて、話はやや変わりますが、カルト教団が用いるマインドコントロールは、「脅し」と「癒し」の2つの要素から成立していると言われています。そして、愛情のある母親が「怒り」や「脅かし」を使うと、状況によっては、親の思いとはまったく無関係に洗脳のメカニズムが働いてしまうのです。そういう可能性についてこれから説明したいと思います。

表17に掲載したのは、二澤雅喜さんの『洗脳体験』に掲載された宗教学者・島田裕巳先生の小論『誘惑するセミナー、あるいは、人はなぜ「セミナー」にはまるのか？』から引用した「人格改造のプロセス」です。表17の右側の2列部分「親のしつけとの類似性」と「トラウマの観点からの分析」は島田先生の解説にわたしが追記した部分となります。島田先生によると、人格改造のプロセスは、集団心理学のテクニック（エンカウンター・グループなど）が集大成されたもので、ベトナム戦争の時代には、豊かで平和なアメリカ本土から激戦地ベトナムへ派兵される若者へのメンタルトレーニングに、アメリカ海兵隊で実際に使われていたそうです。

人格改造のプロセスは、実は、しつけととてもよく似ています。核家族の、家庭という密室内で、お母さんが小さな子どもを激しく怒り、言葉で子どもを追いつめるようなしつけ場面では、人格改造プロセスの「〈プロセス1〉まず、参加者を日常の世界から引き離し、隔離された状態に置く」、「〈プロセス2〉精神的に空白

表17　人格改造のプロセスと親のしつけの類似性

プロセス	人格改造(洗脳)のプロセス	親のしつけとの類似点	トラウマの観点からの分析
1	まず、参加者を日常の世界から引き離し、隔離された状態に置く。	子どもは、もともと、家庭という社会から隔離された場所にいる。	隔離された空間は、「体験距離」が近く、逃げ場のない場所である。
2	精神的に空白の状態に追い込んでいく。	大好きなお母さんからの「怒り」や「脅し」に戸惑い、不安やおそれのあまり、子どもの頭の中は真っ白になる。	想定外の親の「怒り」は、親の「裏切り」と感じる子どもにとって「体験強度」が非常に大きく、例外的な体験となりやすい。
3	そこに教義や思想、イデオロギーを徹底的に注入する。	しつけのときに使われた言葉や、子どもの周辺にある親・家・社会の価値観が子どもの頭に注入される。	不安やおそれの感情とともに、本人の周辺に漂っていた親の思考内容や価値観が外傷記憶となって脳に長期保存される（トラウマ化）。
4	参加者に変容を促し、思い切って壁を乗り越える体験をさせる。	よい子になることを自分の当たり前にする（ひとが嫌がるような勉強や部活、生徒会活動や習い事などの課題に進んで取り組み、成功体験を重ねる）。	トラウマへのおそれから適応過剰となるが、失敗に対するこころの備えが十分ではないため、いったん挫折すると、外傷性の精神病理が顕在化してくる。

の状態に追い込んでいく〉」、「〈プロセス３〉そこに教義や思想、イデオロギーを徹底的に注入する」までの３段階があっさりと進展するように感じられます。不適切なしつけでは、小さな子どもほど、お母さんから激しく怒られたり攻撃されたりすると、まさに死刑宣告されたような、追い込まれた心境になると想像できるからです。人格改造のプロセスと「親のしつけとの類似点」については、表17に説明したのでご覧ください。

そうすると、日本のしつけの場面で「〈プロセス３〉そこに教義や思想、イデオロギーを徹底的に注入する」において、親から子どもに注入される教義や思想、イデオロギーとは、どのような内容のものでしょうか。親のしつけは、世界中、どこの国でも行われていますが、日本のお母さんを通して日本の子どもに特に注入されるのは、お母さんが身につけてきた日本的な価値観に決まっています。

欧米のような個人主義の価値観（例えば、なんで自分のことを自分で考えないの。しっかり自分の意見を言いなさい。ほかのひとと同じことをしていたらあなたの価値なんて、ないじゃない）ではなく、日本的な集団主義の価値観（自分勝手はゆるしません。まわりのひとにあわせなさい。まわりと同じようにしていなさい。目上のひとを敬いなさい。親の言うことにいちいちさからわないで。だまって親の言うことを聞きなさい。親の言う通りにしなさい）だと思います。日本のしつけの場面では、いまこうして落ち着いて考えてみれば、本当に物悲しくなるような価値観が、日本の将来を担う小さな子どもたちの頭に日々、注入されているのです。学校も会社も、日本の社会は長らくそういう人材を求めてきたのだから仕方がないのですが。

さて、ここまでのプロセスをトラウマの観点から分析してみると、この表17のいちばん右側の列に記載したようにまとまります。つまり、〈プロセス1〉に〝隔離された空間は、「体験距離」が近く、逃げ場のない場所である〟、〈プロセス2〉に〝想定外の親の「怒り」は、親の「裏切り」と感じる子どもにとって「体験強度」が非常に大きく、例外的な体験となりやすい〟、〈プロセス3〉には〝不安やおそれの感情とともに、本人の周辺に漂っていた親の思考内容や価値観が外傷記憶となって脳に長期保存される（トラウマ化）〟となります。人格改造のプロセスとトラウマ形成理論の説明は、わたしには大きく食い違っているようにはみえませんし、屈強な海兵隊の若者と、小さな子どもがマインドコントロールの同じようなプロセスを経験しているとすれば、批判力をもたない小さな子どもでは（親のことをよく信頼している青年期の子どもでも）、親の意のままに人格が改造されているとも考えられます。

人格改造の〈プロセス4〉は、注入された思想を定着するための最終プロセスです。〈プロセス4〉をクリアするには、自分の気の進まないことをあえて行い（人前でみっともないことを行わせたり、価値のない商品をひとに高く売りつけさせたりする）羞恥心や良心の呵責を乗り越えなくてはなりません。恥も外聞も捨てなければできませんが、指導者に追い込まれて、自分の古い価値観を捨て去り、新しい価値観に手を染めてしまうと（＝壁を乗り越える体験、殻を破る体験をクリアすると）、〈プロセス3〉で注入された思考は定着し、人格改造のプロセスは完成するそうです。〈プロセス4〉をしつけの場面にあてはめると、無理難題を受け入れること、つまり、〝よい子になることを自分の当たり前にする（ひとが嫌がるような勉強や部活、生徒会活動や習い事などの課題に進んで取り組み、よい子としての成功体験を重ねる）〟とでも書けるでしょうか。4章で紹介した細山さんの「3日間ルール」なども、これに該当するかもしれません。したがって〈プロセス4〉の「トラウマの観点からの分析」には、〝トラウマへのおそれから適応過剰となるが、失敗に対するこころの備えが十分ではないため、いったん挫折すると、外傷性の精神病理が顕在化してくる〟と記載してみました。わたしの分析を、皆さんは、どのように感じられるでしょうか。

5）斎藤学による「親教」信者の特徴

人格改造のプロセスと親の不適切なしつけの類似性から、しつけを行うお母さんは、幼少時の子どもにとっては、あるいは、親に信頼を置く思春期の子どもにとっても、海兵隊の鬼軍曹やカルト教団の教祖のような存在ということが分かります。そのような絶対的な立場のお母さんから、子どもが繰り返し、激しい「怒り」や「脅かし」をぶつけられれば、たとえしつけのためだとしても、子どもには身の毛もよだつような出来事となり、お母さんの教えに屈服しない限り底なしの恐怖や不安が続くでしょう。ところが、さっきまで怒り狂っていたお母さんが、自分の態度ひとつでもとの優しいお母さんに戻っている。あるいは、自分は何も変わっていないのに、時間がたったらもとの優しいお母さんに戻っている。お母さんからこのような一貫性のない、飴と鞭による支配を受け続けたら、子どもはたぶん、お母さんから怒られないように、お母さんを困らせないように気をつかい、お母さんのご機嫌をうかがうようになり、よい子としての細やかな気遣いや振る舞いが子どもにとっての当たり前になっていくでしょう。

「仕事人間」や「摂食障害」に陥る大人の女性に、内なる母（インナーマザー）を発見したのは、家族機能研究所の精神科医・斎藤学先生です。斎藤先生は、１９９８年に著した『インナーマザーは支配する──侵入する「お母さん」は危ない』によって、子ども時代に取り込まれたインナーマザー（内なる母）に支配されて、大人になっても、心の成長が進まないひとが多いことに警鐘を鳴らしました。斎藤先生は、インナーマザーに支配される大人の女性のことを「親教」信者と揶揄して、10個の特徴をあげています。

わたしは、「インナーマザー」に支配された「親教」信者というのは、親の不適切なしつけに関連したトラウマ記憶が累積した結果「複雑性ＰＴＳＤ」の精神病理をもつに至った集団に違いないと直感しましたので、ひきこもりの成り立ちとも関連する「親教」信者の10個の特徴を詳しく検証してみることにしました。

6）「親教」信者は複雑性PTSDなのか

斎藤学先生の「親教」信者の10個の特徴は、ハーマンの複雑性ＰＴＳＤの６つの症状、ＩＣＤ-11の複雑性ＰＴＳＤの「自己組織化の障害」の３つの症状と照合すると、**表18**のように整理できます。ただしここでは、斎藤先生のあげた「親教」信者の10個の特徴は、ハーマンの「複雑性ＰＴＳＤ」の基準の番号順に並べ替えてあります。ハーマンの「複雑性ＰＴＳＤ」基準、ＩＣＤ-11の「複雑性ＰＴＳＤ」基準の詳細については、３章の表９、表12などからご確認ください。

そうすると、ハーマンの「２．感情制御変化であって以下を含むもの」は「親教」信者の「８．自分で自分をいじめる」に、ハーマンの「３．意識変化であって以下を含むもの」は「親教」信者の「６．自分の感情が

表18　「親教」信者にみられる10の特徴とハーマン、および、ICD-11の複雑性PTSD診断基準の対照表（暫定版）

「親教」信者の特徴		ハーマン	ICD-11
8	自分で自分をいじめる	2	1)
6	自分の感情が感じられない	3	1)
9	離人感がある	3	1)
2	適正な自己評価ができない	4	2)
10	親にほんのり「申し訳ない」と思っている	5	
3	適正なNOがいえない	6	3)
5	被害妄想におちいりやすい	6	3)
1	行動が周囲の期待に縛られる		
4	嫉妬深く、相手を束縛する		
7	寂しがり屋で、愛されたがり屋である		

感じられない」と「9．離人感がある」の2つに、ハーマンの「4．自己感覚変化であって以下を含むもの」は「親教」信者の「2．適正な自己評価ができない」に、ハーマンの「5．加害者への感覚の変化であって以下を含むもの」は「親教」信者の「10．親にほんのり「申し訳ない」と思っている」に、ハーマンの「6．他者との関係の変化で以下を含むもの」は「親教」信者の「3．適正なNOがいえない」と「5．被害妄想におちいりやすい」の2つに、それぞれ相当すると確認できました。予想通り、「親教」信者は、ハーマンの複雑性PTSDの精神病理をもった集団と言えそうです。また、ICD-11についても照合してみたところ、「親教」信者は、「自己組織化の障害」に含まれる3つの症状を有していることも確認できました。

ところが、斎藤学先生の「親教」信者の特徴には、ハーマンの「複雑性PTSD」には該当しない3つの特徴も含まれていました。それらとは「1．行動が周囲の期待に縛られる」、「4．嫉妬深く、相手を束縛する」、「7．寂しがり屋で、愛されたがり屋である」の3つですが、ひきこもりのひとの一般的なイメージと合わせながらこの3つの特徴を考えてみると、次のようなことが言えると思います。

まず「1．行動が周囲の期待に縛られる」は、まわりとの協調性が重視され、場の空気を読むというような、日本的な価値観からくる特徴、つまり、日本の子どもたちだけが、幼少時からお母さんに注入されてきた特徴です。ハーマンの基準は、虐待経験のあるアメリカの子どもの研究にもとづく概念ですから、このなかに日本的な価値観を反映した「1．行動が周囲の期待に縛られる」に該当する基準がなくても不思議ではありません。「1．行動が周囲の期待に縛られる」は、むしろ、親から不適切なしつけという虐待を受けた日本の子どもに特徴的なトラウマ性の症状と言えるかもしれません。その背後には、「期待を裏切ることで親を失望させたくない」という気持ちも働いていることでしょう。「1．行動が周囲の期待に縛られる」という「親教」信者の特徴は、ひとが家の外へ出づらくなる要因ともなりますので、ひきこもりが日本に多く外国に少ない理由とも言えるわけです。

残る2つの特徴は「4．嫉妬深く、相手を束縛する」と「7．寂しがり屋で、愛されたがり屋である」ですが、一般に、ひきこもりのひとには指摘されない異質な特徴だと感じられます。「7．寂しがり屋で、愛されたがり屋である」については、ひきこもりのひとにみられる傷つきやすさや自己愛と重なる特徴ともみえますが、ひきこもりのひとは、家にいて、恋愛にはつながりませんので、解釈の難しい特徴だと感じます。一方、「4．嫉妬深く、相手を束縛する」については、控え目でひととの関係を避ける印象のあるひきこもりのひととは真逆のような特徴に思えます。

「親教」信者に「4．嫉妬深く、相手を束縛する」のような、やや違和感のある特徴があげられていることに、わたしは、自分で納得できる回答がみつけられませんでした。わたしは最初、「親教」信者は、母親の不適切なしつけにより、トラウマ体験が累積した結果「複雑性ＰＴＳＤ」の精神病理をもつに至った集団に違いないと確信しましたが、その見方が正しいとも、正しくないとも言えないような後味になってしまいました。「親教」信者は、ハーマンの「複雑性ＰＴＳＤ」の精神病理をもつようにみえて、やはり異なる集団なのでしょうか。

親の不適切なしつけ＝洗脳メカニズム（インプット）→インナーマザーに支配された「親教」信者の特徴＝複雑性ＰＴＳＤの精神病理（アウトプット）、という仮説がきれいに説明できないものとなってしまい、「親教」信者をモデル集団としたわたしのひきこもり仮説の検証作業（母親の不適切なしつけが子どもに複雑性ＰＴＳＤの精神病理を形成し、ひきこもりを生み出す）は、さっそく、暗礁に乗り上げてしまいました。

7）死につながるような体験しかトラウマをつくらないのか

そこで、わたしは、苦し紛れというのもおかしいのですが、ひとのトラウマについて根本的に考え直してみることにしました。わたしは、2章において「トラウマ体験の要件」を規定しましたが、その根本から疑ってみることにしたのです。

死につながるような体験しか、ひとにトラウマをつくらないのでしょうか。本書ではこれまでのところ、トラウマとは、ひとに否応なく「死」を呼び覚ますような例外的で、脅威的な体験によるこころの反応と説明してきました。しかし、そのまったく反対の、「生」を呼び覚ますような強烈な体験からでも、ひとにはトラウマが作られるのではないかと考えてみたのです。普通、医学では病気のことしか扱いませんので、「生」に関心が持たれないのは仕方がありませんが、広い世間には、よい意味において忘れ難い記憶というのも普遍的に存在しています。例えば、4章で紹介した岡田美里さんは、子どものころの遊びの強烈な体験を「根源的な快感」と表現し、つらいときの生きる支えになったと回想していました。いわゆる「こころの風景」というのもそれにあたるでしょうか。さらに、インターネットには、「一生忘れられないセックス」の記事が散見され、過去のセックスの生々しい記憶（からだの感覚）が不意に（＝侵入的に）蘇るというような記述に共感を覚えるひとも多いと思います。このような強烈な「生」の体験の想起は、自分でコントロールできないこともありますので、トラウマ記憶がフラッシュバックする状況と似ているとも感じられます。

つまり、強烈な体験により視床の機能不全が起こった脳では、その強烈な体験の性質が「死」の意味あいなのか「生」の意味あいなのか、そもそも区別などしていないのではないか。あるいは、脳が「生」や「死」の（あるいは快／不快の）意味づけをするより先に、本人がそのとき五感で感じたものすべてをそのまま、外傷記憶として瞬間凍結保存しているのではないか。もしそうだとすれば、「死」と対極にある「生」の体験でも、「生」の刺激が極めて強烈なものなら、トラウマ体験と同じように、顕在記憶と潜在記憶の入り交じった（記憶の回想を自分でコントロールできない性質をもった）トラウマ記憶として脳に記録されるのではないか。そんなようなことを考えてみたのです。

飛鳥井望先生によると、トラウマの有名な研究者であるエドナ・フォアは、トラウマ記憶を「刺激、反応、意味の3種の要素が複合したものとして捉えている」ということです。つまり、トラウマ性の強烈な刺激は、もしかしたら、（脳内の同時瞬間的なプロセスだとしても）反応のあとに意味づけられる（刺激→反応→意味づけ）のかもしれません。また、リフトンは、こころへの強い刺激が「不快」なもの、つまり外傷性のものなら脳内の記憶システムには「死の刷り込み（刻印）」が起こると説明していますので（2章7節）、強い刺激が「快」なものなら、「生の刷り込み（刻印）」というのも、あってもよいのではないでしょうか。

8）外傷記憶から、生存記憶へ

「死」を刻印された記憶のことを外傷記憶（＝トラウマ記憶）と呼ぶのはよいとしても、「生」が刻印された

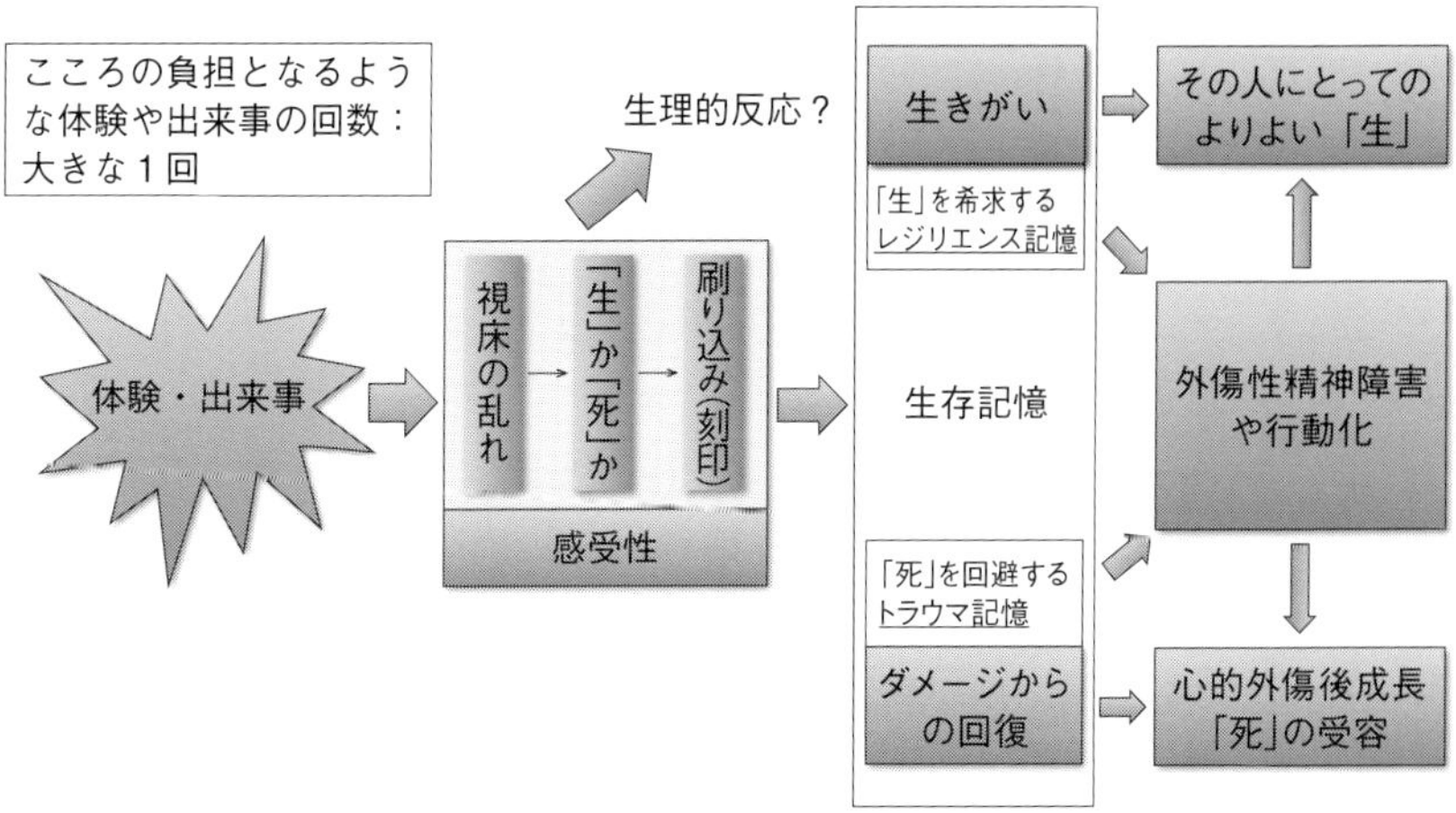

図13　脅威的な出来事により刻印された生存記憶がひとのこころや行動に影響する流れ（フロー図）

記憶のことまで外傷と呼ぶのは、やはり意味あいが異なります。強い衝撃性のある出来事から脳内に保存される外傷性の記憶は、生死両面の意味あいをもつ「生存記憶（＝サバイバル記憶）」と一括した方がよいでしょうか。そして、出来事を体験した本人の意味づけによって、「死」が刻印された記憶なら「外傷記憶（＝トラウマ記憶）」、「生」が刻印された記憶なら「治癒記憶（＝レジリエンス記憶）」と呼ぶのがよいと思います。生存記憶（＝サバイバル記憶）と呼ぶのは、トラウマもレジリエンスも、ひとの生存に強く関わる記憶だからです。そして、経験上、生存記憶にも、外傷記憶と同じような「顕在記憶」と「潜在記憶」の混合の性質があると考えられます。

　生存記憶を仮定すると、その成立には、①脳が例外的、脅威的な出来事をそのまま「冷凍保存」し、②その意味づけはそのひと固有の価値観や文化の中であとから行う、という二段構えのプロセスが前提とはなりますが、リフトンやフォアなども、トラウマの意味づけはおおむね刺激後と仮定しているようなので、従来の学説とは矛盾しない仮説と言えるかもしれません。従来のトラウマに関する精神医学は、トラウマ記憶しか扱わないことによって、脳の機能を部分的にしかみておらず、ひとの生存記憶による影響を一面的にしかとらえていなかった可能性もあるわけです。

ここまでの見解を踏まえると、2章で紹介した岡野憲一郎先生のフロー図はもう少し拡張できますので、例外的な、脅威的な一連の出来事からの流れをあらためてフロー図にまとめてみました（**図13**）。「生」が刷り込まれた生存記憶は、レジリエンス記憶として、そのひとの「生」を支える大切な記憶となること、「死」が刷り込まれた生存記憶は、トラウマ記憶として、そのひとの「死」を遠ざける大切な記憶となり、いずれの記憶も、ひとを生かす（生き永らえさせる）ための意味をもつ、ということがこの図13にあらわされている内容です。

9）脳内の視床の働きを乱す刺激の例ともたらされる結果

さて、このような仮説が本当に成立するものかどうか、わたしは半信半疑ではありますが、脳への強い衝撃によって、脳の視床の働きが一時的に乱されるであろう刺激の例をわたし自身の経験からいくつかあげて、さらに考察したいと思います。

性的な体験では、男性の場合、射精する直前に「行きそう」「もうだめだ」というような切羽詰まった瞬間が訪れます。そのようなとき、夢かうつつか分かりませんが、単なる快感を越えて、セックスの相手と渾然一体となり、あるいは、現実を離れて浮遊しているような感覚に満たされることもあるように思います。「生」に関連した極限の体験は、各人各様で、枚挙にいとまがありませんが、そこに通底するのは、絶頂、恍惚、陶酔、エクスタシーと表現されるような強烈な「快」の刺激ということです。

表19の上方にあげた3つの刺激例は、そのような趣旨からわたしが取り上げたレジリエンス刺激です。一

表19　きわめて強い刺激による生存記憶の形成とそれを体験したひとに起こる行動変容の例

視床の働きを乱れさせるような刺激	視床の乱れ（機能不全）	刺激の性質	記憶に刻印されるイメージ	生存記憶の性質	ひとの対処行動	生存記憶によるひとの行動	社会的な意味づけ
絶頂に至るセックス	あり	快	「生」	レジリエンス記憶	希求	恋のやまい、あばたもえくぼ、駆け落ち婚、遠距離恋愛、貞操、レイプ、サディズム	生きがい（許容範囲のもの、許容しづらいもの）、反社会的な行動
AVなどを見ながらの、恍惚的なマスターベーション						フェティシズム、ファンタジー、下着泥棒、盗撮	
タレントさんと一体になれる熱狂的で陶酔性のあるイベント						大量のグッズ購入、追っかけ、ストーカー	
例外的、脅威的な出来事の体験	あり	不快	「死」	トラウマ記憶	回避	逆境からの回復、適応困難、PTSDを含む外傷性精神障害	生きづらさ、こころの病気、あるいは、成長の糧
例外的、脅威的な出来事の目撃							
信頼している親からの「怒り」や「脅し」による不適切なしつけ		快と不快	「生」と「死」	レジリエンス記憶とトラウマ記憶	希求	過剰適応、適応困難、PTSDを含む外傷性精神障害	
自己開発セミナーによる洗脳	あり	快	「生」	レジリエンス記憶	希求	受講者探し	生きがい（許容範囲のもの、許容しづらいもの）
カルト教団による洗脳		快と不快	「生」と「死」	レジリエンス記憶とトラウマ記憶		献身、多額のお布施、布教活動	生きがい（許容しづらいもの）、反社会的な行動

方、その下の3つ、例外的、脅威的な出来事の体験、目撃、そして、〝信頼している親からの「怒り」や「脅し」による不適切なしつけ〟は、体験したひとにトラウマをつくる「不快」の刺激例です。そして、表19の下方には「洗脳」に関する2つの刺激例をリストアップしました。この表19により、視床の働きを乱れさせるような刺激から機能不全に陥った脳に生存記憶がつくられる過程で、「生」か「死」か、ひとにとっての一番切実なイメージが刻印されて、レジリエンス記憶か、トラウマ記憶のいずれか、あるいは、その混在した記憶がつ

くられると、理論的には仮定できるように思われます。

わたしは、トラウマ記憶がＰＴＳＤを引き起こし、「ひとのこころを死んだような状態」に陥らせるものだとすれば、その逆に位置づけられるレジリエンス記憶は、「ひとのこころを生かすような」働きがあると考えます。そして、生き物としての行動原理によって、ひとはトラウマ記憶を「回避」しようとし、レジリエンス記憶を「希求」しようとする性質があると仮定できると思います。脳に長期保存されるトラウマ記憶が、「半ば不可逆的な変化」として、そのひとの考えや行動に長らく影響を与えることが分かっていますから、レジリエンス記憶にも同じような働きや性質があるとしてもよいのではないでしょうか。

わたしは、「生存記憶によるひとの行動」は、表19の右側にまとめたようなものになると想像していますが、「生」が刻印されたレジリエンス記憶にもとづく行動でも、「死」が刻印されたトラウマ記憶にもとづく行動でも、行き過ぎた行動では社会的な問題を生じ、一律に、「生」＝善、「死」＝悪、とはならないことも大切な視点だと考えています。

その一例として、セックスにまつわるレジリエンス記憶とレイプやサディズムの関係があると思います。あるひとが、強力なレジリエンス記憶にもとづいて、あくなき「生」を求める行動としてのセックスに及ぶと、相手にとってはレイプ体験にもなるということです。レイプ事件で双方の言い分がしばしば異なるのは、レジリエンス記憶にもとづくレイプ加害者側が確信犯的になりやすいからかもしれません（加害者側はレジリエンス記憶による一方的な思い込みから、相手も自分と同じ気持ちを有しているに違いないとしか考えられないため）。性犯罪の加害者には「相手も喜んでいると思った」というようなグロテスクで空々しいコメントを出すひとがいますが、本当の気持ちを語っている可能性もあるわけです。さらにいうと、レイプの被害者も、レイプ中に性的に興奮してしまうと（このときの罪悪感についてはジークムント・フロイトの時代から言われていることですが）「生」の刻印されたレジリエンス記憶と「死」の刻印されたトラウマ記憶がないまぜになった複雑きわまる生存記憶が脳に刻印されてしまい、こころには底知れぬ混沌（こころの闇）が生まれることもあるでしょう。

洗脳については、例示した「自己啓発セミナー」と「カルト教団」では刺激の性質が異なるため、刺激後の結果も違ってくるようです。宗教学者の島田裕巳先生によると、自己啓発セミナーでは、セミナー参加者に対して、教義や価値観の注入が行われず、体験はシンプルな「快」刺激になるため、生存記憶はきれいなレジリエンス記憶として長期保存されると考えられます。一方、カルト教団による「洗脳」では、罪の許しや魂の救済とともに、信じなければ地獄に落ちるなどの脅し文句が用いられるため（たぶん）、そのひとの脳が受け取る刺激は「快」と「不快」の混在する複雑な刺激になると考えられます。２極にまたがる生存記憶は、よりよき「生」のために「死」をいとわない生活を可能とし、常識はずれの修行や強引な布教活動に向かわせるのかもしれません。

さて最後に、表19の6行目にある〝信頼している親からの「怒り」や「脅し」による不適切なしつけ〟をご覧ください。わたしは、不適切なしつけは、人格改造（洗脳）と同じ形式をもちうる複雑な刺激と考えはじめています。しつけで親が子どもに使う方法（怒ったり、脅したり、いつまでも子ども扱いしたり、泣き落としたり……）は、期せずして、カルト教団の洗脳のようなメカニズムが働いてしまい、その結果、子どもには、「生」と「死」がないまぜになった生存記憶が累積するのではないかと想像しているところです。しつけによって、子どもに「死」のイメージの方が強調されると「生きづらさ」につながり、「生」のイメージの方が大きければ、生きやすさや成長の糧にもなるのではないでしょうか。このあたりのさじ加減は、親によって、家庭によって、また、文化によって異なるものだと思います。

いまの日本の子どもたちは、小さい頃から勉強や部活などの競争も激しく、自由に考えることまで制限される、本当に過酷な生き方を強いられた集団だと思います（たとえば、4章で紹介した細山貴嶺さんによると、小学校受験では、面接官から好きな歌は?と聞かれたとき、受験生の子どもは、その学校の面接官が好む児童唱歌を回答するように教え込まれるということです）。国民性と言ってしまえばそれまでですが、ラテン系のひとが明るいのも、歴史のなかで受け継がれてきた親のしつけによる生存記憶の構成が日本人とは異なるためだと思えます。そうすると、ある国民や文化圏に、繰り返し同じ価値観が生まれるのは、親からの子どもの脳への刷り込みによるトラウマ／レジリエンス記憶のありようなのであって、教養・思想・イデオロギー注入のメカニズムに迫っていけば、日本のひきこもりの発生も根絶やしにできる可能性があるのではないでしょうか。

10）ひとのこころの深層にある「生」と「死」

Wikipedia のフロイトの項や、利根川義昭さんの「攻撃性の心理学」などを読むと、晩年のフロイトは、1920年の『快楽原則の彼岸』において、ひとの行動の背後に「生の欲動（エロス）と死の欲動（タナトス）の対立がある」ことや、「人の行動は、エロスとタナトスの相互作用的、または、結合的作用にほかならない」などと考察し、「生」と「死」の二元論について語り始めたそうです。長年、リビドー（性的欲動）に親しんできたフロイトが、第一次大戦後の戦争神経症（筆者注：従軍兵にみられる独特の精神症候群で、古くは、砲弾ショック［shell shock］と呼ばれたが、砲撃被害の有無と関係なく生じることが分かり、戦争神経症と呼ばれるようになった。ＰＴＳＤの発見につながる疾患概念とされる）の患者を多数経験したあと、トラウマへの気づきから、生死の二元論に至ったというのはまことに興味深いことだと思います。

わたしは、リビドーに偏ったフロイトの学説にはどうしても共感できないため、昔は医学生の必読書とも言われていた『精神分析入門』すら読了したことがありません。しかし、晩年のフロイトの到達点ともいえる「生の欲動と死の欲動の対立がある」という記述は、わたしなりに考えると、〝ひとは、相互的、結合的に働く「生」が刻印されたレジリエンス記憶と「死」が刻印されたトラウマ記憶の、そのときの構成比によって、思考や行動が規定される生き物である〟と展開でき、精神医学において、今日的に取り上げることに意味があると思えるのです。

写真家の荒木経惟さんは、1990年代ごろから、エロスとタナトスの融合という意味の造語として「エロトス」という言葉をつかっていたそうです。エロトス？　一見なんのこっちゃと思うような造語なのですが、天才アラーキーのような表現の世界にいるひとは、ひとの営みに含まれる大事な側面をいとも簡単に見抜き、しかもその直感を、自分のもてる表現手段で一般のひとにも分かりやすく伝えているのかとわたしは今さらながらに感心した次第です。

ひとの記憶やトラウマについての世界的なエキスパートであるレノア・テアの『記憶を消す子供たち』という本には、ひとのいちばん古いエピソード記憶についての興味深い調査結果が紹介されています。テア先生が、アルバート・アインシュタイン・ケープコッド・セミナーで働いていた専門家グループに対して、自分のいちばん古い記憶とそのときの感情を書いてもらったところ、大半のひとは「恐ろしい出来事」を記入したそうです。ところが、「嬉しい出来事」もかなりあって、また、「穏やかな出来事」を書いたひともあったそうです。

解釈の難しい「穏やかな出来事」の記憶について、テア先生は、幼児期の本人にとっては非常に印象的な瞬間だったと分析しました。わたしは、テア先生にも、「幼児期の本人にとって」という、オトナ目線ではなく、本人の立場から出来事や体験を理解しようとする見方があることに注目しました。また、嬉しい出来事をあげた回答者が意外に多かったという結果から、トラウマ記憶も、レジリエンス記憶も、ひとのもっとも古い記憶として脳に等しく保存されているらしいという演繹的な証拠がみつかり、生存記憶＝トラウマ記憶＋レジリエンス記憶という見方があながち間違っていないとも感じました。

さて、ＰＴＳＤのひとには、「トラウマ体験」を思い起こさせる場所やものなどを避けようとする「回避」的な行動がみられることはよく知られています。外出をひかえたり、事故の現場へ近づけなかったり、思い出しのアイテムや匂いなどを避けるような行動のことです。回避が、ＰＴＳＤの診断基準に含まれることについては、３章ですでに説明しました。そうするとわたしは、トラウマ記憶とは逆の方の記憶、つまり、レジリエンス記憶については、ひとは、つらいときほど、レジリエンス記憶を思い出そうとして、「回避」とは逆の「希求」的な行動をとるだろうとも想像します。自分を奮い立たせるために聞く「パワーソング」とか、ご褒美やこころの癒しのために食べる「好物」、飲酒の習慣なども、音楽や嗜好品が、そのひとのレジリエンス記憶につながるアイテムだからではないでしょうか。さらに言えば、女性がお化粧をしたがるのも、男性のなかには、スーツの裏地に凝ったり、派手な下着を身につけたがるひとがいるのも、そのひとのレジリエンス記憶に連なる刺激になるからだと思うのです。わたしは、「生」を切実に求めたひとのレジリエンス記憶がトリガーとなるアイテムを通してどのように、また、どのくらい強く想起されるものなのか確信的なことは分からないのですが、日本人の場合、３歳のとき七五三の晴れ着姿をみんなから褒めてもらったレジリエンス記憶とか、もっと記憶をさかのぼれば、おばあちゃんに買ってもらったかわいいベビー服を着て、赤ちゃんだった自分が家族全員から無条件にかわいがられたレジリエンス記憶（本人の意識にのぼることはないひとの最古層のレジリエンス記憶）というのもあるかもしれないと想像しています。胎内記憶や出産時の産道通過の記憶についての研究もあるようです。つまり、ひとの扁桃体には、ひとりのひとが誕生して以来、日々累積してきたレジリエンス記憶が、日々累積してきたトラウマ記憶とともにもれなく保存されているとも想像できるのです。ボウルビィのアタッチメントも、レジリエンス記憶という観点からは、ひとにおけるもっとも古い、唯一無二の、最強のレジリエンス記憶と整理できるかもしれません。泣いたら、自分ではない誰かが抱きしめてくれる。出生のストレスを体験したばかりの生まれたての赤ちゃんにしたら、天にも昇るようなうれしい体験だと思います。そういう至福の体験に、例外的な、というニュアンスがなくなるまでの間、乳幼児の脳内にある記憶のデータベースには、親（養育者）から慈しみを受けたというレジリエンス体験の記憶が繰り返し刻印されるのでしょう。発達心理学上、アタッチメントが形成されるまでの生後２、３年間が特に大切と言われるのは、ひとの生存記憶の基調（レジリエンス記憶が優勢か、あるいは、トラウマ記憶が優勢か）が決定づけられる時期だからかもしれません。

フロイトは、リビドー（性的欲動）の世界を極めつくした精神分析の大家ですが、Wikipedia の説明を読むと、フロイトの生きたヴィクトリア朝時代というのは抑圧が強く、紳士淑女を自認する人間たちが性的な領域を否認することにフロイトは欺瞞を感じていたそうです。いまの時代は、性に関する抑圧は少なくなりましたが、時代がいくら違っても、人間の根源に関わるものが「性」というのは、ロマンチック過ぎると思います。生物である人間の行動を縛るものは、もっとシンプルに、「生」や「死」の体験と関わる生存記憶と考えた方が妥当なのではないでしょうか。生き物が生きるというのは、そんなようなものだと思うからです。生き物にとってはリビドーよりも、生死の問題の方がずっと切実だからです。

トラウマ的な出来事への意味づけが歴史的に変遷するものだとすれば、トラウマの記録される場所としての扁桃体のイメージも変える必要があります。ここまでの話をまとめると、扁桃体のイメージ図は、少なくとも、**図14**のような３通りが描けるものとなります。

トラウマを意味づけたもの	壮年時代のフロイト	トラウマ学	レジリエンス学
トラウマの記録場所である扁桃体のイメージ図	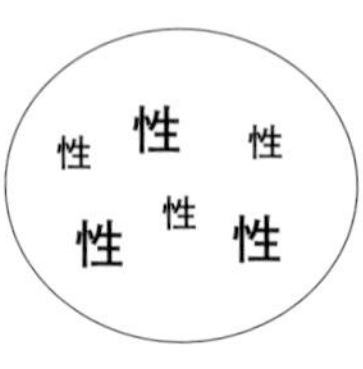	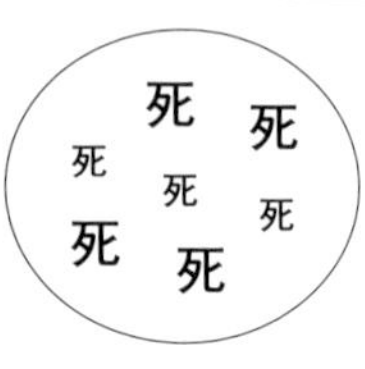	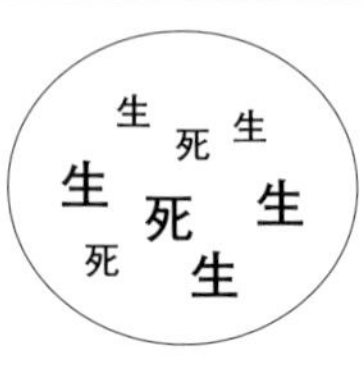
有限の人生へのこころの構え	「性」を肯定（「生」を肯定）	「死」を抑圧	「生」と「死」を受容

図 14　トラウマの意味づけの変遷

わたしは、トラウマ的な出来事への意味づけが変わるのは、「有限の人生へのこころの構え」が、時代とともに、また、そのひとの成熟とともに変化するためだと考えています。わたしの次男は、小学生のころ、カエルが大好きでした。田んぼで捕まえてきたアオガエルに餌をやったり、旅行先まで連れて行って、本当によく世話していましたので、わたしも、妻も、カエルくんと呼んで親しみを覚え、コオロギを買いにペットショップにも足繁く通いました。そのカエルくんが、ある日、小さな石のあいだに足をはさまれたまま死んでいました。見つけたときの息子も、わたしたちも絶句しましたし、カエルくんのピンチや痛みに気づいてあげられなかったことがどうしようもなくつらかったのです。成長した次男が、そのときの体験を脳内にどう刻印しているかは分かりませんが、わたしは、カエルくんとの時間は短かったものの、かよわい命をともに過ごし、子どもにたくさんの喜びを与えてくれたカエルくんに深く感謝しています。ひとは、つらい「死」の体験でも「生」の出来事として意味づけできる生き物だと思います。その瞬間、そこにあるこころの構えとは、「生」を有限のものとして肯定し、「死」を当たり前の尊いものとして慈しみ、受容するこころの構えだと思います。「死」を受容するなんて容易ではありません。一生かかっても無理かもしれませんが、トラウマや、ＰＴＳＤの精神病理というのは、そういう切実なこころの状況に近接したものだとわたしはみています。老いや病気とともにゆっくりと受容できるはずだった「死」が、なんのこころの準備もしていない個人の前にいきなり突きつけられるからＰＴＳＤが生じるのではないでしょうか。

レジリエンス（治癒力、回復力）は、「死」と「生」とが、ひとりの個体内に同居していることをわたしたちに思い出させる概念です。トラウマは、治すべきものなのか。ひとが生きるとき、ひととトラウマは共存していてもよく、ながい人生における「ともだち」か「伴侶」なのではないか。病院で行うべきことは、トラウマのつらさや苦痛からの解放であって、トラウマの意味づけを変えるお手伝いをすることなのではないか。トラウマを消すことではないのではないか。

ＰＴＳＤの症状で心底苦しんでいるひとたちのことを忘れて、こんな勝手な発言をしてしまって本当に申し訳ありません。しかしわたしは、トラウマの「死」の側面だけをみていたら、トラウマと戦うための、なにかとても大切な部分を見落としてしまっている気がしてなりません。

さきほどの図14には、レジリエンス学からみた扁桃体のイメージ図を示しましたが、実際の扁桃体は、「死」とか「生」のような文字情報でなく、白と黒の駒で勝敗を争うオセロゲームの盤面のようなもの（0と1）と想像しています。ひとの生存記憶のはじまりは、まさに、生まれたとき。0か1かを瞬時に振り分けられる脳は、ひとの成長とともに、強烈な体験を0か1かにしっかりと刻印しながら、個体を生き永らえさせるのに役立つ生存記憶を着々と累積していくのでしょう。年齢の小さい子どもでは小さな盤面に、年齢が進むとそれなりに大きな盤面に、0と1が配駒されていくような感じでしょうか。盤面の駒は、年齢や状況とともに変化していきますが、オセロゲームでは、パーフェクト（終了時、全部黒、または、全部白）で勝つことも負けることもほとんど起こらないのと同じように、実際の扁桃体でも、黒優勢の盤面（こころがトラウマに病んでいるとき）や白優勢の盤面（こころがレジリエンスにより元気溌溂なとき）はあっても、真っ黒や真っ白にはなりにくいと想像しています。レジリエンス記憶の比率は決してゼロにはならず、つらいときでもひとのぎりぎりの「生」を守るために働いているのではないでしょうか。

わたしは、芸術家の草間彌生さんの強迫的な水玉模様の作品をみるときなどに、こういう2色構成のアート作品が脳とは親和性があると感じることがあります。海外でにせの草間彌生展がひらかれて、展示された作品すべてが贋作だったというあきれるようなニュースをテレビで偶然みたことがあるのですが、会場内の映像をみたら、けっこう素敵な空間になっていました。草間さんのオリジナル性は侵害されましたが、贋作でもわたしたちの脳にはシンクロするのですから、草間さんの作品（クリエイティビティ）は、ひとの脳の深い記憶とつながる性質があるのかもしれません。

11）「親教」信者の特徴：生存記憶からの再考

以上をふまえて、本章6節で考察した斎藤学先生の「親教」信者の特徴について、もう一度考察してみたいと思います（**表20**）。繰り返し述べてきたように、親の不適切なしつけは、「生」と「死」がないまぜになった刺激です。しつけ中のお母さんがどんなにおそろしくても、子どもはやっぱりお母さんに愛されたいのです。お母さんのことが大好きで、忘れがたいんだと思います。ひとの生存記憶には、そういうお母さんのやさしさや懐かしさの記憶も、扁桃体の中で大きな「生」のレジリエンス記憶として刻印されているのではないでしょうか。

つまり、「親教」信者は、「死」が刻印されたトラウマ記憶だけでなく、「生」が刻印されたレジリエンス記憶によっても、インナーマザーに支配されている集団と解釈できるのです。「生」が刻印されたやさしいお母

表20　「親教」信者にみられる10の特徴とハーマン、およびICD-11の複雑性PTSD診断基準の対照表（完成版）

	「親教」信者の特徴	ハーマン	ICD-11	ひきこもりのイメージにあう特徴か？	「親教」信者のこころの背後にある生存記憶の性質
8	自分で自分をいじめる	2	1)	○	トラウマ記憶
6	自分の感情が感じられない	3	1)	○	トラウマ記憶
9	離人感がある	3	1)	○	トラウマ記憶
2	適正な自己評価ができない	4	2)	○	トラウマ記憶
10	親にほんのり「申し訳ない」と思っている	5		○	レジリエンス記憶
3	適正なNOがいえない	6	3)	○	トラウマ記憶
5	被害妄想におちいりやすい	6	3)	○	トラウマ記憶
1	行動が周囲の期待に縛られる			○	日本的価値観によるトラウマ記憶
4	嫉妬深く、相手を束縛する			×	レジリエンス記憶
7	寂しがり屋で、愛されたがり屋である			△	レジリエンス記憶

さんを求める思いが強すぎるために、レジリエンス性の「4．嫉妬深く、相手を束縛する」が生まれ、お母さんを求めても期待したような反応がもらえず、がっかりする気持ちが強いから、レジリエンス性の「7．寂しがり屋で、愛されたがり屋である」の特徴がみられるようになるのです。そういうこころの葛藤が、「親教」信者では、恋愛の中で生じやすいのではないでしょうか。

ところで、ハーマンの「複雑性ＰＴＳＤ」の診断基準にもレジリエンス記憶にもとづく基準がないのかというと、５つめの基準「加害者への感覚の変化であって以下を含むもの」がそれに該当するとわたしはみています。ここでいう「加害者」とは、トラウマの原因となった出来事やシステム、ひとのことですが、繰り返し自分を攻撃した相手のことを合理化し、ときには理想化したり、感謝したりする態度がみられるという矛盾は、常識的に考えれば不可解と言わざるを得ません。しかし、レジリエンス記憶に縛られた態度とみれば理解できるものとなるわけです。その形成プロセスについては、不適切なしつけ（＝虐待）に洗脳と似た側面があることからすでに確認した通りです。ハーマンの基準5は、繰り返し自分を虐待（＝乱用）してきた親が「インナーマザー」として内在し、子どものこころを支配するとした「親教」信者の定義とも重なり、複雑なトラウマの成立における重要な特徴なのかもしれません。

さて、「親教」信者は、社会の中で生きづらさをかかえながらも、「仕事人間」や「摂食障害」という形でなんとか社会の中にとどまり、社会から撤退しないでいられる集団です。「親教」信者が、ひきこもりにならず、社会から撤退しないで過ごせているのは、トラウマ記憶は多いものの、「1．行動が周囲の期待に縛られる」ことがひきこもりのひとよりは少ないためかもしれません。あるいは、たまたま挫折体験がなかっただけかもしれません。わたしは、「親教」信者が「インナーマザー」に支配されている以上、その原因はいじめのような家庭外の要因とは考えられませんし、家庭内における子ども時代の母からの不適切なしつけによる外傷性の精神病理をかかえた集団と断定せざるを得ません。

そうすると、わたしの考えでは、親の不適切なしつけと関わる複雑性ＰＴＳＤの精神病理をもつという共通性から、「親教」信者とひきこもりのひととは一本の線上に乗った似通った集団という見方もできるようになります。「トラウマの累積効果」によって、あるいは、ささいな挫折体験をきっかけとして、「親教」信者はいつでも、複雑性ＰＴＳＤのより重たい精神病理であるひきこもりを発症しうる。そのようにみることもできるでしょう。「親教」信者は、言わば、ひきこもりの予備軍です。一方、ひきこもりのひとは、親のしつけによる生存記憶の構成比において、すでにトラウマ記憶がレジリエンス記憶に勝ってしまった集団です。つまり、「親教」信者と違って、ひきこもりのひとたちのインナーマザーは「生き神」ではなく「死に神」になってしまったと言えるでしょう。インナーマザーの圧倒的なトラウマ記憶（「1．行動が周囲の期待に縛られる」）に逆らえないひきこもりのひとは、「まわりとの協調を優先した模範的な暮らし方」が続けられなくなると、家という「安全基地」にとどまる以外、選択肢がみつからないのです。

12）依存症について

脳内にレジリエンス記憶があるという立場から、ひきこもりのひとにもよくみられる依存症について考えておきたいと思います。わたしの勤務している病院では、ゲーム障害のプログラムをつくる際、神奈川県横浜市中区にある大石クリニックを見学させていただきました。院長の大石雅之先生は、１００人のスタッフとともに、毎年２０００人にも及ぶ依存症の初診患者さんに対応しているそうです。大石先生は、依存症治療の大家ですが、大石先生が他の依存症治療の先生と違うと思うのは、依存対象を限定せず、アルコール依存症、薬物依存症、ギャンブル依存症、買い物依存症、ネット依存症、窃盗癖（クレプトマニア）、性嗜好障害（性依存症）、ストーカー、ＤＶ（家庭内暴力）などの、あらゆる依存症を受け入れているところです。クレプトマニア、性依存、ストーカーやＤＶなどにも対応していることに、同業者としては頭が下がります。

その大石先生が、あるインタビューにおいて、アルコール、薬物、ギャンブル、買い物、ネットについては、従来の依存症治療で回復するが、クレプトマニア、性依存、ストーカー、ＤＶは、従来の依存症治療では回復につながりにくいとお話されていましたので（m3.com 地域版２０２０年1月20日配信）、まずはそのお話の内容を引用させていただきます。

「性依存症」については、最初は依存症と考えていましたが、今は性依存症という言葉は使わずに、「性嗜好障害」と呼んでいます。本当に依存症かどうか疑問があります。また、クレプトマニア（窃盗癖）も依存症といえるかどうか、非常に難しいところです。習慣性のある病気が依存症であるとするならば、クレプトマニアは依存症とは若干異なるように思います。ストーカーやＤＶも、依存症かというと、似た面はありますがかなり違います。習慣性のように繰り返し、社会に迷惑を掛けるという点は、依存症の診断基準にかなり合うけれども、なぜ起こすのかという点では少しずれていると思います。性嗜好障害はアルコール依存症と同じような原因で起こるわけではないし、クレプトマニアも同じとは言いにくく、ＤＶやストーカーになるともっと離れていきます。

わたしは、大石先生のお話の背後にある洞察の内容を想像できませんが、大石先生のインタビューを読んでわかることは、アルコール、薬物の依存と、クレプトマニア、性依存、ストーカー、ＤＶなどの依存では、依存症の背後にある原因が異なり、治療反応性が違うということです。この2つのグループの一番の違いは、回復をめざす仲間の見つけやすさかもしれませんが、ここではレジリエンス記憶の立場から、やや私見を交えて考えてみたいと思います。

さきほどの表19において、レイプやサディズム、フェティシズムやストーカーは「生」が刻印されたレジリエンス記憶に関連する行動と整理しています。また、後述の通り、依存症に陥るひとには、その背後に発達性のトラウマ記憶が強く影響していると考えられるため、アルコール依存や薬物依存のひとがアルコールや薬物を繰り返しつかうのは、「快」の刺激が得られる物質（＝嗜好品）をつかうと、日々の生活を通して去来してくる心身のトラウマ記憶がやわらぐことに気づいてしまったからです。ただ、アルコールも、薬物も、つかえば一時的なこころの癒しとはなりますが、アルコールや薬物によってレジリエンス記憶が呼び覚まされるわけではありません。物質（＝嗜好品）による単なる薬理作用がトラウマ記憶のつらさを癒してくれるだけなのです。嗜好品の依存症に陥ったひとは、やがて、嗜好品を使うことが生活の中心となり、離脱症状（筆者注：作用が切れてきたときに精神や身体に生じる禁断症状）が生じるだけでなく、食事がとれなかったり、肝機能障害を起こしたりと、深刻な健康被害がみられるようになります。トラウマ記憶（「死」）を遠ざけて、こころの癒しを得ていた嗜好品がそのひとをほんとうの肉体の「死」に近づけてしまうのです。いったん依存が形成されたひとがアルコールや薬物の使用を断つことは容易ではありませんが、それでも、ひとは誰しも若くして死にたくはありませんから、「死」から遠ざかろうというモチベーションが働くことは想像に難くありません。

ところが、クレプトマニア、性依存、ストーカー、DVなどへの依存症のひとでは、特定の行為（＝娯楽）を行うとき、（私見とはなりますが）その行為によってレジリエンス記憶が呼び覚まされると考えられるのです。まわりのひとから疎まれるような行為でもやめられないのは、あるとき偶然行ったその行為によって、日々の生活を通して去来してくる心身のトラウマ記憶がレジリエンス記憶（心身に断片として記憶されているレジリエンス記憶）の去来によってやわらぐことに気づいてしまったからです。このときの「快」の刺激は嗜好品による薬理作用とは違い、娯楽行為をトリガーとして呼び覚まされるレジリエンス記憶によるものです。依存症のひとの特定の娯楽には、その行為の前後に、そのひとが小さなころ扁桃体の深層に刻印したであろうレジリエンス記憶が心身に共鳴してくるから強力な「快」の刺激になるのです。加えて、盗みや性行為、ストーカー行為や家庭内暴力を続けていても、娯楽行為によるこころの癒しでは、物質依存症のような健康被害は起こりませんので（例えば、アルコール依存症では、長年にわたる大量のアルコール摂取によって全身に致命的な身体合併症が生じる）、肉体の死から遠ざかろうという切実なモチベーションはもちづらいでしょう。社会罰では命をとられることはありませんから、クレプトマニア、性依存、ストーカー、DVなどへの依存症のひとが、悪いとは分かっていても娯楽行為がやめられないのはある意味、当然です。また、ギャンブル、買い物、ネットなどの合法の娯楽に比べて、クレプトマニア、性依存、ストーカー、DVなどの反社会性の高い娯楽の方が治りづらいのも、ある意味、当然と考えられます。屈折した行為からしかレジリエンス記憶が喚起されないほど、そのひとのかかえた問題は大きいからです。まわりのひとを困らせる、怖がらせる、がっかりさせるというような出来事と結びついたレジリエンス記憶を弱める治療、つまり、理不尽に親から支配されてきた子どもが、今度は、理不尽にひとを支配する立場になって「快」を得るという、いわば「屈折した勝利感」を代替するような心理社会的治療が必要なのです。

こういう患者さんを治療した経験がほとんどないわたしが言うのもおかしいのですが、アルコール依存症や薬物依存症のひとには、からだの毒（＝死）になるからやめなさい、やめてもあなたは「生」きていける。そういう指導法で回復をめざせるひとが多いのに対して、クレプトマニア、性依存、ストーカー、DVなどの依存症のひとは、盗みや、セックスや、ストーカー行為によってようやく確保できているいまの切羽詰まった「生」の代わりになる別の「生」の体験がみつけられないと、借金や服役で、その行為を一時的に中断できたとしても、本質的には、その行為をやめようにもやめられないのではないかと思います。社会の毒になるからやめなさい、やめてもあなたは「生」きていける。娯楽によってようやく命をつないでいる本人にそんな説明は説得力をもたないでしょう。つまり、クレプトマニア、性依存、ストーカー、DVのような「娯楽」系の依存症は、アルコールや薬物のような「嗜好品」による依存症よりも生きがいに直結する新たな娯楽探しが切実とも考えられるわけです。

日本嗜癖行動学会誌『アディクションと家族』の2013年の「クレプトマニア再考」特集号で、斎藤学先生は、クレプトマニアの患者さん4人と覆面座談会を行っています。その中で斎藤先生は「エロチックなものが満タンになっていれば」盗癖は止まると発言し、参加者の賛同を集めていました。エロティシズムの充足は、「生」が刻印されたレジリエンス記憶の中ではもっとも強力なものだと思いますので、そういうときは、小さな「生」を希求する、子どもの遊びの延長のような盗癖の価値が下がるというのもうなずけます。５人組男性アイドルグループ・嵐（ARASHI）のことは皆さんもご存知だと思いますが、わたしの娘が大ファンなので、わたしも嵐のことを応援していました。ところが、嵐が、２０２０年をもって活動休止すると発表したあと、健全と思っていた嵐のメンバーから、女性週刊誌をにぎわせるようなゴシップが立て続けにいくつか出てしまいました。報道の様子から、問題を起こした嵐のメンバーには、残り1年くらい大人しくしていられないのか、というような批判が向けられた気もしましたが、大きな喪失（グループ生みの親であるジャニー喜多川さんを亡くしたこと、活動休止を決めたこと）を経験した嵐のメンバーが、そのつらさにめげそうなとき、「生」を希求する行動に走ったのは、ある意味、自然だったと思います。嵐の活動休止は、嵐の５人にとっても衝撃が大きかったのでしょう。ひとの思考や行動を決定づける生存記憶（トラウマ記憶＋レジリエンス記憶）のありようは刻々と変化するうえ、その実態はつかみようがないため、そのひとのいまの思考や行動自体から想像するしかありません。ただ、ひとのこころの理解とは本来そのようなものなのであって、支援者は、そのひとから語られない言葉についても、想像力を働かせることが大切と言えるでしょう。

わたしは、依存症のひとがはまっている対象は、ほかの研究者にならって3つに分けるのがよいと考えていますが、対象の性質を明確にするには「嗜好品」、「娯楽」、「関係性」と呼ぶのがよいと考えています。依存症の大家である大石先生は「物質」、「プロセス」、「関係」と整理していますし、言い方にはいろいろあるようです。このうち、①嗜好品は、食べること飲むことなどを通してその物質のもつ薬理作用に一時的なこころの癒しを得るもの、②娯楽は、行為を楽しみその行為によって一時的なこころの癒しを得るもの、③関係性は、特定の人やものとの密着によって一時的なこころの癒しを得るものとそれぞれ整理できると思います。娯楽については、2000年以上前のローマ時代から、「パンと見せ物（パヌム＝エト＝キルケンセス）」と言われるように、ひとの生活（暮らし）には不可欠なものとされてきました。ひとから娯楽を取り上げたら、もしかしたら、ひとは「生」きていけない。娯楽がなくなれば、生きることの楽しさや面白味がなくなってしまうからです。わたしたちは、なにかしら楽しみ（娯楽）がもてているひとがほとんどだと思いますが、ギャンブル、買い物、ネットのようなある特定の娯楽にはまってしまうひとがいるのはなぜでしょう。また、同じ行為をしてもはまらないひとがいるのはなぜでしょう。わたしは、この問いに答えるかわりに、3章に掲載した表5にならって依存症にも同じような表をつくり、外傷性の立場から、わたしなりの解釈をつけてみました（**表21**）。この表21をみて、皆さんはどう思われるでしょうか。わたしは、このような勝手な解釈はできても、難しい状況をかかえた患者さんたちの回復につながるプログラムや支援技術をもっていません。大石先生には、是非とも、クレプトマニア、性依存、ストーカー、DVなどの依存症にも有効な回復プログラムをつくってほしいと思います。

13）子どもの遊びについて

ところでわたしは、157ページの表19の上から3行目には「タレントさんと一体になれる熱狂的で陶酔性のあるイベント」を入れていますが、「東京ディズニーランド（TDL）で一日中、思う存分遊ぶ」という刺激についても考えました。TDLは、ミッキーマウスやディズニーのキャラクターが大好きな子どもにとっては、確実に陶酔できる場所となり、「発達性レジリエンス」が量産される場所だからです。ただし、ここでいう「発達性レジリエンス」とは、ヴァン・デア・コルクの「発達性トラウマ」にならってわたしが勝手に使いはじめた非公式の用語です。

表 21　外傷性の立場からみた各種依存症

ICD-10 のコード		依存症	種別	外傷性の立場からの説明
F5圏	F50	摂食障害	娯楽	食行動に没頭すると苦痛（トラウマ）が一時的にやわらぐことに気づいてしまい、体への負担や害があっても、食行動中心の生活がやめられない依存症の一型
F1圏	F10.2	アルコール依存症	嗜好品	アルコールを飲むと苦痛（トラウマ）が一時的にやわらぐため、飲み続けているうちにアルコールにはまってしまい、体への負担や害があっても、飲むことをやめられない依存症の一型
	F1x.2	薬物依存症	嗜好品	薬物を使うと苦痛（トラウマ）が一時的にやわらぐため、使い続けているうちにその薬物にはまってしまい、体への負担や害があっても、使うことをやめられない依存症の一型
F6圏	F63.0	ギャンブル依存症	娯楽	ギャンブルに没頭すると苦痛（トラウマ）が一時的にやらわぐことに気づいてしまい、その代償の大きさにもかかわらず、ギャンブル中心の生活がやめられない依存症の一型
	F63.2	窃盗癖（クレプトマニア）	娯楽	万引きなどの盗みに没頭すると、苦痛（トラウマ）が一時的にやわらぐことに気づいてしまい、その代償の大きさにもかかわらず、盗み中心の生活がやめられない依存症の一型
	F63.8	買い物依存症	娯楽	買い物に没頭すると、苦痛（トラウマ）が一時的にやわらぐことに気づいてしまい、その代償の大きさにもかかわらず、買い物中心の生活がやめられない依存症の一型
	F63.8	ネット依存・ゲーム依存	娯楽	ネットやゲームに没頭すると、苦痛（トラウマ）が一時的にやわらぐことに気づいてしまい、その代償の大きさにもかかわらず、ネットやゲーム中心の生活がやめられない依存症の一型
	F63.8	ストーカー	関係性	ストーカー行為に没頭すると、苦痛（トラウマ）が一時的にやわらぐことに気づいてしまい、その代償の大きさにもかかわらず、ストーカー行為なしの生活が続かない依存症の一型
	F63.8	DV（家庭内暴力）	関係性	DV に没頭すると、苦痛（トラウマ）が一時的にやわらぐことに気づいてしまい、その代償の大きさにもかかわらず、DV なしの生活が続かない依存症の一型
	F63.8	自傷行為	娯楽	自傷行為に没頭すると、苦痛（トラウマ）が一時的にやわらぐことに気づいてしまい、その代償の大きさにもかかわらず、自傷行為なしの生活が続かない依存症の一型
	F65	性嗜好障害（性依存症）	娯楽	自分本位の性的活動（セックス）に没頭すると、苦痛（トラウマ）が一時的にやわらぐことに気づいてしまい、その代償の大きさにもかかわらず、その活動中心の生活がやめられない依存症の一型
	F65	露出症、のぞき、痴漢	娯楽	自分本位の性的活動（露出、のぞき、痴漢）に没頭すると、苦痛（トラウマ）が一時的にやわらぐことに気づいてしまい、その代償の大きさにもかかわらず、その活動中心の生活がやめられない依存症の一型

わたしは、生存記憶は、強力な脳への刺激によって視床が乱れることから生じると理解していますので、子どもの場合、遊びの楽しさが極まった瞬間には視床が乱れて、扁桃体に、「生」が刻印されたレジリエンス記憶がつくられると想像しています。そして、子どもの場合、なにもＴＤＬでなくても、つまり、大人に比べて脆弱な子どもの脳では、もっとありふれた日常的な経験からでも、レジリエンス記憶がつくられるのではないかとも考えています。

遠方からＴＤＬを訪れると、大人の都合でそろそろ帰ろうか、と子どもたちに言うような場面がわたしの脳裏には浮かんでしまうのですが、帰りたくないといってごねる子ども、泣きじゃくる子どもを無理矢理連れて帰るのは、親としてできれば避けたいものです。また、不本意な形で帰らされる子どもの体験とは、途中がどんなに楽しくても、最終的にはどんな意味づけの体験になるのか、正直なところよく分かりません。子どもの「生」きる力を高めたいと思ったら、近くの遊園地でも、町の公園の遊具でも、もう十分、早く帰ろうと子どもが言い出すまでとことん遊ばせてやった方がよいとも考えていました。わたしは、娘が小さいころ、ＴＤＬに行こうとせがまれても連れて行けませんでした。うちからは遠いですし、混雑に疲れてしまいそうですし、高額なホテル代を出す気がしませんでした。でもあのとき、日帰りでも、短時間でもＴＤＬを訪れていたら、行きたがっていた娘の頭の中では、ＴＤＬに足を踏み入れたまさにその瞬間から、強烈な「生」を刻む「発達性レジリエンス」が生まれたのかもしれません。子どもにとってかけがえのない時期、そうできなかった自分のことをいまは悔やむ気持ちの方が大きいです。

第8章 ひきこもりになるのは、どのようなひとたちか？

1） 本書では、どうして、親のしつけによるトラウマがひきこもりの原因と結論したのか

ひきこもりの原因について、わたしが説明してきたことをここで小括したいと思います。2章「体験のトラウマ化とＰＴＳＤの発症」では、相手を傷つけようという意図がなくても、自然災害と同じように、ひとにはトラウマが生じることを説明しました。これは、親のしつけに当てはめれば、親に悪意がなく、むしろ愛情のこもったしつけでも、しつけが不適切なら子どもにはトラウマが生じうるということを意味します。また、わたしが思うところの「トラウマ体験の要件」を提示し、あるひとの体験のなかに（5歳の子どもなら、5歳の子どもにとって）確実に死が意識された瞬間があって、「もともとはこころの健康なひとを、体は生きているのにこころは死んでいる状態、または、こころが死んでいるのに体だけ生きている状態に、いったんは陥れたような体験」であれば、トラウマ体験とみなしてもよいという私見を述べました。

3章「ひきこもり発生の観点からみた外傷性精神障害とＰＴＳＤ」では、ＩＣＤ－10やＩＣＤ－11におけるＰＴＳＤ診断基準の「例外的な、脅威的な出来事」のとらえかたは相対的なものであり、「そのひとにとっての」という見方をすると、ＰＴＳＤ診断の敷居は変化しうるという私見を説明しました。また、近藤直司先生のひきこもり調査のデータを再検討し、岡野憲一郎先生の「外傷性」のレンズをあてると、同じ集団が1‥

1：1（近藤）ではなく1：3：8（宮田）に分けることも可能で、ひきこもりの集団には今まで見落とされてきた外傷性の側面があることを指摘しました。

4章「親のしつけに注目しつつ『トラウマ体験記』を読む」では、さまざまなトラウマを体験した方の本を紹介し、日本人にとって特別ともいえないような親との関わりにおいても複雑性PTSDが発症しうること、そしてその子どもにあらわれた精神病理は、わたしたちの身近にあっても、本人の弱さや人間性のためとされて、社会から軽んじられてきた可能性があることを説明しました。

5章「子ども虐待としつけの境界」では、子どもの虐待の定義が日米間で異なっており、日本の心理的虐待の定義は、アメリカ・カリフォルニア州の定義よりも敷居が高く、カリフォルニア州の基準を日本のしつけに当てはめると、日本の家庭でも心理的虐待を受けた可能性のある子どもの数は多いかもしれないこと、また、心理的虐待は、ほかの虐待より加虐性が高いのに、親にも、本人にも、虐待とは自覚されにくいことについて説明しました。

6章「発達性トラウマとひきこもり」では、思春期が終わるまでの子どもの養育には、アタッチメント形成と社会化形成という2つのキーワードがあること、また、その主要な理論としてのボウルビィの「アタッチメント理論」、パーカーの「愛情欠損的統制」について説明しました。さらに、子どもの人生行路についての3つのモデルを提示し、「コントロール型」の人生行路をたどった子どもたちの集団がひきこもりを生む母集団であるとの仮説について説明しました。また、ひきこもりのひとにとってのわが家とは、二重の意味あいをもつ「安全基地」であることを説明しました。

7章「親のしつけの背後にある意外な側面」では、親のしつけには、洗脳のメカニズムと同じ性質があることを説明した上で、斎藤学先生が「親教」信者と名づけた集団には、ひきこもりの集団と同一線上の日本的な性質をもった複雑性ＰＴＳＤの精神病理があること、また、生存記憶（トラウマ記憶＋レジリエンス記憶）の仮説を導入すれば、「親教」信者の10個の特徴はすべて親の不適切なしつけと関連したトラウマもしくはレジリエンスとして説明可能なことを私見により解説しました。

心理的虐待以外の虐待（ネグレクト、性的虐待、身体的虐待）の影響については、ひきこもりの病因に心理的虐待ほどは関わっていないだろうというわたしの推測もあって、本書では詳しく議論していませんが、不適切なしつけには、複数の虐待（例えば、心理的虐待＋ソフトな身体的虐待、心理的虐待＋ネグレクトなど）の要素が組み合わされたものもあるだろうとは考えています。

『沖縄戦と心の傷―トラウマ診療の現場から』を著した蟻塚亮二先生は、その本の中で、若いひとにみられるうつ病（非定型うつ病）について興味深いことを指摘しています。〝そうした若者のうつ病の心性は、親の過保護や「良い子路線的教育」、あるいは親の共感不全などによる養育トラウマの結果、ＰＴＳＤないしはトラウマ反応が起きているのだろうと思いついた。過保護は、それと引き換えに支配服従を求めるので、養育トラウマになる。極論すると若者のうつ病は親からの養育トラウマによるＰＴＳＤのようなものかもしれない〟、「他人の評価に過剰に縛られたり、他人を羨んで自分を嘆くというのは、要するに自己との直面化の回避だ」、「困難にぶつかったときに、それを受けとめて対応戦略を探る（つまりストレスを再統合する）のでなくて、他人と比較してわが身の不幸を嘆くというのは、ＰＴＳＤの回避という反応と似ている。つねにそのように困難を他罰、回避、比較、排除する方向にばかり考える傾向は、養育トラウマによると思われる」「非定型うつ病のサインのひとつに、過去の情景がフラッシュバックするというものがある。こうなると、非定型うつ病は、感情障害ではなく、不安障害またはトラウマ反応の系列ではないかと疑いたくなる」と述べています。蟻塚先生の本からの引用が長くなってしまいましたが、要するに蟻塚先生は、うつ病（非定型うつ病）の若者に

ＰＴＳＤに特有といわれる回避やフラッシュバックがみられることから、親の過保護や共感不全などの不適切な養育によるトラウマ性のものと疑っているわけです。

さて、私見とはなりますが、病気（統合失調症）や特性（発達障害、知的障害）以外の理由でひきこもりに至ったひとたちは、「コントロール型」の人生行路の長きにわたって（物心つくかどうかというような小さな子どものときから）、親の不適切なしつけによるトラウマ体験を累積してきたひとたちです。ところが、日本のごく普通の家庭で、ごく普通の親が、子どもに心的外傷を引き起こすような虐待を行っているはずがないという「家族神話」に守られて、「養育トラウマ」には、否定的な見方をする専門家が多いのも事実です。自戒を込めて言うならば、診察室のなかで観察された患者さんの「状態としてのパーソナリティ」だけをみて、そのひとの症状やパーソナリティを甘えとか未熟だとか、あるいは、他罰的などと安易に判断してはならないと思うのです。

わたしは、日本に推計１００万人以上いるといわれるひきこもりは、精神疾患としての統合失調症による自閉やひきこもり、生来性の知的障害や発達障害の特性によるひきこもりを除外すると、子ども時代の、親の不適切な養育による累積性の発達性トラウマにより、日本的な複雑性ＰＴＳＤの精神病理をもつようになった集団とするのが無理のない結論であり（ＰＴＳＤでは、行動面の異常としてひきこもりが起こるとＩＣＤの診断ガイドラインにも書いてある）、国の平成29年国民生活基礎調査の結果から試算した「心理的虐待を体験した児童の数」なら日本のひきこもりのひとの数を説明できると結論したわけです。逆にいうと、そのようにでも結論しなければ、１００万人という大きな数字は到底説明ができないのです。

ところが、わたしのこの仮説を、ひきこもりを経験した幾人かの患者さんに説明してみたところ、よい感触は得られませんでした。ピンとこないという反応もありましたが、親からそんなひどいことをされた覚えはないと、即座に否定されることもありました。お母さんのレジリエンス記憶が強いからとも思いましたが、ひきこもりの本人に受け入れてもらえないとしたら、本書にはいったいどんな価値があるのでしょう。わたしも結局、服部雄一先生のような孤独を味わわなければならないのか。そんな無力感／徒労感／呆然自失に襲われて、次にわたしに浮かんだのは、オウム真理教と闘った滝本太郎弁護士のことでした。

滝本弁護士というと、空中浮遊の写真をみたときの衝撃がいまでも忘れられませんが、虚弱というか、ひからびたような体格で、当時、多くの信者から崇拝されていた麻原尊師よりも高く空中浮遊したのですから、滝本先生の並々ならぬ努力には感心しましたし、わたしはその写真をみたときの痛快な思いを今でも鮮明に覚えています。滝本先生は、オウムのような巨大組織とどうして闘い続けられたのでしょうか。

わたしはその理由が知りたくて、とりあえずWikipediaを検索してみたところ、滝本先生は、オウム教団に殺害された坂本堤弁護士とつながりがあると分かりました。おふたりは弁護士仲間だったのです。オウム真理教被害対策弁護団に加わった滝本先生は、サリンやＶＸガスなどにより、4回も命を狙われたそうです。オウム事件収束後も、滝本先生はカルト教団からの脱退支援活動を続けていますが、先生のこころの奥には、ＰＴＳＤ的な心性、つまり、坂本堤弁護士一家は殺されずに済んだかもしれない、助けられたかもしれないというような思いがあるのかもしれません。

精神医学的にいうと、滝本先生は、ＰＴＳＤにかかっても不思議のないような過酷な体験をしていますが、そのつらい体験から何かをつかみとったのかとも思いました。ところが、滝本先生は、２０１５年3月31日に、違法な自力救済行為を行ったため弁護士会から戒告処分を受けたそうです。詳しい事情は分かりませんが、弁護士として禁止されていたことを滝本先生は行ってしまったようです。ひとと違ったこと、また、目立つことをすると批判されるという、日本の社会がもつ悪しき、そして、もしかしたら麗しき側面を垣間見た気がしました。救済方法の批判より、カルトの被害者を一刻も早く救い出す行動の方がわたしには価値があると思えます。

本書は、斎藤学先生の著書の分析を通して、１００年前のフロイトにさかのぼるような精神分析的側面をもってしまいました。そこでわたしは、普段だったら自分のことをあまり深くは考えませんが、主に薬物療法しかしてこなかった精神科医に過ぎない自分がどうして、ひきこもりに関してこういう厚かましい発言ができるのか、その原因をさぐるために、自分のレジリエンス記憶についてさかのぼってみることにしました。さてそのとき、自分の脳裏にぱっとひらめいたのは、十二人の怒れる男→塩狩峠→西島秀俊さん→上原良司さん→北村俊則先生でした。そのさらに底にある記憶はなんだろうと思って考えていくと、わたしの子ども時代の一番古い記憶にもたどり着きました。それは、保育園のお散歩のとき、T子ちゃんと手をつないで歩いていたら、いきなりどぶに落っこちた、という思い出です。左足が宙を踏んで、そのままどぶに落っこちたときの感覚は、50年たったいまでも覚えています。しかし、そのときの思い出は、わたしには温かいもので、まわりの大人が助けてくれたという思い出になっています。ところが、今回、よくよく考えてみると、散歩中のわたしに「いいもんあげるから目をつぶってて」と言ったT子ちゃんのことはまったく思い出せません。あのときT子ちゃんはわたしに何をくれようとしていたのでしょう。そのとき何かもらえると期待した分、わたしは、ひとからものをもらうことをおそれるようになった気もします。後年、ささいなことから恋愛がいつも長続きしなかったのは、女性を信じるとこわい目に遭うという思い込み（＝トラウマ記憶）がわたしには刻まれているからかもしれません。

『十二人の怒れる男』というのは、被告席にいたみすぼらしい少年を、たったひとりの陪審員だけが有罪と決めつけず、父親殺しのえん罪から救った法定ドラマです。この映画は、高校の授業のときに観せられました。『塩狩峠』は、三浦綾子さんの小説ですが、乗客の命を救うために、自分の身をささげた鉄道員のものがたりです。西島秀俊さんは、男性でも憧れるようなイケメンの俳優さんですが、『セイジ陸の魚』という映画の役柄では、こころに傷のある女の子を救うためにとんでもないことをしてしまいました。そのときの映像がわたしにはときどきフラッシュバックしてきます。上原良司さんは、第二次世界大戦中の特攻により東シナ海のもくずと消えた兵隊です。上原さんは、わたしの卒業した大学の先輩でもあり、『きけ　わだつみのこえ』の冒頭に掲載された文章が、また、戦争への思いとはうらはらの特攻という行いが、わたしの中ではどんなに考えてもうまく処理できない重みをもったメッセージとなっています。北村俊則先生は、わたしの恩師のひとりですが、学会ではき違えたような発表があると、相手が誰であっても、すぐさま手をあげてうやうやしく論破するところが、わたしには、はらはらすると同時に、とてもかっこよかったのです。

このような体験は、そのときのわたしにとって、頭がぐらぐらするような体験となり、扁桃体の奥の方にレジリエンス記憶として保存されているのではないかと想像しています。子どもの頃のことは、考えたら、もっともっと思い出すこともあるでしょうが、最初にぱっと浮かんだ十二人の怒れる男→塩狩峠→西島秀俊さん→上原良司さん→北村俊則先生というライン取りのできる価値観をわたしがもつようになったのは、これまでに関わってくれたひとたちや出来事のおかげだと思っています。このような記憶がわたしの脳内に刻印されていて、日頃の厚かましい行動にも影響しているのではないでしょうか。

そう思うと、生存記憶というのは面白いものだと思います。そうして、わたしにこれから文句を言ってくる（かもしれない）ひとは、どんな生存記憶にもとづいて行動しているのかとも考えます。医師になるようなひとのレジリエンス記憶は、ひとのために働きたいという思いから医師になるひとが大半だと思いますので、実は、わたしと、それほど違いはないのではないかとも考えています。そういうひととわたしが一点違うかもしれないのは、もしかしたら、お母さんではないかと思います。わたしは、母から耳にたこができるほど、つまらないことまで細々と言われて育ちましたが、母は、母の言う通りにしなくても、結局は無条件でわたしのすべてを認めてくれたひとでした。だから、わたしは、ほかのひとが遠慮して言わないようなことでも、必要と思うと、人前で発言できてしまうのかもしれません。レジリエンス学の視点から生存記憶を分析していったら、いままでとはひと味違う面白い精神分析ができるのではとも考えているところです。

2）ひきこもり発症におけるささいな体験や出来事の意義

57頁の図6のように、発達性トラウマの累積によって複雑性ＰＴＳＤの精神病理をもつひとというのは、つらい体験や出来事がいつ頃からはじまったのか、特定できないひとたちだと思います。わたしは、そういうひとは、いつとはなしに「体は生きているのにこころは死んでいる状態」に片足をひたしながら、「瀕死の状態」のまま、表面上はなんとか日常生活を送ってはいるものの、本当にぎりぎりの状態で生き永らえている時期があると推測しています。

だから、まわりからみたら、本当に些細な、その後の長期のひきこもりにはとても釣り合わないような小さな体験や出来事から、ひきこもりがはじまるのではないでしょうか。小さなミスでも挫折でも、あるとき「あぁ、やっぱりな。お母さんが言った通りだ」「（親の言う通りにできない）自分はだめな人間。生きていても仕方のない人間」というような、トラウマ性のメッセージに圧倒されてしまう瞬間が訪れると、瀕死の先の世界（つまり死んだような状態）へと移行してしまうのでしょう。そういうときの、本人の脳裏にあるトラウマ記憶とは、しつけの場面でお母さんから何度も言われてきた「わたしの言うとおりにしなかったら、あなたにはなんの価値もない」、「目上のひとの言うことをだまって聞きなさい」、「言う通りにしなさい」、「言い訳するのはやめなさい」、「ほかのひとと違ったことはしないで」というような、協調性を重んじる日本的な価値観です。自分を押し殺してでも守ろうとしてきた規範についに従えなくなったとき、ひきこもりのひとには社会から撤退するよりほかに手段が見つからないのです。

ひきこもりの発症におけるささいな体験や出来事のことを、単なる技術的な問題と説明する先生もいます。心理学者の長谷川博一先生は、小説家の柳美里さんや女優の東ちづるさんのカウンセリングをしていたという有名なカウンセラーの先生ですが、長谷川先生の著書『お母さんはしつけをしないで』には、ひきこもりのひとがうまく社会適応できない理由として「彼らにとって、社会に出て、多様なひとたちと交流することが苦しみをもたらす」と説明しています。おとなの社会では、双方向性のコミュニケーションスキルが求められるため、そもそも（ひきこもりのひとが）「幼いころからなじんだ一方向性のコミュニケーションだけでは通用しない」からです。母と子の関係が「縦の関係」のまま変わらないと、豊富な対人スキルを学習できないひきこもりのひとは、ひとまえで自己主張しないひとになってしまいますし、他者との一方向性の関係性のまま社会に出ても、生きづらさや過剰適応が続き、いずれ破綻することも想定の範囲内というわけです。

３）過酷な体験をしてもトラウマにならないひとがいるのはなぜか

ところで、過酷な体験をしても、トラウマにならないひとがいるのはなぜでしょうか。つらい体験があっても平気なひとがいるから、トラウマ反応を起こしたひとは弱い人間にみられてしまう面もあると思います。この疑問については、ストレスへの対処能力がひとによって異なるからと説明されており、キーワードとなる概念は、本書でもたびたび用いてきた「レジリエンス（resilience）」です。

レジリエンスは、１９８０年ごろから、小児精神医学の分野で、「逆境の中でも成長して立派な大人になった子ども」に対して使われていましたが、現代医学の分野でもレジリエンスが使われるようになっています。きっかけは、2012年のNatureとScience（世界的に有名な科学雑誌）が相次いでレジリエンスを取り上げたためだそうです。

レジリエンス、または、レジリアンス（筆者注：フランス語読み。原語にこだわるひとや、しゃれたひとは、こちらの方を使いたがる）は、「逆境を跳ね返して生き抜く力」と定義されています。本書の立場からは、ストレスやトラウマ体験と闘う力とも言えるでしょう。八木剛平・渡邊衡一郎編纂の『レジリアンス―症候学・脳科学・治療学』によると、日本の精神医学には、欧米でレジリエンスが注目される以前から、レジリエンス概念を包含した治療論があったそうです。中井久夫、湯浅修一、神田橋條治による「養生・治療論」がそれで、これによると病気とレジリエンスの関係は、次のように説明されています。〝病い（病気）とは「いのち」が馴染めないものや状況を排除し本来の己のありようを復活しようと奮闘している姿であり、病気が治るのは、自然治癒力の働きである。また自然治癒力とは、「いのち」という物質界が、己に加えられた歪みや傷害に逆らい、復元を図るというあらかじめパターン化されている活動である〟

この定義では、「自然治癒力」がレジリエンスをあらわしていますが、歪みや傷害（本書の立場からはトラウマ体験と言い換えられるもの）に逆らって復元を図る力が「いのち」にはもともと備わっていると聞くと、まずは安心と、そして勇気をもらった気がします。

そして、レジリエンスは、気休めや宗教くさい観念ではなく、現代医学においては「神経可塑性」（筆者注：一度乱されたり、破壊されてしまった神経系統を元の状態へ復旧しようとする生体の力のこと）を想定した概念にもなっているそうです。加藤敏・八木剛平編集の『レジリアンス―現代精神医学の新しいパラダイム』によると、この本の発刊された2009年時点ですら、ひとの脳内にはトラウマをやわらげる11種類の「レジリエンス候補物質」があると説明されています。また、この本には、伝統的な医療やヨガ、睡眠、食事や漢方薬、運動、祈りなどの日常生活における活動も、ひとのレジリエンスを高めるものとして紹介されています。レジリエンス記憶の立場からは、これらの活動がそのひとのレジリエンス記憶を呼び覚ますとも解されるでしょう。レジリエンスでは、従来の医学指針には含まれないもの、つまり、各国の伝統的な医療やヨガ、祈りなども取り上げられますが、無宗教があたりまえの日本では、祈りなどには触れられないのが一般的と思います。うさんくさくなりますし、薬に頼らなくとも宗教で治せると誤解するひとも出てくるからです。わたしは、日頃から患者さんには、健康を守る秘訣として、バランスのよい食事、睡眠（早めに寝て、朝はなるべく同じ時間に起きる）、適度な運動（1日最低20分くらい歩く）、笑ったり愉快な気晴らしなどをあげて説明しているので、病気のあるひとの改善や回復には治療薬が必要なことはもちろんなのですが、薬だけに頼らず、患者さんも能動的に、基本的な生活を守っていくことが大切ということには違和感もないのです。

4）レジリエンスを高めトラウマ化を防ぐ本人以外の要因

さて、本人固有のレジリエンスや、本人の行動や習慣などに関わるレジリエンス強化因子のほかに、レジリエンスを高め、トラウマ化を予防する本人以外の働きがあることにも注意が必要です。お茶の水女子大学の菅原ますみ先生が2019年の『精神医学』に著した「小児期逆境体験とこころの発達」によると、発達精神病理学の研究成果から、レジリエンスに影響する要因は4つに分けられるということです。それらをまとめたのが**表22**となります。

この表22により、トラウマ化を防ぎレジリエンスを高める要因としては、家庭内の防御要因と社会文化的な防御要因の2つ、逆に、トラウマ化を促進しレジリエンスを損なう要因としては、家庭内のリスク要因と社会

表22　子どものこころの不健康（＝精神病理）に関する防御要因／リスク要因

カテゴリー	要因の性質	ひとのレジリエンスへの影響	具体的な要因（統計的に有意な要因のみを掲載）
家庭内	防御要因	高める	温かく安定した養育、家族のまとまりのよさ、有能な大人の役割モデルの存在、親による監督とモニタリング、親が子どもの性質を肯定的に価値づけること
	リスク要因	損なう	両親間の葛藤、虐待、家庭内暴力、親の精神病理、家庭の低収入／貧困
社会文化的	防御要因	高める	よい友達関係、よき大人の指導者・助言者、ポジティブな文化的価値観、民族アイデンティティなどの多様性に対して寛容な文化
	リスク要因	損なう	いじめ、厳し過ぎる教師、貧困地域であること、人種差別、社会的偏見、地域での暴力

文化的なリスク要因の2つがあることが確認できると思います。

この表22は、一見すると地味なもので、読み飛ばしてしまいそうですが、ひきこもりのひとの回復にとって大切なもの（防御要因）、そして、回復を遅らせるもの（リスク要因）の一覧リストです。ご覧いただくと、ひきこもりの問題を考える際の、あらゆる視点を含んだ非常に大きな表だとお分かりいただけると思います。

5）ひきこもりの原因探しは難しい

本書ではこれまで、ひきこもりは、親の不適切なしつけにより日本的な複雑性ＰＴＳＤの精神病理をもつようになったひとに起こる対処行動と説明してきましたが、複雑性ＰＴＳＤの発病には、本人固有のレジリエンスに加えて、その強化因子や、表22にあげられたような、非常に多くの要因が関わっているとも言えるわけです。わたしは、日本のひきこもりは、１００万人以上という数の多さから、親からの不適切なしつけが最大の原因と考えています。しかし、ひきこもりの原因の１００％が親のしつけと言えるかというと、そこまで断言するのも難しいと思っています。ひきこもりには、きっかけとなる出来事（例えば、学校における失敗やいじめ）があるようにみえて、実はその背後に、そのひとが生まれてから累積してきた親からの不適切なしつけによる数々の発達性トラウマがあることを忘れてはいけないということです。

不適切なしつけは、前節の菅原先生の表22でいうと、「家庭内：リスク要因：虐待」に該当するものとなりますが、同じ家のなかで、「家庭内：防御要因：親による監督とモニタリング」が働いていれば、不適切なしつけの影響は緩和されることになります。炎上したお母さんに対して、「親は子どものもんやけど、子どもは親のもんやない」といさめてくれるタレントの松尾貴史さんのお父さんのようなひとがいれば（２０２０年10月の朝日新聞「おやじのせなか」）、家族の雰囲気は相当変わる気もします。そう考えると、不適切なしつけをモニタリングせず、そのまま放置してきた家族の方が原因という見方もできるかもしれません。また、家の外にある社会文化的な防御要因やリスク要因については正確に把握できないため、こころへの影響を測定するのは難しいと思います。あるケースについて、そういう要因のひとつひとつを丁寧に調べていけば、子どもをＰＴＳＤの精神病理に至らしめたトラウマとレジリエンスの構成比についても理論上明らかにできるかもしれません。しかし、一般には、きっかけとなった出来事（例えば、学校における失敗やいじめ）ばかりに注目が集まり、その裏にある親のしつけの不適切性を含めた他の要因にまで議論が拡大されることはないでしょう。したがってわたしは、外傷性の症状や疾患では、原因探しはほどほどにして、回復をめざすための手がかりや手段として外傷性の知識や技術を用いた方がよいと考えています。次章以降で説明するように、そのひとの症状が外傷性のものとみられるだけでも、回復に効果的なケアや治療、支援の戦略が立てられるようになるからです。

第9章 ひきこもり支援の要点

1）ひきこもり支援におけるトラウマインフォームドケア

本節では、ひきこもりが外傷性であるという立場から、ひきこもり支援において必要となる「トラウマインフォームドケア（trauma-informed care：ＴＩＣ）」の概要について説明したいと思います。２０１８年の『精神神経学雑誌』に掲載された兵庫県こころのケアセンター研究部の亀岡智美先生の論文「トラウマインフォームドケア―その歴史的展望」によると、ＴＩＣは、トラウマ関連障害などに苦しむひとに対して「支援者が、相手にトラウマがあることを感じながら関わる」新しい関わり方で、アメリカの薬物乱用精神保健管理局（Substance Abuse and Mental Health Services Administration：SAMHSA）が中心になって開発されたものだそうです。この概念をつくったグループの中心メンバーであるマキシーン・ハリスは、トラウマインフォームドケアについて「トラウマそのものを治療しトラウマからの回復をめざすトラウマに特化した治療（trauma-specific service）とは異なり、トラウマについての理解をサービス全体に組み込み、サービス提供のすべての局面で癒しを強化する状況を作りだす」ものと説明しています。アメリカでは、１９９４年のトラウマ・サバイバーフォーラム（Dare to Vision Conference）から10年をへた２００５年に「米国トラウマインフォームドケア・センター（National Trauma-Informed Care Center）」が設立され、ＴＩＣの普及にも拍車

表23　再トラウマ化を防ぐための回避事項

・強制的な対応
・威圧的な態度：腕を組む、挑発的な態度
・大声、命令口調、暴言
・不親切な態度、無関心な姿勢
・支援の内容や目標を十分説明しない
・支援方針の突然の変更、約束を破る
・相手に誤解を与えるような言葉づかい
・支援機関の掲示物などの言葉：暴力、禁止

がかかっているそうです。

トラウマインフォームドケアの特徴は、「ストレングスモデルにもとづいた医療サービスのアプローチ」、「トラウマが個人に及ぼし得る影響を理解して取り入れ、スタッフと当事者の双方に身体的・心理的・感情的な安全を確保し、当事者にコントロールとエンパワメントを促す機会を与えるもの」、「医療サービスによる再トラウマ体験を回避するための対策を講じ、サービスの提供、評価には当事者の参加を重視する」の3つにまとめられますが、本書では難しくなるので、この概念についてこれ以上の具体的な説明はいたしません。アメリカでは、トラウマインフォームドケアの概念を取り入れた診療により、入院者への隔離拘束が82・3％も減らせたとの報告もあり、TICの有用性について検討が進んでいます。日本でも、日本精神科救急学会の『精神科救急医療ガイドライン2015年版』が、他に先駆けて、興奮・攻撃性のある患者にトラウマインフォームドケアを推奨しています。精神科病院においては、興奮や攻撃性に対してやむを得ず強制的治療が実施されることもありますが、入院前からすでにトラウマのある患者では、強制的治療によって新たなトラウマが生じやすいため、トラウマインフォームドケアにより「二次外傷」（筆者注：患者が医療者から受ける心的外傷。「再トラウマ化」とも言われる）を防ぐ狙いがあるわけです。

亀岡先生は、2019年の論文「トラウマインフォームドケアの必要性」でも、患者の再トラウマ化を防ぐためには、**表23**にまとめたような対応が必要と指摘しています。例えば「暴力禁止」などの掲示物は、いまどきの病院なら、どこでもよく見かけるインフォメーションのひとつになっていますが、トラウマをかかえた患者には、自分は病院側から暴力をふるう存在とみられている、というような誤ったメッセージとして伝わり、再トラウマ化を生じる可能性があるということです。

宮崎大学の境泉洋先生がNPO法人KHJ全国ひきこもり家族会連合会と共同して行ったアンケート調査は、ひきこもりのひとの「二次外傷」を考える際のとても貴重な資料です。境先生は、2003年以降、複数回にわたってひきこもりの当事者や家族に対してアンケート調査を実施していますが、2019年の『精神科治療学』の特集号によると、当事者（ひきこもりの本人）や家族は、ひきこもりに困っていても病院や相談機関には頼りたくないと考えているひとが多いそうです。その理由としては、「効果に疑問を感じる」と回答した当事者が28・2％ともっとも多く、次いで、「必要でない」が19・4％で、「過去に嫌な思いをした」と回答したひとも15・9％いました。また、家族の回答では、「効果に疑問を感じる」が34・6％、「ひきこもり本人が反対する」が16・2％、「費用が高い」が13・1％、「どのような相談機関があるかわからない」が12・1％でした（以上、2006年の調査報告）。さらに、2018年の調査では、相談機関や医療機関を利用したとき嫌な経験をしたことがあると回答した当事者は37・6％に増加しており、家族の回答も34・6％とほぼ同等でした。

このような結果は、医療機関が、ひきこもりの本人や家族の期待にうまくこたえられていないことをうかがわせます。境先生のアンケートでは、医療機関を利用したときの嫌な体験について、当事者や家族から次のような自由記載による回答も寄せられました。

〈スタッフの対応や説明内容についての不満〉

対応にあたったひと（支援者）は「上から目線な態度、言動」で「怒鳴るひとがいた」、「入院中、言ってもいないのに悪者・悪口を言ったひと扱いになった」、「社会参加を急かされ、自分の気持ちを無視された」。また、「話を聞きましょうというので、困りごとを打ち明けたら、物笑いの種にされた」、「受付の対応がありえないくらい横柄。（中略）初診も困りごとを聴かず、3分診療で終了。心理検査を希望したら［言われたとおりやりましたよ］と言わんばかりの態度で、他の障害の可能性を考えない。困りごとをまったく聴かない。発達障害の診断には納得したが、病気じゃないので、薬も通院もいらないと突き放すような言われ方をされ、適切な支援につないでもらえなかった」。「入院当初はコミュニケーションの練習をするように言われたが、具体的な指導がなく戸惑った。孤立感があった。病気というよりは生育歴の問題がくすぶっているような状態であったのに、カウンセラーをつけてもらえず、服薬治療に限界を感じた」。「やっと初めて医療機関を受診することができたが、2日間の心理テストをへて結果を聞きに行った際、あなたは病気ではありません。あなたが何とかしたいと思うなら通院してもらってよいですがカウンセリングはやっていませんので他に行ってください、と本人に向かって言われた」

〈入院についての不満〉

「入院」については、「十分な説明なく即入院となり、長期間の入院をさせられたことがとてもつらかった。病状も十分説明されず、医師の一方的な言動や、家族が退院を希望しても怒鳴られたこと、転院させることも、本当に大変だった」。「入院を勧められ、ゲーム機の持込み可とされたのに、当日その場でゲーム機を使えなくなり、預けることになり、不信感を募らせて１日泊まって退院した。その後、他院で入院を勧められても受け入れられなくなっている」。「強制入院をしたとき、医師からの指導、治療を受けられず、つらかった」。「短期間、入院をしたことがあるが、部屋に閉じ込められて心に傷を負ってしまった」

〈処方についての不満〉

「思うように良くならずあまり話も聞かず薬を出すだけ。薬をどんどん増やされ、ますます悪化」。「スーパーで買い物したくらいの量の薬が処方された。本人は数回薬を飲んだが、山のような薬を受け入れることができなかった」。「医師から出された薬が合わなかった。そのことを医師に訴えても逆に叱られた」

わたしは精神科医の立場から、正直、本人や家族からこのように記載された出来事が精神科の病院で起こらないとも言えないと感じます。ただ、病院をかばいだてするわけではありませんが、医療機関は、標準的な医療を提供する立場であって、本人や家族の希望する治療を提供できないこともあります。また、どんな医療機関でも、受診した患者さんすべてから満足を得ることはできないでしょう。しかし、わたしは、ひきこもりのひとの背後にＰＴＳＤの精神病理があるとする立場から、ひきこもりの支援者には、本人の精神障害やパーソナリティの背後にある発達性トラウマの影響をふまえたトラウマインフォームドケアによる指導や支援が行えるようになってほしいと願っています。

境先生のアンケート調査によると、ひきこもりのひとに「あなたは病気じゃない」と突き放すようにコメントした支援者もいました。実際に、その支援者がどんな判断からそのような言葉をつかったのかは分かりませんが、おそらくですが、いまのあなたは、病気じゃない、人格の未熟さや甘えが原因だ、と言いたかったのでしょう。わたしは、ひきこもりのひとに対してこんな不適切な発言をする病院が、残念ながら、現在でも多いと想像しています。長いひきこもりからようやくの思いで受診した病院でこんな不本意な扱いを受けたら、傷つきのあまり二度と病院にかかりたくないと思うでしょうし、「二次外傷」によって、ひきこもりからの回復機会を遅らせてしまう可能性もあります。

困っているひとに親身に関わってくれる支援者はたくさんいますし、わたしは、精神科病院の医師やスタッフが、おしなべて、ひきこもりのひとに見下した気持ちをもっているわけではないとも知っています。そして、残念なことに、ひきこもりの本人や家族には、精神科の支援者からみたら批判的とみられるような雰囲気があるのも事実なのです。そもそも、ひきこもりのひとの多くは、脳の病気ではありません（3章で説明した通り、ひきこもりのひとの過半数は、トラウマ性の精神病理で説明できる集団です。トラウマ性の病理で説明できる集団は、脳の病気ではなく、こころの病気というべき集団なのです）。精神科診療に慣れた医師からみたら、ひきこもりのひとは健康的とうつり、脳の病気っぽくはみえないのです。病院やクリニックにいる精神科医は、統合失調症や躁うつ病、認知症などの脳の病気に対して診療を行っている場合がほとんどです。精神科の外来診療では、たくさんの通院患者に対応しなければならず、こころの問題にじっくりと時間をかけてのぞめるような医師は多くありませんし、短時間の診察で、薬物療法主体の治療を行っているのが現状です。普段よくみている統合失調症などの脳の病気のひとと、ひきこもりのひとの雰囲気とはあまりにも違うため、脳の病気の雰囲気をもたないひきこもりのひとが「甘え」や「未熟」にみえてしまうのも無理がないのです。

これからわたしが言うことを聞いたら、一般の皆さんは混乱してしまうと思いますが、日本の精神科医の多くは、体は病んでいて、こころは健康なひとを主に診ているとも言えます。え、逆じゃないの、と言う声が聞こえてきそうですが、「体は病んでいて、こころは健康なひと」というのは、間違いではありません。脳の病気（統合失調症、躁うつ病、認知症）をみているわけですから、体の一部である脳が病んでいて、こころは健康なひとを診ているのが、一般的な精神科の診療なのです。ＰＴＳＤは、本書で述べてきた通り、「体は生きているのに、こころは死んでいる状態」に陥っているひとたちですから、ＰＴＳＤの精神病理をもつひきこもりのひとは、体は健康で、こころは病んでいるひとたちということになります（ただし、こころと身体は互いに連関しているため、こころを病むことで二次的に体も不調に陥るということはあります）。つまり、普段みている体（＝脳）の病気のグループとは異なるひきこもりのひとに対して、精神科医が、脳の病気を扱うようにうまく対応できなくても、ある意味、やむを得ないのです。

日本では、主に、統合失調症などの脳の病気をみている病院が「こころの医療」というような看板を掲げているというのもとても分かりづらいと思います。１９０７年に設立された斉藤茂吉ゆかりの「青山脳病院」は、ローマ式建築の壮麗な建物だったそうですが、日本にはかつて精神科病院のことを「脳病院」と呼ぶ時代が確かにあったわけです。いまは使われなくなった「脳病院」のほうが、精神科病院の実際の診療内容を正しくあらわしていると言えるかもしれません。わたしは、精神科病院で提供される医療のことをその関係者が「こころの医療」と呼ぶことにはある種の屈折を感じていますが、「脳とこころの医療」と言えば、神経内科や脳外科の病院と誤解されてしまうでしょう。結局、「精神」を使わず明るいイメージになった「こころの医療センター」にこころの医療を求めて訪れたら、脳の病気の統合失調症のひとには心地よく、こころの病気のひきこもりのひとには二次外傷がつくられるという皮肉も起こってしまうわけです。精神科病院のネーミングがもつ分かりづらさについては、**表24**も参考にしてください。

表24　精神障害の成因をあいまいにする精神科病院の看板

	体のコンディション	こころのコンディション	精神科病院の看板
統合失調症、躁うつ病、認知症	脳の病気	健康*	こころの医療
PTSD（ひきこもりを含む）	健康*	こころの病気（外傷性精神障害）	

*体とこころの健康は完全には独立していないため、おおむね健康というような意味です。

国の平成29年患者調査によると、日本の精神疾患を有する患者の総数は、419・3万人ですが、そのうち、疾患別内訳をみると、こころを病んでいるひと（神経症性障害、ストレス関連障害及び身体表現性障害）は、83・3万人（19・9%）に過ぎません。これに精神作用物質による精神及び行動の障害（アルコール依存症など）の7・6万人を加えても、合計は90・9万人（21・7%）に過ぎません。それ以外は、脳を病んでいるひとと言える集団（統合失調症、気分障害、認知症、てんかんなど）にふり分けられます。ユーザーの8割を占める脳の病気のひとたちに精神科医がやさしいのは、そういう事情もあると思います。

だからわたしは、境先生のアンケートに回答を寄せたひとのように、惨憺たる気持ちで精神科の病院をあとにするひきこもりのひとが今後もあとを絶たないと予測しているのです。ひきこもりのひとは、人に頼ろうというひとが少ないですし、まわりに敏感だったり、被害的になりやすかったり、支援者からの批判にも敏感です。境先生は、ひきこもりのひとが、頼ろうとした医療機関で、嫌な経験をしたり、効果の実感できないような治療を受けるよりは、ひきこもりの家族会を頼った方がよいとしつつも、医療機関には、ひきこもりのひとたちとの関係についてはもっと配慮してほしいと今後には期待しているようです。境先生は、ひきこもりの家族に向けたCRAFT（Community Reinforcement and Family Training）というプログラムを実践していますが、もともとは依存症の家族向けに開発されたプログラムがひきこもりの家族に効果的というのも興味深いことだと思います。

ＣＲＡＦＴを受講した家族は、本人への関わり方が変わり、家族の関わり方が変わると本人の受療行動も促進されるそうですが、やっとの思いで受診した、一生に一度のチャンスかもしれない貴重な外部への希求行動が、支援者のこころない言葉や態度で台無しになってしまっては残念です。しかしひきこもりのひとへの温かい対応を期待しても、わたしは、いまの日本の精神科の医療機関で、トラウマインフォームドケアの実践も、ひきこもりのひとへの対応も、そううまくはいかないだろうとも感じてしまうのです。

トラウマの支援者には、トラウマの責任をめぐる裁判に巻き込まれるリスクへの備えも必要と言われています。トラウマの診療から派生した、診断書や意見書の作成には負担も大きいため、トラウマにはうんざりという臨床家が多いのも事実です。このような負担のことを精神科医の原田誠一先生は次のように考察しています。〝精神科臨床の関係者（の少なくとも一部）はさまざまな経験を通して（例：おびただしい数の自称ＡＣ［アダルト・チルドレン］や、本人が述べる外傷体験と周囲からの情報がまったく異なる患者との遭遇）、いわば「外傷性障害に対する外傷体験《トラウマ》」とも称すべき事態を通して一種の食傷状態に陥っており、外傷性精神障害を看過しがちな傾向にあったのではなかろうか〟

さて、支援者を辟易させる「外傷性障害に対するトラウマ」とは別に、トラウマに関わる支援者には「二次受傷」が生じることも指摘されています。「二次受傷」とは、相談者のトラウマ体験を通して、支援者自身も外傷被害を受けることを言うのですが、そもそも、ひとのトラウマに分け入る作業は、本人にとっては、自分（のこころが）が死んだ場面、（こころが）殺された場面に再び舞い戻って、もう一度、死んだり殺されたりする体験にほかなりません。そうすると、支援者は、目の前にいる患者さんが、自分の目前で、（こころが）死んだり、（こころが）殺される場面に必然的に臨席することになりますので、強烈なストレスを受けることも想像に難くないでしょう。支援者として関わるからには、このような負担のかかる作業にもつきあわなければなりませんが、自分自身がトラウマをかかえている支援者などでは、自分と似たような境遇のPTSDのひとに関わることを通して、意図せず、自分のつらい体験記憶がよみがえってしまうような外傷性の反応（複雑な二次受傷ともいうべき）を起こすこともあるのです。

トラウマの権威である飛鳥井先生は、「PTSDの治療に際しては、治療者側の二次受傷にも十分な注意を払う必要がある」としており、「一般に深刻なトラウマ体験を聞かされた者には、2つの反応のどちらかが出やすい。ひとつは回避的態度である。つまり、深刻な話は耳にしたくない、話されてもとまどう、ということから、話を避けようという態度となる。もうひとつが二次受傷である。これは患者の語る内容が、聞かされる者にとっても一種のトラウマ体験となり、同一化ともいえる心理的反応を生じることである。回避的態度にしろ、二次受傷にしろ、大事なことはまず、治療者として自らの心中に生じた反応をきちんと自覚できていることであり、同僚やスーパーバイザーとも話しあうことができる関係を保っておく」と説明しています。

この一節のことを、２００７年の『精神療法』の特集号「トラウマの精神療法」を監修した西園昌久先生は「卓見」と評しています。また、今日的にいうと、トラウマの「二次受傷」を防ぐには、重たいPTSDのひとには、支援者ひとりでなく、多職種チーム（そのひとのために、医師、看護師、心理士、作業療法士、ケースワーカーなどから構成されたチーム）で関わった方がよいと言えるでしょう。

2）ひきこもり支援の際、トラウマに触れた方がよいのか

わたしは、ひきこもり支援の際、本人に対しては、親の不適切なしつけに関わるトラウマの有無について、支援者が問いただしたり、不適切なしつけがあったと決めつけるような態度はとらないほうがよいと考えています。わたしは、ひきこもりは発達性トラウマによる外傷性の反応とみていますが、それでもトラウマには直

接触れない方がよいのです。病院でトラウマを扱っても、本人がほかの場所へ行ったら、そこではトラウマの影響には見向きもされないということも起こります。

ひきこもりのひとには、病院でも、カウンセリングルームでも、外のひととのつながりをもてるということがまずは大切です。本人が大事に思っている親御さんのことを支援者が一方的に否定してしまっては信頼してもらえません。ひきこもりのひとは、長いひきこもり生活を許容してくれている親にすまないという気持ち、ありがたいという気持ちを抱いています。ひきこもりのひとが、親への複雑な思いのたけを自分なりに理解し、他人に話せるようになるには時間がかかりますし、病院という居場所を提供できた支援者は、それだけでまずはほんとうに素晴らしい役割を果たしているのですから、それ以上の手柄や成果（親を喜ばせるような）を急ぐ必要はないのです。「体は生きているのに、こころは死んでいる状態」にあるひきこもりのひとが、その状態に長らく苦しみながらも、自死しないで生き延びてきたことを、まずは心から喜び、その努力を承認してあげるだけで十分な気がします。

次の**表25**は、白川美也子先生が監修されたオロール・サブロー＝セガンの『トラウマを乗りこえるためのセルフヘルプ・ガイド』に掲載されている、トラウマのあるひとに対する好ましい関わり方の一覧表です。ＰＴＳＤのひとに対して、支援者の思いが誤解なく伝わる言い方が大切となりますが、その言葉の背後にある見方について皆さんと共有したいと思いましたので、くどい説明とはなりますが、表25の右側の列には、筆者がコメントを追記してあります。

3）ひきこもりのひとの家族にトラウマの視点を伝える理由

不適切なしつけにより複雑性ＰＴＳＤの精神病理をもつようになったひきこもりの本人の支援には、トラウ

表25-1　PTSDのひとに対して支援者がつかう好ましい言葉①

周囲のひとがつい、言ってしまいそうな言葉(PTSDの人へ言ってはいけないこと)	支援者はむしろこう言いましょう	筆者のコメント
あなたは生きているじゃない、何が不満なの？ ほかのことは忘れなさい！	あなたが生きていてうれしい、私にとってはそれがとても大事なの。	体は生きているのにこころは死んでいる状態の本人に、あなたは生きている、と言っても、なんの慰めにもなりません。自死せずに生きていることを「こんなにつらい中、よくぞここまで生きてきたね」というような言葉で、いたわってあげてほしいのです。
だから言ったじゃないの！	(何も言ってはいけない。くどくど言っても何もならない)	すでに、自分で自分を責めている本人に、追い打ちをかけるような言葉で責めるのはやめてほしいのです。だから言ったじゃないの、という言葉によって、あなたに対する本人のこころは、閉ざされてしまうでしょう。
もうそのことは考えるな。何も起きなかったかのようにすればいいんだ。	そんな恐ろしいことが起きたら、忘れるのは難しいと思うよ。	起こらなかったら、ということは、すでに本人が繰り返し考えていることだと思います。悔やむ気持ちがあるからこそ、堂々巡りのように、何度も考えてしまっている。トラウマから立ち直れないことの弱さを責めるよりも、いまのつらさをやわらげられるように、まずは本人の現状をそのまま認めてあげてほしいのです。
話さなくちゃいけない。すべてを話せば楽になるさ。	そのことについて話さなければならなかったり話したいと思うのなら、いつでも聞くよ。	話せば楽になるというのも、ケースバイケース。話すとかえってつらくなるひともいますので、無理強いはやめましょう。話したいことがあったら聞かせて、無理はしなくていいよ、というくらいでちょうどよいのです。複雑性PTSDの場合、自分の精神面に何が起きているのか自覚できていないひとも多いため、話しなさいと言われても、うまく話せないのが普通です。
どうしてまだその話をしようとするんだ？ そんなことをしたってつらいだけじゃないか。	あなたは体験したことを話したいみたいだね。でも申しわけないけれど、私はその話をきちんと聞いてあげられそうにないんだよ。	つらいことは忘れろ、と言いたい気持ちも分かりますが、文句でも後悔でも、本人の気が済むまで、だまって話を聞いてあげてほしいのです。気が済めば、話さなくなるとも言われています。そういう見通しのもとで、話を聞いてあげられると、聞く側も、イライラせず、余裕を持てるかもしれません。頑張れ。
誰も信用しちゃいけない！　次は注意しなさい。	運が悪かったんだよ。信頼できないような人に会ってしまったのだから。予想できなくて当然だよ。	現状に行き詰まり、楽観的に考えられない本人には、次のことまで考える余裕はないかもしれません。簡単ではありませんが、世の中には、よいひとも、悪いひともいて、信用できるひともいる。いつかは社会のことが信じられるように、まわりの人へこころが開けるように、そういう願いをこめて、お話ができたらよいと思います。

表25-2　PTSDのひとに対して支援者がつかう好ましい言葉②

周囲のひとがつい、言ってしまいそうな言葉（PTSDの人へ言ってはいけないこと）	支援者はむしろこう言いましょう	筆者のコメント
あなたにはいつだって、そんなことばかり起きるのね。	（このようなことは何も言ってはいけない。そんなことを言っても、本人を助けてあげることはほとんどできない）	自分の失敗におそれや恥を強く感じるひとが多いため、不本意な結果について本人を責めるのは逆効果です。本人の行動に期待していた分、まわりのひとも裏切られたという気持ちを抱きやすいのですが、やっと動き始めた本人が、今後もその挑戦を続けられるように、挑戦したことを褒めてあげてほしいですし、失敗しても大丈夫、と言ってあげてほしいのです。
同じことばかり考えていても仕方ないさ。過ぎたことは過ぎたことなんだから。	あなたが本当にその話をする必要があるのはよくわかるよ。でも、気晴らしも必要だと思うな。いっしょに散歩に行かないか？	同じことを繰り返し考えているということは、本人がとても気にしていて、苦しんでいるからです。つらさをやわらげるためには、本人のつらさの一部でもよいから、支援者が受けとめてあげられたらよいのですが、それが難しいときには、別のことへ目を向けられるように、散歩に誘ったり、本人の好きな食べものを買ってきたりして、支援者の思いが伝わるような工夫をしてみるのもよいでしょう。
まったくあなたっていう人は、いつもこういうことをしでかすんだから！	それは、誰にでも起きる可能性のあることだよ。	本人の失敗は、まわりのひとにとっても本当につらいことです。気が動転してしまって、つい、本人に対して心にもないことを言ってしまうこともあります。でも一番つらいのは、やはり本人です。失敗の場面というのは、なぐさめの言葉やいたわりの言葉で、本人の命をつなぐ、支援者にとってもとても大切な場面です。こういうとき、落ち着いて行動することは難しいのですが、自分の不安を本人にぶつけず、自分がしてもらいたい思いや言葉で本人をいたわってあげてほしいのです。
私だったら、そんな目に遭ったらもう生きていけないわ。	あなたは本当に強いと思うわ。私に同じことが起きたら、あなたのようにしていられるか、わからないわ。	本人の体験を、自分の体験として理解しようという態度はよいのですが、生きていけない、というような刺激的な言葉をつかったのは間違いだと感じます。自死しないでなんとか生き延びている本人に対しては、あまりにも厳しい言葉ですし、死んでちょうだいと言われたように感じるひともいるかもしれません。本当は、本人のことが心配で心配でたまらないのですから、つらい体験を素直にいたわってあげられたらよいでしょう。つらかったね、よく耐えたね、というような言葉を本人は待っているんです。

セガンの表（監修：白川）に筆者がコメントを追記

マを強調しない関わりが大切だと思いますが、家族に対しては、ひきこもりの原因について支援者がどういう見立てをしているか、率直に伝えた方がよいと考えています。家族も薄々はそのような思いを抱いていますので、支援者が、本人の回復や支援の足を引っ張ることにもなる「気休め」を言っても仕方がありません。本書では、外傷性のひきこもりは、親の不適切なしつけが原因という立場をとっていますが、ひきこもりは親のせいじゃない、とみる支援者もあります。しかし、トラウマ性の症状がみられるひきこもりのひとに、家族は本当に無関係と言えるでしょうか。

何度も嫌なことを言って申し訳ないと思いますが、たとえ親が精一杯でも、深い愛情があっても、しつけのやり方（＝しつけスキル、もしくは技術）が適切ではなかった。そういう事実からスタートしなければ、ひきこもりの改善の糸口はみつからないと思っているのです。

ひきこもりのひとの親のあり方について、洞察を深めてくれる本や情報はいろいろとありますが、本節では、その中でもわたしがいちばん心服したと言える、小野修先生の「トラウマ返し」理論について説明したいと思います。市井の心理カウンセラーとして活躍した小野先生は、「トラウマ返し」は親の知恵から生まれたと説明していますが、不登校やひきこもりだけでなく、いじめ被害や非行などにも適用できる支援法だそうです。わたしは、ここに、思春期の親子関係についての実に重要な指摘が含まれていると感じています。

小野先生の『トラウマ返し―子どもが親に心の傷を返しに来るとき』（２００７年）によると、問題をかかえた子どもが、思春期のある時期、親から受けたトラウマの恨みつらみを言いはじめるのが「トラウマ返し」です。「トラウマ返し」と呼ばれるのは、親からみたら子どもからの予期せぬ仕返しとうつるからなのでしょうが、なんとも分かりやすく、言い得て妙なネーミングです。小野先生によると、「トラウマ返し」は、親子の関係を修正する（＝分離した親子関係を再統合する）最後のチャンスで、親の頑張りどころですし、先生は

「トラウマ返し」の対応を間違えたら親も子も命を失うこともあると警鐘を鳴らしています。

ある不登校児のお母さんによると、トラウマ返しの実際とは、次のようなものとなります。〝夜中過ぎにあの子の部屋に「お母さんに話がある」と言って呼ばれました。それから空が白んでくるまで、保育所時代から始まって、私がどんなにあの子にひどいことをしてきたかを、休む暇もなく言われ続けました。それが、丸一週間続きました。今の中2まで来てやっと終わりました。その話が終わると、あの子はどんどん元気になっていきました〟

小野先生の「トラウマ返し」を、7章のオセロゲームの盤面のイメージに当てはめると、ひきこもりのひとの脳の扁桃体の、黒優勢の盤面は、トラウマ返しが順調に進めば、白優勢の盤面へ変わるようなものかもしれません。遠慮がちで大人しいひきこもりのひとが、ささいなことでも、親に対して主張してくるというのは確かに重要な局面です。ひきこもりのひとの「トラウマ返し」は、こころの回復のとびらが少しだけ開いた瞬間と言えるかもしれません。不登校やひきこもりがはじまり、どうにかこの状況を変えたいと思った親は、本人のただならぬ雰囲気を感じながらも、なだめたりすかしたり、あるいは、力づくででも、学校や仕事に行かせようとするでしょう。恥をしのんで、精神科の病院やクリニックを受診させる場合もあります。そういうときの親御さんは、いままでの方法ではどうにもならず、大いに戸惑っているのです。そういうとき、親の態度には、いつもと違うこころの揺らぎのようなものも漂うでしょうから、子どもはそれを感じ取ると、普段は自分の上位にいて逆らうことのできなかった絶対的な存在の親に対しても、アクションが起こせるようになるのかもしれません。はじめは、自分のひきこもり生活を認めてくれてありがとう、というような感謝が語られるかもしれませんが、親のこころの揺らぎを確信した子どもは、親が絶対神（＝インナーマザー）なのか、ただの非力な人間に過ぎないのか試してみたくなるのです。動物の世界でいえば、どっちがボスなのか、マウンティングするような行動です。親の雰囲気がいつもと違うから、自分にもチャンスがあると思って、動物的本能から、おそるおそる「雑誌を買ってもらえなかった」とか「コーヒーを飲ませてくれなかった」などと主張しはじめるのです。

「トラウマ返し」のはじまりには、ひきこもりのひとにそれまでの親子の関係性を変えようというような明確な目的などないと思います。そのとき、なぜか、相手が弱いと見えたから、親の言葉や態度で支配されてきた長年の恨みつらみ、不満や怒りを吐き出したくなるのではないでしょうか。親の戸惑いは、子どもにはチャンスであり、普段ならおそろしくて言えなかったこと、遠慮して言えなかったことなどが思い切って言えてしまえるようになるわけです。不満や文句は、過去のこまごましたような出来事から言いはじまり、親がだまって聞いてくれていると分かると、その言葉も次第に激しいものになっていく。残念だった、さびしかった、聞いてくれなかった、いつも一方的だった、というような、親からしたらいまさらそんなことを言われても、というような過去の恨みつらみが延々と語られることにもなるわけです。

小野先生によると、「トラウマ返し」された親は、本人の一方的な言い分に耐えて、ひたすら聞いてやることが大切だそうです。また、うわべだけの謝罪はしない方がかえってよいということです。子どもの話をよく聞いてやり、子どもからみた親の非をよく理解し、その理解した内容とともに自分の言葉で子どもに謝罪の気持ちを伝えることが大切です。

「トラウマ返し」が起こる時期というのは、親にとっては、それまでの子育てについて自分を責めたり、後悔している時期と重なるかもしれません。子どものひきこもりの原因は自分だろうか、などと考えて気力も落ちているようなとき、自分を激しく責め立てる子どもに対応するのは本当に大変だと思います。「トラウマ返し」は、何ヶ月にもわたって断続的に続くこともありますので、わたしは、やはり、こういう現象があることを親御さんはあらかじめ知っておいた方がよいと思います。

６章の図７にもどれば、「トラウマ返し」とは、「コントロール型」の人生行路をたどったひとが、ふりだしからもういちど前に向かって歩き出そうとしたとき、人生でたった一度だけみせる現象かもしれません。ふりだしにいる子どもを「天井階段」を使ってでも一気に上へ登らせたいと願う親も多いと思いますが、社会学の立場からひきこもりを研究している石川良子先生は、ひきこもりのゴールは「仕事」や「学校」や「社会参加」へと本人を駆り立てることではなく、本人の経験をまずは親身になって分かろうとし、本人との間に安心や信頼を結ぶことだと述べています。ひきこもりのひとを生む家では、親と子の関係性が「縦の関係」のまま推移し「横の関係」に変われていませんが、親が「縦の関係」にとどまる限り、子どもも子どもであり続けるしかなく、思春期も終わらないわけです。しかし、思春期の第二反抗期の再現のようにもみえる「トラウマ返し」が、ひきこもりの局面を変える千載一遇の好機とあらかじめ知っていれば、子どもから一方的に責められることはしんどいでしょうが、親も内心は喜んで、「トラウマ返し」する子どもの言い分を聞いてあげられるのではないでしょうか。

「トラウマ返し」への対応は、自分が模範的な親と考えているような親御さんには行いづらい芸当です。一方、子どもより人生の経験値は大きくても、所詮、自分も子どもと同じただの人間に過ぎない。親といっても間違えるし、だらしない面もある。そんな風に考えられる親なら、「トラウマ返し」はあっさりと終えられるかもしれません。親と子どもが、ひととして当たり前の思いを共有できるかどうかが「トラウマ返し」の成否の分かれ目のような気がしています。

「トラウマ返し」の収束には個人差もありますが、「トラウマ返し」はやがておさまり、その後子どもは憑きものが落ちたように落ち着いてくるそうです。親が、絶対神（インナーマザー）の座をあっさり降りてしまえば、子どもは「トラウマ返し」をやめて自立へと向かいますが、「トラウマ返し」の対応を失敗すると、親子の関係性が変わるとどこかで期待していた子どもは、もう二度と、親に楯つくようなことはしなくなり、諦めの境地（＝自立断念）に至ってしまうこともあるようです。あるいは、行動化がエスカレートする可能性もあるでしょう。敗北感や、親（＝絶対神）を試した自責の念のために、いっそう立ち直りづらくなると言えるでしょうか。

小野先生が『トラウマ返し』のなかで紹介している含蓄のあるお話のひとつに次のようなものがあります。かたわらに立っていた弟子が「子ほど可愛いものは存在しない」と言ったとき、釈迦は「自己ほど可愛いものは存在しない」と答えたそうです。仏典の訳者である中村元先生は、「こんな厳しい反省は、東アジアでは、親鸞の場合に見られるだけ」と説明していますが、「子どもほど可愛いものは存在しない」という思いで子育てをしてきたお母さんも、子どもの成長にあった適切なしつけが行えていたとは限らないのです。

厳しい反省と言われて思い出すのは、地動説を唱えたガリレオ・ガリレイに対するローマ教皇の謝罪です。Wikipedia によると、ガリレオは、イタリアのピサ大学を中退して科学研究の道に入りましたが、世渡りが下手だったらしく、地動説を唱えた罪から異端審問にかけられ、軟禁状態に追い込まれました。ガリレオの晩年は、最愛の長女を病気で亡くし、仕事にも家族にも恵まれない不遇の人生になってしまいます。そして、ローマ教皇ヨハネ・パウロ2世は、１９９２年になってようやく、ガリレオ裁判が誤りであったことを認め、ガリレオの没後３５０年に、ガリレオが実験を行ったピサの斜塔の頂上で公式に謝罪したそうです。ローマ教皇がなぜ傾いた塔のてっぺんから謝罪したのか、正確な理由は分かりませんが、高齢であった当時のローマ教皇が、わざわざ斜塔のてっぺんまで足を運んだのは、この場所がガリレオの御霊に一番かなった場所と考えたからに違いありません。

正式な謝罪までに３５０年もかかったというエピソードから、ローマ教皇のような権威や権力をもつひとの謝罪や反省がいかに難しいかが分かります。わたしは、いまの上皇上皇后両陛下が深々と頭を下げるシーンをテレビ映像で何度もみましたが、サイパン島のバンザイクリフ、沖縄の激戦地、東日本大震災の被災地などの、亡くなられたひとたちの御霊に両陛下が頭をささげるお姿を見ると、自分のこころに去来するやり場のない悲しみや怒り、そして絶望の気持ちがすーっと消えていったことを覚えています。わたしは、両陛下のお姿から、死者への哀悼や鎮魂に加えて、国民にこんなにつらい思いをさせてしまって申し訳ありませんでした、というような、国の代表者からの謝罪のメッセージを感じました。こころのこもった謝罪には、ひとの気持ちをやわらかくする力があります。下手に謝罪すると賠償金を求められるのが大人の事情だと思いますが、親子の間の謝罪ではまずそういうことは起こりません。子どもに対して、自分がしてきたことの中に、親の都合や価値観を優先したと思うところがあったら子どもにも謝れると思います。泣いて謝るようなことではなく、親としてどういうところが至らなかったのかよく理解した上で、自分の思いを自分の言葉で、ひきこもりの子どもにも伝えてあげられたらよいと思います。

「結果的にはあなたのこころを傷つけたかもしれないけれど、そのときはよいお母さんであろうと一所懸命だった」、小野先生は、親の謝罪にはそんな言葉を使うことを勧めていました。もし、わたしがお母さんだったら、こんな言葉なら返せると思います。「知らないうちに、あなたのことをそんなにも苦しめてしまっていたのね。ごめんなさい。よいと思ってしたことだったけど、わたしが浅はかだった。あなたのことを分かったつもりになっていて分かっていなかった。そこまでとは想像できなかった。一所懸命やっていたつもりだったけど、あなたのためになっていなかった。自分本意だった。世間体のほうを優先してしまっていた。本当にごめんね」。そして、次のような言葉も言い添えられたら素敵かもしれません。お母さんが子どもとの関係を変えていこうという決意表明の言葉です。「これからは、親の都合や期待であなたのことを縛らないようにする。わたしが決めていたら、あなたは、いつまでも子どものままでいなきゃならないものね。だから、あなたも、これからはお母さんに無理に合わせなくてもいいの。遠慮しないで、自分のしたいようにしていいんだからね。お母さんは、言うことをきかない子どもの扱いには慣れていないから、すぐに切り替えられないかもしれないけど、そうできるように頑張るつもりだから」

いままでの「縦の関係」に終止符を打ち、子どもへの態度や関わり方を変えるきっかけとしていくような謝罪が、ひきこもりの子どもの「生」きる力につながるとわたしは信じます。「体は生きているのにこころは死んでいる状態」か、それに近い状態に陥っているひきこもりの子どもを救うこと、よりよく「生」きられるようにするための秘策が、もっとよい親、もっと立派な親になることではなく、自分の失敗を認めて子どもに謝罪することだったというのは、子育てに頑張ってきた親御さんには残酷といえば残酷、皮肉といえば皮肉な話だと思います。

2020年2月の朝日新聞に掲載された「かあさんのせなか」という記事に、映画監督の豪田トモさんのインタビューが掲載されていました。豪田監督は、「親に愛されて育った」感覚がなく、子ども時代のお母さんの記憶は、「愚痴ばかり、怒ってばかり、夫婦げんかばかり」だったそうです。大人になるとともに、豪田監督は、生きづらさを感じるようになり、生きづらさの根底に愛着障害（アタッチメント障害）があると気づきました。ところが、親から十分な愛情をもらえなかったと感じていた豪田監督は、2020年2月29日公開の映画『ママをやめてもいいですか⁉』の製作を通して、お母さんの出産は命がけであること、そして、母親といっても決して「完璧な存在」ではないことを知り、子育てに不器用だったお母さんのことを受け入れられるようになりました。子どもから「十分な愛情をもらえなかった」と公言された豪田監督のお母さんはショックを受けましたが、世の中には「実は私も子どもとうまくいっていない……」と打ち明けてくる「同志」がたくさんいて、お母さんにはかえって友だちが増えたそうです。監督も、親子関係のコンプレックスやトラウマをありのまま表に出したら、ひとと共感し合えたり、誰かが楽になれたりすると実感しています。

親が子どもに謝罪したあとどうなるかは家庭によって違うと思いますし、謝罪したら必ずよい結果が出るとは保証できません。でもわたしは、こころからの謝罪には力があると思いますし、豪田監督のお話をうかがうと、どこの家でも、だいたいはこんな感じになるんだろうと想像しているところです。

4）アディクションへの対応

ひきこもりのひとが、家にいて何をして過ごしているかは、そのひとの年代やひきこもりの年数によっても違うと思いますが、ゲームやＳＮＳのような、家の中でできる特定の行動に没頭することや、おとなの場合には、アルコールなどの嗜好品への依存が少なくないでしょう。普段外出しないひきこもりのひとでも、ゲームやビールのためなら、コンビニなどへ出掛けられるようです。食べものや飲みものなどの物質、あるいは、ゲームなどの娯楽や対人関係に「はまる」ことを広くアディクション（＝嗜癖）と言いますが、本書では、病院で正式な診断を受けていない依存症、あるいは、特定のものや活動への過度な熱中のことをひとまとめに「アディクション」と呼ぶことにします。そして、ひきこもりのひとには、何らかのアディクションがみられることが多いようです。

食行動にはまる摂食障害（Ｆ50）や対人関係にはまると言える境界性パーソナリティ障害（Ｆ60・３）などは、２章で紹介した岡田先生によると、外傷性精神障害に含まれるアディクションの一種です。また、７章では、外傷性の観点から、さまざまな依存症の例を紹介しました。ひきこもりのひとのアディクションは、ゲーム（オンラインゲーム、課金）、ＳＮＳ（ツイッターなど）、動画（YouTube、ニコニコ動画など）、マンガ（読むこと、自分で描くこと）、音楽（聞くこと、作曲すること）、テレビ（見ること、録画すること）、料理（自分のため、家族のため）、自傷行為（リストカット）、自慰行為（マスターベーション）などにも及び、これらのアディクションには、いずれも、家の中で行えるという共通点があります。4章で紹介したひきこもり当事者の上山和樹さんは、『「ひきこもり」だった僕から』で、ある時期「アニメと、オナニーと、マンガだけ」の生活だったことを正直に告白していました。

本人のアディクションへの関わりに悩む親御さんは多いと思いますが、アディクションは、「生」を希求する行為ですから、ただやめさせればよい、というものではありません。まわりからみたらそこまで追いつめられているようにはみえなくても、ひきこもりのひとのアディクションは、生きていることのつらさに耐えて、ある時期を生き延びるためには不可欠なまさにぎりぎりの手段になっている場合があります。ちょっと大げさに言えば、ひきこもりのひとからそれを取り上げたら、生きていけなくなる場合もあるということです。いまできることはゲームくらいしかない、ゲーム以外にすることがひとつも思いつかない、というような心理状態に陥っているひとから親がゲームを取り上げてしまったら、もんもんと、出口のみつからないひきこもりの現状に悩み苦しむ生活に引き戻されてしまいます。ぎりぎりで保たれていた「生」と「死」のバランスが崩れて、自殺未遂のようなことが起こるかもしれません。ですから、アディクションは、やめさせるのではなく、当面は、害をなるべく減らすことを目標とする「ハーム・リダクション」の方がよいのです。害をなるべく減らすというのは、アディクションに費やすゲーム時間や、アルコールの摂取量などをゼロにする（＝断つ）のではなく、減らすということです。本人の思う存分にやらせてあげないのは、健康を守るためです。例えば、ゲームの最中には、脳内にドパミンという物質が増加することが知られていますが、ゲーム中にドパミンが過剰放出される分、ゲームをしていないときは、かえってドパミンの分泌量が減ってしまい、ゲーム以外の時間は何をやってもつまらないような気持ちに陥りやすくなります。アディクションはあるけど、やり過ぎない。やらせ過ぎない。そういう観点から、ひきこもりのひとには、できれば主体的に自分の上限の量を決めてもらい、家族もその枠内で、本人の取り組みを応援していければよいでしょう。ひきこもりのひとは、真面目なひとが多く、アディクションをやめて、自分のできることや家族のためになることをしたいという思いも抱いています。したがって、家族は、本人の様子をみながら、家の仕事（手伝いなど）を頼んだり、話を聞いたり、回復プログラムへの参加を促してみたりと、本人に何かしら役割をもたせるようにしていけるとよいのです。ただし、勧めても無理そうなら、いまはその時期じゃないとあっさりあきらめることも大切です。アディクションに費やす時間が減ったからと言って、中止を急いでも、本人のこころの状況がそこまで追いついていないこともあります。失敗することも、約束を守れないこともあるでしょうが、だいたいは守れている、というくらいを狙って、アディクションについては長い目でみてあげた方がよいと思います。甘過ぎると感じる親御さんもいらっしゃるでしょうが、甘過ぎない対応を長らくしてきた結果がいまの状態を招いたとも言えるのです。一方、アルコールなどの過剰摂取は本人の体の健康を大きく損なう場合もありますので、体調によっては、多少無理をしてでも、入院治療を優先した方がよいこともあると思います。

エドワード・カンツィアンとマーク・アルバニーズは『人はなぜ依存症になるのか―自己治療としてのアディクション』という本の中で「トラウマと自己治療仮説」について論じています。ひきこもりのひとのアディクションにも通じる考察だと思いますので紹介させていただきます。「トラウマは、その人の自尊心や対人関係にまで多大な損害をもたらし、（トラウマをかかえたひとは）まるで自分が何か悪いことをしたかのように、一生にわたる罪や恥の感覚に苦しむのである。なかでも重要なのは、彼らは人間関係において他者を信じ、満足の得られる対人関係を作り上げる能力を欠いている、ということである。子どもの頃のトラウマにより、たえず自制して防衛的に構え、遠慮する癖を身につけてしまった人にとって、適量のアルコールは、そうした態度や構えを和らげてくれるという点で、歓迎すべき効果をもち、生きるうえで欠かせないものとなる」

ところが、ＰＴＳＤのあるひとにとって、生きるうえで欠かせないものとなったアルコールが、今度は、アルコール依存症という別の新たな問題を引き起こしてしまいます。まわりからみたら、「飲まない方が、まだましだった」と見えるわけですが、本人には、（自分でコントロールできなかった）トラウマの苦痛が自分でコントロールできるだけましになった（＝自己治療的な対処行動）と感じられるのです。カンツィアンらは、その点については、以下のように述べています。「依存症者は一時的には自らの苦痛を変化させることに成功するものの、結果的には苦痛を永続化させ、悪化させてしまうことが多い。彼らは苦痛をコントロールしながら、同時に苦痛にコントロールされているようにも見える。（中略）（しかしそのような繰り返しのなかからでも、彼らは、苦痛を）利用する理由」が次第に分かるようになってくる。「依存症を抱える人は、これまで受動的に体験してきた苦痛や不快、あるいは空虚感などが混ざり合ったものを、薬物使用と使用後のさまざまな影響がもたらす無痛状態や安堵感、さらには不快や苦痛などの混ぜ合わさったものへと積極的に変えているのである」（中略）「彼らは、自分には理解できない不快感を、自分がよく理解している薬物が引き起こす不快感へと置き換え、それによって、コントロールできない苦悩をコントロールできる苦悩へと変えている」のである。カンツィアンの説明から、トラウマのあるひとのアディクションは、苦痛を覚悟したうえでのぎりぎりの選択ということが実によく分かります。

ところで、皆さんは、「ネガティブ・ケイパビリティ」という言葉を聞いたことがあるでしょうか。この言葉に注目した精神科医で作家の帚木蓬生先生は、「私たちの人生や社会は、どうにも変えられない、とりつくすべもない事柄に満ち満ちている」が、ネガティブ・ケイパビリティは、「答えの出ない事態に耐える力」で、ひとの「生きる底力になる」と説明しています。ネガティブ・ケイパビリティは、25歳で夭折したイギリスのロマン主義の詩人、ジョン・キーツが発見した概念ですが、これを、キーツの弟への手紙（１８１７年12月21日付）の中から再発見したのは、第二次世界大戦に従軍し、戦争神経症の治療に関わった精神科医ウィルフレッド・ビオンだそうです。

消極的能力、消極的受容力などとも訳される「ネガティブ・ケイパビリティ」、つまり、「短気に事実や理由を求めることなく、不確かさや、不可解なことや、疑惑ある状態の中に人が留まることができるときに見出されるもの」という概念（筆者注：この説明のなかにある短気とは、短期のことではなく、事実や理由がみつからなくても短気を起こさないという意味）は、ひきこもりのひとにもよく符合すると思います。ひとには、寒さに震えながらも冬の凍てつく草原をのろのろと進む野うさぎの寡黙な強さのような「ネガティブ・ケイパビリティ」がある。悩みや苦しみのありかすら分からず、戸惑い悩みながらも、つらい日々をなんとか生き延びてきたひきこもりのひとにとって、「ネガティブ・ケイパビリティ」は、レジリエンス（治癒力）の一部であり、つらい状況とたたかうための原動力という気もしています。生きるのが本当につらい時期、その理由が分からないながらも堪え忍び、つらさに耐え忍ぶためには、身近にアディクションがあったからぎりぎり生き延びられたというひとも少なくないのではないでしょうか。ひきこもりのひとが「ネガティブ・ケイパビリティ」をもち続けるために、また、衰えさせないために、やむをえず行っているのが、たとえつかの間であっても「生」の体験とつながることができるアディクションなんだとわたしはみているのです。

そしてわたしは、ひきこもりのひとの「ネガティブ・ケイパビリティ」のもととなる一番強い力は、結局は、お母さんの愛情とつながるレジリエンス記憶（＝アタッチメント体験）ではないかと想像しています。いまひきこもっているひとは、自分のこころの発達に合わない不適切なしつけでお母さんから繰り返し攻撃され、いまはPTSDの精神病理に陥っていても、乳幼児期にお母さんから確かに愛されたという強烈な「生」のレジリエンス記憶をもっているのです。この記憶が「体は生きているのにこころは死んでいる状態」の本人にとっては、つらい時期を生き延びるための唯一の支えになっている可能性もあるのではないでしょうか。本書の冒頭で紹介したベトナム戦争の帰還兵・ネルソンさんは、小学生に向けた講演会のときに、会場にいた小学4年生の女の子からこんな質問を受けたそうです。「ジャングルにいたとき、ママに会いたいと思いませんでしたか」。これに対してネルソンさんは、「こういう質問はおとなの方はしないでしょう。しかし、戦場にいる兵士がだれよりも会いたいと思うのは、自分の母親なのです。ベトナムで、多くの戦友が息を引き取る場面に立ち会いましたが、彼らは、最期の言葉を残す場合、必ず自分の母親のことを言いました。結婚している者もそうでした。自分が大変傷ついたり命が危機にさらされているとき、男は母親にすがりたくなるのだと思います」

ひきこもりのひとも、複雑性PTSDの精神病理がもたらすこころのつらさから、生きるか死ぬかの瀬戸際にあるからこそ、お母さんを、また、お母さんとつながるレジリエンス記憶を希求するのではないでしょうか。わたしは、ひきこもる場所がアタッチメントのありかである「安全基地」の家というのも、ひきこもりのひとが家から出たがらないというのも、そのためなのではないかと想像しています。早く子離れしてほしいと思っているお母さんからしたら戸惑ってしまうような話かもしれませんが、一度、複雑性PTSDの精神病理をかかえてしまうと、感情や自己認識の変化した本人には、先を見通せない外の世界がそれくらい過酷にみえてしまうということでしょう。ネガティブ・ケイパビリティは、不適切なしつけにも、そこにはお母さんの愛があったことの証拠という気もしてきますし、わたしはとても戸惑います。本書は、はじめ、お母さんの不適切な養育（しつけ）を批判するつもりで書き始めたところもあったのですが、わたしはどこか勘違いしていたかもしれません。キーツの洞察の深さをわたしは改めて噛みしめているところです。

5）親との同居

不適切なしつけにより、ひきこもりの原因をつくったとも言える親と、ひきこもりのひとが長らく同居することについては、どのように考えればよいでしょうか。ひきこもりの時期や経過年数にもよるでしょうし、方針をひとつに決められない難しい問題です。経済を含んださまざまな制約の中で、最良の方法を考えていくしかありません。親から離れて、家の外で暮らすような回復プログラムを勧める支援者もいますが、ひきこもりのひとは、「安全基地」の家から出たくない気持ちも強く、家の外で、というような選択肢を一方的に提案されてもおっくうがるひとが多いと思います。

一般のイメージとは異なり、ひきこもりのひとの自宅での生活は決して気楽なものではなく、親に気兼ねしながらの、肩身の狭い生活です。気兼ねするくらいなら家を出ればよいじゃないかと誰しも思うでしょうが、いわば「体は生きているのにこころは死んでいる状態」で、部屋にいて、寝ているのが精一杯というような生活から、単身生活へのハードルはとても高いのです。ＩＣＤ－10の基準にみられるような症状（緊張の強さ、疑い深さ、空虚感や無力感、自分を肯定できない気持ち、希死念慮など）が強いときは、自死しないで生きているだけでやっと、というような時期もあるのです。

加えて、ひきこもりのひとの、親への気持ちは大変複雑です。７章で確認したように、ひきこもりのひとは、親に自分のこころを支配されていても、一方では、親のことをとても慕い、愛されたいとも願っています。赤の他人から親のことを批判されれば、親のことを守ろうとする気持ちも大きいのです。支援者は、その点を読み違えてはいけません。本人が、家から出ようという気持ちになるまでは、訪問という形で支えながら、まずは家で、自分がほっとできるような活動や役割がこなせるように支援することも有用だと思います。

ひきこもりのひとが家にいると、親は、食事や洗濯などの身の回りの世話、小遣いを与えるかどうか、来客を受けてもよいのかなど、親の暮らしにもかなりの影響が生じます。家庭内で本人の居場所を確保するために気を遣うこともあるでしょう。しかし、同居生活は、悪いことばかりではありません。親と子どもの会話がなくなり、意思疎通の途絶えた子どもに対しても、親の気持ちを伝える手段がたくさんつくれるからです。食事、洗濯などの世話を通して、本人のことが大切というメッセージを送ることができます。ひきこもりの経験者・金馬宗昭先生によると、親から小遣いをもらったことがとても嬉しかったそうです。お金無しで暮らすことはできませんが、ひきこもっていると自分から親に小遣いがほしいと言えないひとも多いようです。

『「ひきこもり」経験の社会学』を著した社会学者の関水徹平先生によると、家にいるひきこもりのひとのうち、部屋からまったく出てこないひと、つまり、親とですら、めったに顔をあわせないような、完全なひきこもり状態のひとは3％しかいないそうです。家中心の生活をしているひとが多いものの、一概に「ひきこもり」といっても、家のリビングで過ごしたり、近くのコンビニくらいならひとりで出かけられたり、昔の友達からの誘いなら外出できるひとも多いのです。ただし、ひきこもりとは、そもそも、仕事も学校も行かず、社会参加もしていないという定義通り、生産的な活動に関わっているひとはとても少ないと思います。あれこれチャレンジしても、どれも長続きしないという（「永遠の自分探し」と言えるような）パターンもみられます。働かないひと、働く気持ちになれないひととの同居では、親にも、その苦しい状況に耐えられるようなこころの鈍感さやたくましさが必要となります（ひきこもりのひとのいる家では、真面目な親御さんが多いため）。苦境に耐えかねて、口論や暴力、追い込まれての自傷や自殺というような不幸な出来事が起こらないように、ひきこもりの子どもと親の同居ストレスを減らす工夫が大切になるでしょう。

支援者の立場としては、ひきこもりのひとの、まるで時間つぶしのようにみえてしまうような生活にも、なんらかの意味づけができるように支援していけたらよいと思います。これは、２章でも紹介した「絶望にも、絶望のなかに意味を見つけられたらひとは生きられる」というフランクルから教えてもらった秘策です。本人に意味づけを無理に迫るのでなく、「こういう時間にもなにか意味があるのかもしれないし……そんなに自分を責めなくてもいいいんじゃないの。人生に挫折はつきものだもの」というようなごく普通の言葉で、さりげなく関われれば十分だと思います。また可能ならば、ひきこもりのひとは外にも居場所を求めていると言われていますので、地域にある、同じ状況に苦しんでいるひとたちと交流できる場所へつなげられたらよいのです。家族には、ひきこもりの家族会（ＮＰＯ法人ＫＨＪ全国ひきこもり家族会連合会）もありますので、参加を勧めることもよいでしょう。家庭内の問題は、きょうだいや親戚ですら、気軽に話せないことが普通ですが、同じ悩みをもった家族同士だと、気を遣わずにすみ、話を聞いてもらうだけでも、とりあえず頑張ろうという気持ちは強まります。また、こころの傷を癒してもらうだけでなく、家族会には、さまざまな状況へのノウハウをもっている百戦錬磨の会員さんも多いため、いま困っている問題に対して役立つ助言をもらえることも多いようです。

２０２０年3月にあった、父親からの「準強制性交等罪」が問われた裁判では、一度無罪とされた父親に逆転有罪判決が下されました。この裁判は、日本のフラワーデモの発端になった裁判として皆さんもご記憶かもしれません。被害女性から出されたコメントはとても痛切で「次第に私の感情もなくなって、まるで人形のようでした。被害を受けるたび、私は決まって泣きました」、「本当にこんなことがあるの？と信じてくれるひとは少なかったです」、「ここにつながるまでに、私は多くの傷つき体験を味わいました。信じてもらえないつらさです。子どもの訴えに静かに、真剣に耳を傾けてください」、「子どもの無力感をどうか救ってください」とありました。複雑性ＰＴＳＤの精神病理がうかがえるようなこれらの訴えの背後にある被害女性のつらさを想像すると、身の毛もよだつような思いがします。父親に向けられた「私のこの無意味に空費した時間を！気に病んだ時間を！全部返してください」という言葉はとても強烈です。

一方、同じ時期、千葉県野田市では、当時10歳の女の子が父親からの暴力で虐待死したニュースもありましたが、皆さんもご覧になったかもしれません。ちょうど、本書の執筆中だったため、新聞に報道された裁判中のお父さんのコメントがこころにひっかかりました。公判において、お父さんは、「しつけがいきすぎた結果、虐待に至った」と説明したそうです。このお父さんは、２０２０年3月の最終陳述では、「みーちゃん、本当につらい思いをさせて、ごめんなさい」と涙声で子どもに謝罪しましたが、２０２０年3月10日付の朝日新聞には、公判直前に、お父さんと面談した記者の報告として、このお父さんから「私からちょっといいですか。逮捕時、私の言っていることは全く表に出ず、悔しく思っていました」、「家の中で支配も全くありませんでした。反省も感じていますが、憶測で認識されていることは悔しく、残念という気持ちです」と話したことも掲載されており、自分の虐待から子どもを死なせたお父さんの「悔しい」とか「残念」というコメントが異彩を放っていたのです。

本書では、おおざっぱな試算ですが、日本の家庭で心理的虐待を受けている児童の数を計算しましたし、そのうちの何割かの児童が、累積された発達性トラウマから複雑性ＰＴＳＤの精神病理をもつようになり、その一部が、ひきこもりに至るのではないかと予測しました。そこで、わたしは精神科医なので、ひとのこころを重んじる立場からあえて言いますと、日本には、親からの不適切なしつけによって「体は生きているのにこころは死んでいる状態」に相当するような複雑性ＰＴＳＤの重たい精神病理をもつようになったひとが１００万人以上もいて、つまり、日本には、不適切なしつけという名の心理的虐待から、こころを殺された子どもがこれほどたくさんいるというのに、野田市で女の子を暴力で虐待死させたお父さんについては、「壮絶、比類なく重い」レアケースと言われ、国民は納得してしまう。野田市のケースは、氷山の一角に過ぎないと言うべきではないでしょうか。親は子どものことを愛していても、しつけの仕方を間違えれば、子どもの体を、そして、子どものこころを死なせてしまうのです。わたしは、死んだ女の子のお父さんの言葉（悔しい、残念）を、言い逃れや罪を軽くするための卑怯な言葉として聞くのではなく、親のしつけについて考えるときの、親の切実な言葉としてしっかりと胸に刻んでおきたいのです。後悔するようなしつけ方しか知らずに育った親のことを日本の社会は他人事として放置していてはいけないのです。

第10章 トラウマの治療とひきこもりのひとの回復

1）ひきこもりのひとに精神科医ができること

本章では、前章よりも、もう少し治療的、医療的というニュアンスのあるひきこもり支援について説明したいと思います。本節の見出しは「精神科医ができること」としていますが、ひきこもりのひとの医学的対応を行う専門家というような意味あいであり、「心理士／心理師ができること」、「作業療法士ができること」「ケースワーカーができること」などと言ってもよい箇所が多々含まれています。文脈によって、適宜、読み替えてください。

ひきこもりのひとが、精神科病院を受診したとき、精神科医ができることは、まず第一に、精神的な病気なのか、生まれつきの特性なのか、こころの問題なのかを振り分ける鑑別診断です。ICD-10やDSM-5にもとづく精神科診断は、精神科医の得意な分野ですし、精神科病院では、心理テストや脳の画像診断などの、鑑別診断に必要な検査が行えます。ただし、子どものこころに詳しい精神科医・杉山登志郎先生によると、生まれつきの発達障害と後天的なトラウマ性の発達障害（多動や解離などの外傷性の症状を示し、複雑性PTSDへ移行する第四の発達障害）を区別することは、多数例をみない限り、精神科医でも難しいと言われています。

わたしは、ひきこもりのひと（統合失調症の症状や知的障害／発達障害の不適応などからひきこもりを生じたケースを除く）には、複雑性ＰＴＳＤの精神病理があると説明してきましたが、さらに言うと、統合失調症や知的障害／発達障害のひとの中にも複雑性ＰＴＳＤの精神病理を合併しているひとがいるとみています。ひとは、親か親に代わる養育者からなんらかのしつけを受けて育ちますから、状態としてのパーソナリティが完成するまでの間に受けたしつけが不適切だと、病気や特性の有無にかかわらず、発達性トラウマが累積する可能性は誰にでもあるからです。発達性トラウマが累積した結果、統合失調症を発症するような例もあるかもしれません。被害妄想からひきこもりを起こしたようにみえた統合失調症ケースで、被害妄想がよくなってもひきこもりが治らないとすれば、統合失調症の症状の陰に隠れていた複雑性ＰＴＳＤの精神病理が依然として影響しているからとも考えられます。子どもに発達障害があると、その特性を理解しない親からの虐待（＝不適切なしつけ）が起こりやすいとも言われており、特性と複雑性ＰＴＳＤの合併例は意外に多いかもしれません。

しかし、そういうところまでが分かったとしても、複雑性ＰＴＳＤの影響がみられるひきこもりのひとに、いまの精神科病院ができる対応にはやはり限界があります。時間の制約がかからない入院という環境でなら、本人の生活を立て直し（ひきこもりのひとには食事が不規則で生活は昼夜逆転という場合が多いため）、本人との信頼関係を結びつつ、本人や家族からある程度まとまった時間、お話をうかがう。そのくらいの対応は行えると思いますが、制限や制約の多い病院という環境で、ひきこもりの精神病理をあまり理解していないスタッフも多い中、治療による二次外傷を覚悟してまで入院させようというのは、自殺の可能性が高いひと、まともな食事がほとんど摂れていない栄養障害のひと、ゲーム漬けや課金問題が発生しているようなアディクションの深刻なひと、家庭内暴力が起こり親と一触即発の状態になっているひとなど、家庭内でこれ以上見過ごせない切迫した問題が生じているケースに限られると思います。つまり、ひきこもりのひとに対応する場合、入院よりも外来の診察室で、というのが本人にも病院にも無理のない方法となりますが、ひとりの患者さんに短時間しか診療できない精神科病院で、精神科医が個別性の高いこころの問題に関わることは容易ではないでしょう。カウンセリングのできる心理士を雇用できるような医療制度が日本には整備されていないこともあって、心理的治療（＝こころの病気への専門的な治療）は精神科病院のメインワークではないという思いも根強いのです。

わたしが精神科医として診療のなかでできると思うことは、ひきこもりがつらい状況であること、その状況に耐えてここまで生き続けてきたことを認め、本人のがんばりに共感するとともに、本人の努力に家族も共感できるように、心理教育を行うことだと思います。また、よく眠れない、緊張する、自分を責める、不安に陥る、気分がふさぐ、などの症状に対して、薬物療法が助けになる場合もありますので、医師としては、本人のつらさのうち、病院でやわらげられる点を見定めて、できうる限りの治療を行うことになるだろうと思います。デイケアというリハビリテーション・プログラムの参加を通してほかのひととの交流機会を増やしたり、ひきこもりセンターのようなつどいの場所がある地域では、そこへつなげることも考えると思います。

ひきこもりが、トラウマ性の精神病理とみられるようになると、それだけでも、精神科医の対応は以前とは随分変わると思います。「うかがっていると、あなたの親御さんにはずいぶん厳しいところもあったみたいですね」などの言葉がきっかけとなって、本人から親への不満が口に出るようになれば、精神科医は、ひきこもりのひとが自分の親にはできずにいた「トラウマ返し」の受け手になることもできるかもしれません。ただし、そのとき、精神科医には、親御さんのことをあまり責め過ぎず、親のことを褒めつつも少しだけ批判する、というようなバランス感覚が必要だと思います。「小さな子どもだったあなたにしてみれば、そんな風に怒られたら、死ぬほどの恐怖を感じたかもしれませんね。だってあなたはこんなに（ジェスチャーを交えて）小さな子どもだったわけでしょう。でも、親御さんはどうしてそんな言い方しかできなかったんだろう。こわい想いをさせようとしたのかどうかも分かりませんよね。勝手なことを言うようですけど、わたしは、あなたは気づかないところがあっても、あなたの親御さんには愛情があったと思いますよ。あなたを立派なおとなに育てようとして、親御さんも必死だったんじゃないでしょうか。厳しいことを言った方が子どものためになると思っていて、こころを鬼にして言ったのかもしれませんし、言葉には出せなくても、こころのなかには愛情があったと思います。そういうことを、うまく伝えられない不器用なひとって、たくさんいますからね」

わたしは、子どもとの関係性を変えられない支配的な親とひきこもりのひとの関係は、卒業、というような距離感にしていけたらよいと考えています。学校を卒業した生徒は、もう在校生ではありませんから、校長先生である親の言うことをきかなくてもよいのです。校長先生（＝親）を喜ばせるために生きることをやめて、たとえ先生をがっかりさせても、卒業生は自分本位の道を模索していく生活へと移行していってよいのです。斎藤学先生の言うようなインナーマザーの縛りから離れることは容易ではありませんが、寮生活や海外留学などが、ひきこもりのひとに効果的と言われるのも、そこには親と違う価値観にひたることの効用があると思います。そして、親から卒業しようと格闘している本人と関わる精神科医は、たとえ一過性とは言え、親代わりの存在になることもときには必要です。

２０１９年の『こころの科学』の「発達性トラウマ障害のすべて」特集号の冒頭に掲載された座談会記事に、この業界のカリスマ先生たちの間で、「親代わり」というような意味あいの興味深い発言が交わされているのをみつけました。福井大学子どものこころの発達研究センターの友田明美先生、同じ所属の杉山登志郎先生、そして、関西サナトリウムの中西正史先生の誌上座談会は、子どものこころの最前線で戦っている3人のカリスマ先生による座談会ですが、そのなかで、中西先生は、ご自身のことを、自嘲気味に、次のように説明しています。「時々、僕のことを［教祖様］と呼ぶ患者もいますわ。教祖様の前に座ったら、何でも言えて、答えが返って来るからだと」。それに対して友田先生は、杉山先生に向かってすかさず「杉山先生も教祖様ですよね。杉山教というか（笑い）」と返し、杉山先生は、謙遜して「自分はその手のカリスマ性はもっていないと思いますけれども……」と発言していました。

わたしは、中西先生が、自分は「教祖様」と呼ばれている、と発言した真意について考えてみましたが、部外者からは違和感のあるこの発言も、トラウマをかかえた患者さんの身になって考えれば、日頃の先生の診療の様子がよく分かる説明だと思います。トラウマに苦しみ、あるいは、生きている意味が分からないと悩んでいる患者さんは、中西先生に確固たるこころの支えを求めているのです。ほんとうに切実な思いで、中西先生に親代わりの「教祖機能」を求めているのです。ひとのトラウマを扱う支援者は、好むと好まざるとにかかわらず、患者さんから重たい役割を期待されている、ということだと感じます。中西先生たちの態度は、トラウマのことをよく知らない同業者がみたら、偉そうにしているとか、独善的とか、患者さんを騙しているなどと揶揄されるかもしれません。あるいは、逆に、カリスマ性があるとして祭り上げられるかもしれません（純粋な賞賛というより、自分にはとてもできないという畏怖や、自分はトラウマには関わらないという役割放棄の気持ちから）。しかし、中西先生や杉山先生、あるいは、白川先生、神田橋先生など、トラウマ治療で有名な先生方が患者さんたちから熱烈に信頼され、慕われるのは、ほかの医師が扱ってくれようとしないトラウマに真剣に向き合い、回復を的確に応援してくれているからだと推察します。中西先生は、さきほどの誌上座談会で、「僕は［治す］なんて言葉は一言も使わないんです。乗り越えて行くにはどうしたらいいかということが重要なんです」とも発言しました。トラウマは、治すのではなく乗り越えて行くもの。そういう表現を自然に使えるようにしていきたいわけです。カリスマ先生たちは、ひとのトラウマに的確に対応しているところに、カリスマたるゆえんがあると思います。

さて、わたしは、普段、生きづらさを感じているような適応障害やひきこもりの経験者のひとに対して、診療では次のようなたとえ話を使うことがあります。

世の中には優しいひと、思いやりのあるひともいますが、いじわるなひともいますよね。何も言わないで黙っていて何を考えているか分からないようなひともいます。陰口をいうひともいます。昨日と言うことが変わっていても自分に一貫性があると思っているひともいます。いろんなひとがいるのは社会では当たり前なんですが、そういうひとたちとうまく付き合うには大変気を遣いますし、あなたのように対人関係に敏感なひとはさぞ疲れると思います。難しいひととの付き合いでは、トランプの切り札を切るように、さまざまな「スキル」を繰り出すものなんですが、わたしからみたら、あなたは切り札をたったの2、3枚くらいしかもっていないようにみえます。世渡りのうまいひとは、切り札を30枚くらいはもっているんじゃないでしょうか。つまり、2、3枚しかもっていないあなたに勝ち目はありません。いまのあなたの状態はまさにそんな感じです。わたしは、あなたの切り札を増やしたいと思っています。実をいえば、あなたも切り札を30枚くらいはもっているんですよ。たくさん切り札をもっているのに、これは使っちゃいけない、あれは使っちゃいけないというようにして、せっかくの切り札を封印しているのがいまのあなたです。この切り札を使ったら相手を傷つけてしまうんじゃないか。恥をかくんじゃないか。相手に対してのやさしい気持ちや自分を守ろうとする気持ちが働いているから切り札が使えないんだと思います。もしかしたら、ひとから批判されて、自分がみじめになりたくないから切り札が使えないのかもしれません。でもね、会社や学校では、しんどくなる場面で、本当はいろんな方法が使えることをあなたもよく知っているんじゃありませんか。お父さんやお母さん、ごきょうだいやお友達がやっていることをみて、お父さんならこうするだろうな、友達ならこうするだろうな、っていうことを、あなたはよく知っていると思います。断る、ごまかす、言い訳する、いやな相手に文句を言ったり怒ったりする、無視（しかと）する、うそをつく、愚痴を言ったり弱音を吐いたりする、イライラや不機嫌をあらわにしたりする……。あなたは、ほかのひとがそうやってストレスを発散しているのを知っていて、よくないと思っているでしょう。そういうよくないことを家のなかならしているかもしれませんが、（また、特定のひとの前ではそれができているかもしれませんが）、家の外ではそういう態度をあらわしたらいけないと思っているでしょう。ほかのひとが時と場合によっては、自分を守るために、よくないスキルを使っているのに、あなたは、玄関を出たとたん、まるで別人になってしまって、切り札を使わないし、使えないように封印してしまっているんです。わたしは、そういうあなたのことがすごく立派だと思います。でもね、わたしは、下世話な医者の立場から言うんですけれども、そういうよくない切り札を使っているひとたちをみたら、あなたにもそのひとのやり方を真似してほしいと思っているんです。こんな風にしてもいいんだというお手本として、よくないやりかたをするひとたちを真似できるようになってほしいんです。切り札を増やすっていうのは、ひととのやりとりのなかであなたが使えるスキルを増やしていくという意味です。いまのあなたにとってよくないと思うことも含めて、ひととの付き合い方にはいろんなやり方があることを知ってほしい。そして、あなたらしい切り札を堂々と、たくさん使えるようになってほしいんです。いまは、他のひとといっしょにいるのがつらく感じると思いますが、いまよりたくさんの切り札が使えるようになると、他のひとのいる場所でも、いまよりずっと居心地がよくなりますし、緊張が減らせて、消耗が少なく過ごせるようになるんです。スキルを高めるっていうのはそういうことなんですよね！　くどいわたしの話を最後まで聞いてくれてありがとうございました。わたしの話のなかに、いまのあなたに当てはまるところが少しくらいはありましたか。

わたしは、適応障害やひきこもりの経験があるひとには、この切り札のたとえ話などを使って、対人場面のスキルのバリエーションが圧倒的に不足していることを率直に伝えています。診察室では、たとえ話以上のことはできないことも多いのですが、納得できたひとには、病院内で行われているデイケアのSSTへ参加を勧めたり、親御さんに対しては、思春期の親を対象としたペアレント・トレーニングなども、本人の回復につながるものとして、お勧めしているところです。

トラウマをかかえたひとへの医師や多職種チームの関わり方については、ひとつひっかかることがありますので説明しておきます。わたしの病院の前院長・藤井康男先生は、八重樫穂高先生とともに『病気じゃないからほっといて—そんな人に治療を受け入れてもらうための新技法LEAP』を翻訳・出版していますが、この本を著したザビア・アマダー先生のLEAPは、治療を拒む患者さんとの関わり方には大変すぐれていますが、トラウマのあるひとには向かない可能性がある、ということです。

LEAP、つまり、L（Listen）：傾聴すること、E（Empathize）：共感すること、A（Agree）：一致すること、P（Partner）：協力すること、という4段階の支援のプロセスを用いると、脳の機能低下をかかえたひと（＝脳の病気があり、思考速度が低下しているひと）とのディスコミュニケーション（コミュニケーション不足から生じる誤解）が避けられますが、LEAPのことを精神科にかかるひとへの万能ツールと誤解してはいけないのです。トラウマを抱えたひとの多くは、脳の病気ではなくこころの病気にかかっているひとたちです。つまり、傾聴を重んじるLEAPには向かないグループかもしれません。その違いが対比できるように表

表26　精神障害の成因の違いを踏まえた医療者の適切な関わり

	体のコンディション	こころのコンディション	精神科診療における医療者の関わり
統合失調症、躁うつ病	脳の病気	健康*	傾聴、共感、一致、協力（LEAP）
PTSD（ひきこもりを含む）	健康*	こころの病気（外傷性精神障害）	侵入的思考防止の質問攻め

*体とこころの健康は完全には独立していないため、おおむね健康というような意味です。

26をまとめたので、ご覧ください。

トラウマのあるひとへの対応に「ナラティブ・エクスポージャー・セラピー」という技術がありますが、２０２０年の『臨床心理学』の「ひとはみな傷ついている―トラウマケア」特集号で、甲南大学文学部の森茂起先生は、クライアントに対して〝どの程度の頻度で質問を投げかけるのかをおおよその感覚で言えば、質問と質問の間隔は平均30秒程度で、その間隔は扱う場面のトラウマ性が高いほど短くなると思っておくとよいだろう。「傾聴」という聞き方とは全く異なることがわかる〟と述べています。30秒とは質問と質問の間隔のことで、本人の発言を待つ時間のことではないことにもご注意ください。つまり、「ナラティブ・エクスポージャー・セラピー」では、つらい出来事からの連想を極力シャットアウトするため、トラウマをかかえた本人に対して矢継ぎ早に質問を行い、余計なことを考えさせないように意識的に関わっていくのです。

ひきこもりのひとも、外傷性の精神病理をもっていますので、トラウマのことを思い出すような話題から、侵入的な思考や感情、身体感覚に苦しむひともいるかもしれません。「傾聴」は好ましいもの、という脳の病気を扱っている精神科医療関係者の常識が、ときに、ひきこもりのひとには逆効果にもなりうるということを支援者は知っておく必要があると思います。

最近、わたしは、外傷性の病理があると感じたとき、20年以上も診療してきたような旧知の統合失調症の患者さん、神経症圏の患者さんにも、子ども時代のトラウマにちょっとだけ触れる関わりをしています。そしてひとのトラウマに少しでも分け入ろうとすると、慣れていないせいもあるとは思いますが、普段の診療と違って時間もかかりますし、ものすごく消耗することが分かりました。そして、子ども時代に、厳しいしつけやネグレクトなどの虐待を経験したひとが想像以上に多いことも分かりました。「いまは違うかもしれませんが、子どもの頃の親御さんには、厳しいところもあったんですか？」そんなような一言から、話に花が咲くこともあり、なぜいま、このひとが、ひとりぼっちをこんなにおそれるのか。なぜ、このひとは、まわりのひとにこんなにも気を遣うのか。どうして融通がきかず手抜きができないのか。外傷性のレンズを通して患者さんをみると、そのひとがかかえている生きづらさや症状が、子どもの頃のつらい体験（＝トラウマ）の影響とみえてしまうようになるのも事実です。そして、本人は、意外にも、そのことに無頓着で、言われてはじめて気づいた、というような反応を示すことも多いのです。毒親のコミックを読んで、自分もこれだったとはじめて気づくひとが多いとよく聞きますが、まわりからみたら奇妙でもいびつでも、唯一無二の親子関係には、どんな過酷な関係でも子どもはほかに選択肢がないから疑うことができないのかもしれません。

さて、これから精神科をめざす学生の皆さんにお願いがあります。精神科には、薬で治す脳の病気が多いのも事実ですが、子ども時代の発達性トラウマに関わる外傷性の精神病理にも関心をもっていただき、ひとのこころというものに関わる精神科のおもしろさにも是非、目覚めてほしいと思います。また、どの道に進もうかと決めかねている医学部の学生の皆さんには、数ある診療科のなかでも、精神科はほんとうに困っていて、ほんとうに行き詰まっているひとの力になれる業界ということをお伝えしておきます。

2）ひきこもりのひとに対する専門的治療法

さて、過去に作成された厚生労働省の「ひきこもりの評価・支援に関するガイドライン」（平成20年3月）は、ネット上でも閲覧できますが、評価・支援に外傷性の視点がありませんので、本書で触れることはしません。その代わりとして、まずは、イギリスのＮＩＣＥ（National Institute for Health and Care Excellence）ガイドラインのＰＴＳＤの記載をたよりに、ひきこもりのひとに使えそうな精神科の専門的治療法を探してみたいと思います。

ＮＴＴ東日本関東病院総合診療科医長兼国際室室長代理の佐々江龍一郎先生によると、ＮＩＣＥガイドラインは、イギリス国民に広く浸透しており「ＮＩＣＥガイドラインに拘束性はないものの、ガイドラインで推奨されたほとんどの治療がその後の標準医療と位置づけられていくことが多い」ということです。ＮＩＣＥガイドラインは、最新の医学的研究データによって定期更新されるため、イギリス国外でも、最先端の治療に関心のある専門家なら、ＮＩＣＥガイドラインをよくチェックしていると思います。ＮＩＣＥガイドラインをみるだけで、内外のおびただしい論文を逐一読まなくても、今後の精神科医療の方向性が確認できるからです。

さて、ＮＩＣＥガイドラインのＰＴＳＤに関する記載だけでも膨大なものとなるため、ここでは、特に関連のありそうな部分のみを抜粋し、4つの表（**表27から表30**）にまとめてみました（ＮＩＣＥガイドラインの翻訳は、以下も含めて、すべて筆者による）。表中の1・6・1などの番号は、第1章第6節第1項というようなＮＩＣＥガイドラインの見出し番号のことです。ＮＩＣＥガイドラインは、インターネット上で誰でも読むことができますので、原文については、ネット上でご確認ください。

表を見て、まず分かることは、複雑性ＰＴＳＤに関する記載は少ないということです。関連があると思われる記載は、表27の1・6・1から1・6・3、表28の1・6・23、表29の1・6・24から1・6・26、表30の

表27　NICEガイドライン：PTSDのマネジメント：治療計画と参加支援

1.6.1　PTSDのひと（必要なときは、家族や支援者も）に対して、治療計画を提案するときは、
- 提案する介入について、以下のような情報を提供する。
  - ・目的、内容、期間、提供方法
  - ・改善や回復の可能性
  - ・この介入によって期待されること（介入により症状が一時的に悪化するようにみえることについても）
  - ・治療を続ければ回復の可能性があること
- 本人の好み、以前受けた治療、PTSDの症状に関連した機能低下（生活のしづらさ）や状況についても考慮する。
- 小児期の虐待や累積されたトラウマ体験など、障害の発症や症状の持続に関連した社会的、または、個人的な要因についても考慮する。

1.6.2　PTSDのひとは、心配や不安、恥ずかしさを感じていることに注意する。治療を嫌がったり、PTSDは治らないと決めつけていたり、信頼してもらえないこともある。予約を逃したときはフォローアップに努め、出席ルール（休むときは必ず連絡、など）にこだわらないようにする。

1.6.3　PTSDのひとに自傷他害のリスクがある場合、初期治療計画には、リスク管理（自傷他害が実際に起きたときの対応）や安全計画（必要なときは、家族や支援者を交えて）を含めるようにする。

1・7・3くらいでしょうか。表27によると、PTSDのひとに対して、治療計画を提案するときは、治療開始時に、本人に見通しを説明することが大切と書かれています。また、本人のかかえている心理状況（心配や不安や恥ずかしさ）についても触れられています。予約が守れなくても柔軟に対応するように、とか、予測されるリスクへの対応についても言及されており、簡潔な記載ながら、NICEガイドラインが、大変実用的なガイドであることがよく分かります。

表28は、成人の治療についてまとめています。しかし、このなかで、ひきこもりのひとに関わる記載というと、1・6・23だけだと思います。外傷的な体験（戦闘体験を除く）から3ヶ月以上たっていて、PTSDと診断された成人、または、PTSDの症状ありと診断された成人のうち、次の2つに該当する場合に限り、特定の症状（睡眠障害や怒りなど）に焦点をあてたCBT（認知行動療法）を考慮すると記載されています（筆者注：この表にある「トラウマフォーカスト」とは、具体的な過去のつらい出来事（＝トラウマ）に焦点をあてた、トラウマに注目し

表28　NICEガイドライン：PTSDのマネジメント：成人の治療

1.6.16　外傷的な体験から1ヶ月以上たっていて、PTSDと診断された成人、または、PTSDの症状ありと診断された成人には、以下のトラウマフォーカストなCBT（認知行動療法）を行う。
・認知処理療法（cognitive processing therapy）
・PTSDに対する認知療法（cognitive therapy for PTSD）
・ナラティブ・エクスポージャー・セラピー
・持続エクスポージャー療法（prolonged exposure therapy）

1.6.17　成人へのトラウマフォーカストなCBT（認知行動療法）介入では、以下を行う必要がある。
・妥当性が検証されたマニュアルにもとづく
・通常、8回から12回行う（累積性のトラウマ経験者なら、必要時は、もっと多く）
・トレーニングを受けた開業医が提供する（介入中は、スーパービジョンを受ける必要あり）
・トラウマへの反応、過覚醒やフラッシュバックの管理法、安全計画についての心理教育を含める
・外傷性の記憶の精査と処理に関わる
・外傷に関連した恥、罪悪感、喪失、怒りなどの感情の処理に関わる
・本人にとってのトラウマの意味づけの再構築に関わる
・回避を克服するための支援を提供する
・仕事や対人関係など、社会適応的な機能を取り戻すことに焦点をあてる
・終診に備える
・外傷記念日のような特別な日は、必要に応じて、治療（ブースター・セッション）を実施する

1.6.18　外傷的な体験（戦闘体験を除く）から1ヶ月以上3ヶ月未満で、PTSDと診断された成人、または、PTSDの症状ありと診断された成人で、本人がEMDRを希望する場合は、EMDRを考慮する。

1.6.19　外傷的な体験（戦闘体験を除く）から3ヶ月以上たっていて、PTSDと診断された成人、または、PTSDの症状ありと診断された成人には、EMDRを提供する。

1.6.20（省略）EMDR実施時の注意事項など（本文省略）
1.6.21（省略）対面式治療を嫌うひとへのパソコンによるCBT（本文省略）
1.6.22（省略）パソコンによるCBT実施時の注意事項など（本文省略）

1.6.23　外傷的な体験（戦闘体験を除く）から3ヶ月以上たっていて、PTSDと診断された成人、または、PTSDの症状ありと診断された成人のうち、以下の2つに該当する場合に限り、特定の症状（睡眠障害や怒りなど）に焦点をあてたCBT（認知行動療法）を考慮する。
・トラウマフォーカストな介入が無理か、やりたがらないひと
・トラウマフォーカストな介入のあと、症状がまだ残っているひと

た、というような意味あいの専門用語です）。ひきこもりのひとは、普通、事件被害者のような明確なトラウマ体験をもたないため、「トラウマフォーカストな介入が無理か、やりたがらないひと」に該当し、トラウマフォーカストではないCBTの方が適していると分かります。

　表29は、成人の薬物療法についてまとめています。薬物療法は、PTSDの本人が希望した場合に限り行うとしています。また、その際、用いられる標準薬は「ベンラファキシン」や「セルトラリン」で、これ

表29　NICEガイドライン：PTSDのマネジメント：成人の薬物療法

1.6.24　PTSDに予防的薬物療法（ベンゾジアゼピンも含めて）は行わない。

1.6.25　PTSDと診断された成人に対して、本人が薬物療法を希望する場合に、ベンラファキシン、または、選択的セロトニン再取り込み阻害薬（SSRI）（セルトラリンなど）を考慮する。定期的に（必要性を）評価する。

1.6.26　以下に該当する場合、心理療法とともに、PTSDと診断された成人の症状のマネジメントに、抗精神病薬（リスペリドンなど）を考慮する。
・重症の過覚醒、精神病性の症状などのつらい症状や行動があり
・それらが、ほかの薬や心理療法に反応しない
抗精神病薬治療は、専門家により開始され、定期的に（必要性を）評価する必要がある。

表30　NICEガイドライン：PTSDをもつひとへのケアと複雑なニーズ（一部抜粋）

1.7.3　より多くのニーズをもつひと（複雑性PTSDのひとを含む）に対し、
・そのひとのニーズに沿って治療期間や治療回数を増やすなど、信頼関係構築に（普通のPTSDのひとよりも）多めの時間をとる。
・そのひとの個人的な状況（家庭状況など）が安全で安定したものなのか、また、それが治療の継続や成否にどのように影響するか考慮する。
・トラウマフォーカストな治療への参加を難しくする本人の問題（例えば、薬物乱用、解離、感情制御困難、対人関係障害、否定的自己概念など）が管理できるように支援する。
・治療終了後も引き続き必要となる支援（PTSDの残遺症状や合併症の管理など）について本人を交えて計画を立てる。

らの薬剤はいずれも日本で市販されている抗うつ薬です。この2剤で効果がなく、症状のマネジメントに抗精神病薬（リスペリドンなど）が必要な場合は、専門家に相談する必要があるとも記載されています。NICEガイドラインは、読み手として、イギリスの家庭医が想定されているため、ここでいう専門家とは、抗精神病薬の処方になれている精神科医と推察できます。リスペリドンは、精神科で処方してもらえるごく一般的な治療薬ですが、日本では、ひきこもりのひとがリスペリドンを処方してもらう場合、適応外使用になります。

表30は、但し書きに、複雑性PTSDのひとを含むと書かれてある通り、複雑性PTSDへの注意事項が含まれており、普通のPTSDのひとよりも手厚い対応を行うようにとの記載や、複雑性PTSDでは、信頼関係の構築に時間がかかること、解離やICD−11の自己組織化の障害の症状（感情制御困難、対人関係障

害、否定的自己概念）に邪魔されて、トラウマフォーカストな治療が行いづらいことなどが簡潔にまとめられています。

　さて、表28に戻り、表の上の方（1・6・16）を見ると、いかにも専門的な治療と言えるような治療法が列記されていることに皆さんもお気づきだと思います。しかし、ここに書かれてある治療法（「認知処理療法」、「PTSDに対する認知療法」、「ナラティブ・エクスポージャー・セラピー」、「持続エクスポージャー療法」の4つ）や、そのさらに下側に記載されているEMDR（eye movement desensitization reprocessing：眼球運動による脱感作と再処理法）などは、事件被害者のような明確なトラウマ体験をもち典型的な症状のあるPTSDの治療法として確立してきたもので、ひきこもりのひとに適した治療法ではありません。

　こうして一通り確認したところ、NICEガイドラインには、複雑性PTSDに対する具体的な治療法があげられていませんでした。そこでNICEガイドラインからは離れることにして、ここからは、複雑性PTSDへのトラウマ処理法として有用性の確立しているSTAIR／NST（Skills Training in Affective and Interpersonal Regulation followed by Narrative Story Telling）（感情調整と対人関係調整スキル・トレーニングおよびナラティブ・ストーリー・テリング）について紹介したいと思います。なお、皆さんへのこの治療法の説明には、２０１９年の『精神療法』の丹羽まどか先生の論文「複雑性PTSDの病態理解と治療―認知行動療法〜STAIR／NSTの立場から」と２０１９年の『こころの科学』の大江美佐里・千葉比呂美先生の論文「STAIR-NTおよび関連治療技法が目指すもの」を参考にしました。STAIR／NSTの全セッションを含んだテキストは２０２０年に金吉晴先生（監訳）により『児童期虐待を生き延びた人々の治療―中断された人生のための精神療法』が翻訳出版されています。

　STAIR／NSTは、STAIR-NT（STAIR Narrative Therapy）とも呼ばれていますが、もともと

は、2002年にメリレーヌ・クロアトルによって、幼少期の虐待サバイバー（筆者注：子ども時代に親から暴力を受けても死なずに生き延びてきたひと）に対する治療法として開発されたものだそうです。クロアトルは、幼少期の虐待サバイバーが、PTSDの典型的な症状でなく、感情調整の困難さや対人関係の問題から現実の生活が立ち行かなくなっている点に注目し、虐待サバイバーに、育ちのプロセスで通常は親から受けられるような、ひとが社会で生きていくために必要となる対人的スキルについての学習や経験が不足していることを見逃しませんでした。そのため、完成したSTAIR／NSTは、2パート16セッション（各60分）からなるボリュームのある心理治療プログラムとなり、トラウマの語りを扱う前に（後半8セッション）、感情と対人関係調整のスキル・トレーニング（前半8セッション）が組み込まれたのです。

さて、3章では、長期にわたり、繰り返された脅威的な体験により、PTSDの典型的な症状に加えて、「自己組織化の障害」と名づけられる（1）感情制御困難、（2）否定的自己概念、（3）対人関係障害の3つの症状がみられる場合、ICD-11においては複雑性PTSDと診断されることを確認しました。STAIR／NSTの前半部分（STAIR）では、「自己組織化の障害」の（1）感情制御困難と（3）対人関係障害の2つを扱っていることが分かるかと思います。また、（2）否定的自己概念は、（1）感情制御困難にも（3）対人関係障害にも関わるものと考えられますので、結局STAIRは、複雑性PTSDのひとの「自己組織化の障害」の改善をはかるトラウマフォーカストではないCBTと位置づけられるのです。

丹羽先生によると、STAIRの、（1）感情調整のスキル・トレーニングには、自分の感情への気づき、感情調整、解離への対処、苦痛への耐性が含まれています。また、（2）対人関係のスキル・トレーニングには、対人関係スキーマの同定と修正、アサーティブネス（自他を尊重した自己表現、または、自己主張）が含まれています。（1）感情調整のスキル・トレーニングの実際とは、「そもそも自分の感情がよく分からず、コントロールもできないというクライエントは多い。セッションでは、感情がもつ本来の機能、すなわち危険から身を守り、人とつながり、豊かに生きるという機能が働くように、自分の感情に気づくことから始める。そのために特定の状況での身体的反応や思考や行動をモニターし、さまざまな感情を区別していく。いったん感情が同定されると、その場でどう対処するのがよいかを話し合うことができる。ある状況で生じた感情に関して、身体面、思考面、行動面という3つのチャンネルごとに対処法を具体的に検討し、感情調整スキルを拡充させていく。否定的感情への対処だけでなく、肯定的感情の拡充、さらには自分にとって大切な目標のために必要な苦痛に耐えることも扱っていく」ことによって、「感情調節スキルの練習にしたがい、日常生活の機能が改善することは、クライエントの自信を回復させる」ものになります。大江先生は、STAIRの中で「苦痛への耐性」が扱われることにはとても重要な意味があると説明しています。「苦痛への耐性」とは、痛みや困難を感じたとき、自分やほかのひとに暴力などを振るわず耐え抜く力のことですが、PTSDのひとは、（例えば、二次被害を受けたような場面では）「苦痛が取り除けるならどんな対処行動もやむをえない」という発想から、トラブルや失敗の悪循環に陥りやすいため、自分のつらさと、行動を切り離すことが重要となるからです。

また、（2）対人関係のスキル・トレーニングの実際とは、丹羽先生によると、〝対人関係スキルの育成を目指して、対人関係スキーマの同定と修正に取り組む。セッションでは、日々のうまくいかなかった対人場面をもとに、セラピストとクライエントが協働してスキーマを探索する。（中略）古い対人関係スキーマを同定した上で、現在の状況や目標にもとづく代替の対人スキーマを導出する。例えば、「もし相手の頼みを断ったら、見捨てられる」という古い対人スキーマがあり、無理をしてでも相手に合わせ、不満を蓄積させているクライエントがいたとする。セラピストとクライエントは「相手の頼みを断っても、よい関係は続けられる」という代替スキーマを導出し〃その場面に見合うような「適切な主張を練習することになる。もちろん古い対人スキーマをすぐに手放すことは難しいが、（このセッションを経験すると）他者の気持ちや行動を予測する上での異なる選択肢が生まれ、その場でとりうる行動が増える。セッションの中では、対人場面のロールプレイを行い、新しい行動を試してみる。今までとは異なる新しい行動をとると自分や相手はどう感じるか、（自分と相手と）両方の立場を（ロールプレイにより）体験し、セラピストのフィードバックを得ることはクライエントがこれまで考えもしなかった洞察を導くパワフルな体験である。さらに、実際の対人関係でも、自らが新しい行動を試して、その反応を観察する練習に取り組む。特に、虐待サバイバーは加害者が力とコントロールをすべてもつという関係の中にいたために、自分も相手も尊重して適切な主張を行うというアサーティブネスに課題を抱えている。そのため関連するスキーマの分析も含めて丁寧に扱っていく。この治療はクライエントに選択肢を増やしてもらうものでもあり、現実や相手に則した柔軟な対応ができることを目指して」いくものとなります。大江先生は、ＳＴＡＩＲの中では、対人関係における距離についても検討するとしています。ほかのひととの距離が大きいと（筆者注：ひきこもりのひとにも重なる説明）、対人的な問題は起こりにくくなりますが、逆に支援を受けられなくなり、孤独感は大きくなります。また、ほかのひととの距離が狭まると、ひととの一体感が高まり、守られているという安心感は大きくなりますが、相手からの影響を強く受けることになり、自己決定が損なわれる可能性が大きくなります。ひととの健康的な距離が分かるようになると、自分に向かっての支援も受けられ、かつ、自己同一性も損なわれないような関係がつくれるようになります。

ＳＴＡＩＲ／ＮＳＴのスキル・トレーニングの説明は、おふたりの先生の論文からの引用が長くなってしまいました。この記載は専門家向けのもので、読者の皆さんには難しかったかもしれませんが、ひきこもりのひとのかかえている問題をどう扱えばよいのか、専門家の行う治療の雰囲気が分かっていただけたと思います。

ＳＴＡＩＲ／ＮＳＴは、虐待サバイバーだけでなく、心理的虐待やネグレクトを受けたひと、おとなになってからドメスティック・バイオレンス（ＤＶ）の被害を受けたひとにも効果があると確認されており、特に、前半部分（ＳＴＡＩＲ）についてはは集団療法でも行えるということです。わたしは、２０２１年時点でこの心理治療プログラムを保険診療で行っている病院はおそらく日本国内に1施設もないと思いますが、わたしの勤務する病院の入院プログラムやデイケアでも集団ＣＢＴを日常的に行っていますので、スタッフを訓練すれば、ＳＴＡＩＲは実施できると思いました。

さて、先ほどの大江先生によると、国際トラウマティック・ストレス学会が２０１８年に出した治療ガイドラインでは、ＰＴＳＤの治療に対して、強い推奨（strong recommendation）とされたトラウマフォーカストなＣＢＴとは別に、標準推奨（standard recommendation）治療のひとつとして、トラウマに焦点化しない認知行動療法や「現在中心療法（ＰＣＴ：present centered therapy）」が新たに追加されたそうです。トラウマフォーカストな治療に比べて、トラウマフォーカストではない治療は、「応用範囲が広く、治療途中で脱落する患者が少ないため、日常臨床で寄与するところが大きい」ため、ＰＴＳＤ治療の新たな動きとして今後注目されるかもしれません。「現在中心療法（ＰＣＴ）」は、もともとは「認知処理療法」の効果を検証するための研究で、コントロール群向けの治療法（筆者注：比較を目的として、「認知処理療法」を受けられないグループに割り当てられた効果の乏しい治療法）としてデザインされたものですが、ＰＣＴを受けたひとたちは、つらい状況を自分でコントロールできる感覚がもてるようになり、将来を楽観視できるようになり、自尊心や問題を解決する力、症状にも改善がみられたそうです。つまり、ＰＣＴは、トラウマの専門的な治療法のなかにあると目立たない存在ですが、日常的に行いやすく、効果もあり、利用価値が高い治療法と言えるかもしれません。大江先生のグループでは、さらに、ＷＨＯが開発した「問題対処プラス」の翻訳も手がけられて

表31　PTSDの精神病理をもつひとに適応される治療法の例（人生行路の違いによる整理）

人生行路	PTSDの精神病理をもつクライエント集団の例	トップダウン方式のトラウマ処理法	ボトムアップ方式のトラウマ処理法
—	トラウマフォーカストな介入が無理か、やりたがらないひと（1.6.23）	特定の症状（睡眠障害や怒りなど）に焦点を当てたCBT（認知行動療法）、STAIR−NTの前半部分（STAIR）、現在中心療法、問題対処プラス（WHO）	EMDR、TFT療法（つぼトントン）、簡易型トラウマ処理（by杉山登志郎）、ボディ・コネクト・セラピー（by藤本昌樹）、ポリヴェーガル理論、ソマティック・エクスペリエンシング®療法
コントロール型	ひきこもりのひと		
ディスソーシャル型	虐待サバイバー、第四の発達障害（杉山）	認知処理療法（cognitive processing therapy）、PTSDに対する認知療法（cognitive therapy for PTSD）、ナラティブ・エクスポージャー・セラピー、持続エクスポージャー療法（prolonged exposure therapy）、STAIR−NT、その他のトラウマフォーカストなCBT	
—	性被害者、DV被害者		

おり、マニュアルはインターネット上でダウンロードできるそうです。「問題対処プラス」は、トラウマフォーカストではなく、ＰＣＴよりもさらに気軽に行える不安やうつやストレス症状への治療法です。わたしは、トラウマインフォームドケアの普及には、今後、このような治療法の普及や実践も追い風になるものと期待しています。

以上、ＮＩＣＥガイドラインやＳＴＡＩＲ／ＮＳＴの説明をしてきましたが、ＰＴＳＤの治療についてのここまでの内容から、私見にもとづいて、複雑性ＰＴＳＤの精神病理をもつひきこもりのひとに対する専門的な治療法の例を**表31**のように整理してみました。コントロール型の人生行路をたどったひとは、おそらく、ひきこもりのひともそうだと思いますが、トラウマの原因になった状況への愛憎が混じり合ったような複雑な思いをかかえており、トラウマフォーカストな治療には抵抗するため、（睡眠障害や怒りなどの）特定の症状に焦点を当てたＣＢＴ（認知行動療法）（ＮＩＣＥガイドラインの1・6・23）、ＳＴＡＩＲ／ＮＳＴの前半部分（ＳＴＡＩＲ）、現在中心療法、問題対処プラスなどの治療法が向いているでしょう。一方、ディスソーシャル型の人生行路をたどったひとは、幼少時からの虐待経験などがあり、トラウマフォーカストな治療、つまり、コントロール型に推奨された治療法に加えて、ＰＴＳＤの治療に一般に有効とされる認知処理療法（cognitive processing therapy）、ＰＴＳＤに対する認知療法（cognitive therapy for PTSD）、ナラティブ・エクスポージャー・セラピー、持続エクスポージャー療法（prolonged exposure therapy）（以上４つはＮＩＣＥガイドラインの１・６・16）や、ＳＴＡＩＲ／ＮＳＴ（後半のＮＳＴも実施）などの治療法が必要になることもあるでしょう。表31に書かれている「トップダウン方式のトラウマ処理法」、「ボトムアップ方式のトラウマ処理法」は、ヴァン・デア・コルクによるトラウマ処理法の分類ですが、ボトムアップ方式のトラウマ処理法のいくつかについては以下に説明します。

さて、さきほどのＮＩＣＥガイドラインには、ＰＴＳＤに効果のある治療法として、もうひとつ、ＥＭＤＲ（眼球運動による脱感作と再処理法）という治療法もあげられていました。これは、「ボトムアップ方式」のトラウマ処理法として世界的にもっともよく知られている治療法です。福井大学医学部附属病院子どものこころ診療部・篠崎志美先生の論文「トラウマ臨床をはじめる初学者臨床家のために」によると、ＥＭＤＲは、「トラウマ体験の記憶を思い浮かべながら、治療者が目の前で振る左右の指の動きを追いかける眼球運動を用いて、トラウマ記憶の処理を促すという治療方法」です。ＥＭＤＲを行うと、あるひとのトラウマと強く結びついている「負の情動やネガティブな認知」が消去され、トラウマ記憶が、つらい情動変化を生じさせないただの思い出へと変容してきます。２０１９年の『こころの科学』の「発達性トラウマ障害のすべて」特集号にＥＭＤＲの論文を寄せた神経発達症研究推進機構の天野玉記先生によると、１９８９年にアメリカのフランシーン・シャピロにより開発されたＥＭＤＲは、最近30年間に、世界中で４万人以上の専門家がトレーニングを受講し、治療者の資格を取得しているそうです。日本でもすでに１５００人以上の専門家（医師や臨床心理士）

が養成されており、トラウマの治療ではもっとも普及しています。

さて、さきほどの表31には、ボトムアップ方式のトラウマ処理法として、ＴＦＴ療法（つぼトントン）、簡易型トラウマ処理（by 杉山）、ボディ・コネクト・セラピー（by 藤本昌樹）、ポリヴェーガル理論、ソマティック・エクスペリエンシング®療法なども載せてあります。それぞれについて詳しくは説明しませんが、いずれの治療法も、トラウマのあるひとのからだを叩いたり動かしたり、目を動かしたりというような体性刺激を使って、そのひとのトラウマ記憶と結びついた不快な感情や思考などを変化させるのに有用とされる治療法です。これらのボトムアップ方式のトラウマ処理法には「ヒーリング・ビジネス」として多数の参入者があり、甲南大学の福井義一先生によると、多額の費用がかかるプログラムには批判もあるようです。

ボトムアップ方式の治療のなかでは、比較的簡単で、お財布にもやさしいのがＴＦＴ療法（つぼトントン）だと思います。米国のロジャー・キャラハンが発見・発展させたというＴＦＴ療法（つぼトントン）を日本に紹介したのは、森川綾女先生ですが、２０１９年7月に、森川先生が山梨へ来県されたとき、わたしも先生の講演を聞かせていただきました。先生から『たたくだけ!心と体の不調がすっきり―つぼトントン』の本までいただいてしまった関係上、ＴＦＴ療法（つぼトントン）がとても効くという印象をもってしまっています。ただし効果については個人差があるかもしれません。先生の講演を聞く前のわたしは、「つぼ叩き」と聞いただけでうさんくさいもの、という偏見をもっていました。しかし、言われる通りつぼトントンを実施してみたら、自身の嫌な体験にひもづけられていた怒りや恨みの感情が遠ざかり、自分の生活にときどき顔を出していた亡霊がいなくなってしまいました。これを例えるなら、トランプのいちばん手前にあった不吉なカードが、ほかのカードにまぎれてみえなくなってしまったような感じです。ＴＦＴは、所要時間も1、2分しかかからず、副作用もなく、外来診療中でも短時間で指導できる数少ない技術のため、それ以降、わたしは「つぼトントン」を治療場面でも活用しています。トラウマ性の症状を訴える患者さんには、わたし自身が「つぼトントン」を実演し（嫌な感情や思考を思い浮かべながら、手の甲の決まった場所・ガミュートをたたき、規定通りに眼を動かしたり数を数えたりする）、興味をもった患者さんには、森川先生の本を読んで自分で行うように勧めています。つぼトントンでは、ＥＭＤＲと同様、体性の刺激を脳へ上げていく際、思考場（筆者注：ひとが意識を向けたときに、怒りや恐怖などの特定の反応が起こる、トラウマ記憶と結びついた脳内の仮想的な場所のこと）を意識しながらつぼ叩きを行うことが大切です。体性の刺激がボトムアップし、脳内の思考場につながることによって、トラウマ記憶と結びついた感情が切り離されて、トラウマの処理が進むのだそうです。

ＴＦＴ療法（つぼトントン）は、森川先生以外のひとからも説明してもらった方が説得力があると思いましたので、２０１９年の『こころの科学』に掲載されている南山病院の堀田洋先生の「簡易型トラウマ処理による治療―臨床医の立場から」から、ＴＦＴ療法部分の説明を引用させていただきます。堀田先生は、ＴＦＴ療法の特徴として、①簡単に短時間で施行可能で、除反応（筆者注：トラウマを、そのときの感情を含めて、生々しく思い出す副作用のこと）はほとんどない、②トラウマ処理だけでなく不安感や怒り、自責感の処理など幅広く使える、③他の心理療法と併用可能、④患者さん本人がセルフケアに使える、⑤保護者が子どもに行うこともできる、の5点をあげており、ＴＦＴ療法は「簡便にさまざまな場面で使用可能でとにかく重宝する」としています。

ここまでＮＩＣＥガイドラインに推奨されたＰＴＳＤの治療法を中心に説明してきましたが、最後に、ＰＴＳＤの心理教育について説明しておきたいと思います。さきほどの篠崎先生によると、「トラウマ臨床の初学者は、有名なトラウマ処理法を何かひとつでも身につけていないと、トラウマの治療は行えないと思いがちだが、さまざまなトラウマ処理法の習得と並んで、心理教育を実施できるように準備することも大切」と述べています。トラウマの心理教育は、NICEガイドラインの1・16・17にも、トラウマフォーカストな治療の際に併用して行うべきと説明されているものです。

一般に、心理教育とは、患者さんや家族に対して専門家が、症状の改善や回復に向けて必要な医学的知識を提供することを言いますが、篠崎先生によると、PTSDのひとへの心理教育では「自分に起きたことを正確に認知できるようにすること」が目的です。そして、つらい症状に苦しむ本人に対し「いま起きていることは異常な事態に対する自然で正常な反応であること」を伝え、「あなたは悪くない」、「あなたが弱いから症状が出ているわけではない」、「あなたは恥ずかしい存在ではない」ことを保証することがなにより大切だそうです。トラウマ治療の専門家・白川美也子先生は、知識こそが力であり、トラウマを受けたひとが自分自身のことを理解できるように助けることが最大のエンパワメント（筆者注：本人を励まし、勇気づけ、生きる力を湧き出させることの意）になると述べています。また、「自分がおかしいのではなく、症状はトラウマを受けた帰結として当然・自然なことであったという理解を促すことが、正常化であり、援助の初期に必須の作業」としています。

さて、篠崎先生によると、トラウマの心理教育は、（1）トラウマに関する一般知識、（2）代表的なトラウマ症状、（3）治療の展望と回復過程の3ステップから構成され、全体を通して注意すること、また、大切なことは、本人の傷を暴き立てるようなことはしないこと、また、回復は螺旋状に進み、落ち着いてきても新しい問題が生じたり、乗り越えたはずの問題に再び苦しんだり、浮き沈みや回り道もあるが、少しずつは前進していくので落胆しないように指導することが大切としています。心理教育を担当する支援者は、本人が回復をあきらめず、「トラウマからの回復」を正しくイメージできるように、自己評価の低い本人に寄り添い、本人と共に考える営みが大切になるということです。

3）ひきこもりのひとの回復

ところで、わたしは、1990年代前半から2020年に至る、約30年間に国内で出版されたひきこもりの治療や支援についての文献や一般書籍を相当数読みましたが、これらには、ひきこもりのひとの回復には家族の関わりが重要という認識が共通していたと思います。そうして、数ある文献のなかから、わたしが、特に注目したのは、2019年3月に出版された桝田智彦先生の『親から始まるひきこもり回復―心理学が導く奇跡を起こす5つのプロセス』です。桝田先生は、ご自身の母である桝田宏子先生の創始した「親育ち・親子本能療法」により、ひきこもりのひとが回復していくプロセスを分かりやすく説明していますが、支援実績30年にも及ぶ息の長い取り組みと経験（絶望の中にいたはずの青年たちが生き生きとした人生を取り戻していく経験）、そして切り口には説得力があると感じました。桝田先生は、自分でもひきこもりを経験したあと、大学・大学院で心理学を学び直し、ひきこもりの回復に有用な心理療法が既存のもののなかにはみつからないことに気づいたそうです。そして、実践的な支援法だった母・桝田宏子による「親育ち・親子本能療法」にエリクソンの発達課題の知見などを落とし込むと、「厳密な仮説演繹法には至らないものの、論理的整合性のある程度担保された」再現性のある支援法として、「親育ち・親子本能療法」が5つのプロセスのものとしてリニューアルできたということです。**表32**は、その5つのプロセスが桝田先生の解説と共に示してありますが、右側には、1992年に複雑性PTSDの診断基準を作成したハーマンの複雑性PTSD回復の3段階も掲載してあります。ハーマンの回復の3段階については、トラウマ治療の専門家である白川美也子先生の『赤ずきんとオオカミのトラウマ・ケア―自分を愛する力を取り戻す〔心理教育〕の本』から引用した解説文も付記してあります。

さて、両者を比べると、「親育ち・親子本能療法」によるひきこもり回復の5つのプロセスとハーマンの複

表 32　親育ち・親子本能療法によるひきこもりの回復プロセスとハーマンの複雑性 PTSD の回復段階の比較

親育ち・親子本能療法による ひきこもり回復の５つのプロセス（桝田）			ハーマンの複雑性 PTSD 回復の３段階 （白川による解説付き）		
0	絶望	ひきこもり	0	－	複雑性 PTSD
1	希望	絶望状態から、わが子の心に「希望の灯」がともるように親は一貫性を持って支える時期。家庭内に安心・安全の環境を作り、風土として根付かせる。親子の「基本的信頼」を経て、人生に必要な希望を育む。	1	安全・安心の確保	温かく迎え入れてくれるひとや場所の存在
2	意思	恨みつらみ、後悔、迷い不安、好き嫌い、無理難題、ああしたい・こうしたいなど……。ネガティブを基本とした陰陽混合する感情を親がしっかり聴き取る。無条件肯定で受容することでわが子が「自分自身に価値があると思えるように」支える。このプロセスがある意味で一番重要であり、親と子ども両者にとって試練の時期。	2	再体験	安心できる関係の中で、語ったり書いたりして過去を再体験する
3	目的	心の中に湧き上がってくる「これをやってみたい！」という欲求に基づき、少しずつチャレンジ・行動がはじまる。親は経済と心理の両面を支える。無条件でわが子の拡大していく行動に投資する時期。この試行錯誤の取り組みがわが子の自己決定力を育み、人生に目的を与えていく。			
4	有能性	社会参加をする。実際に他者や集団の中に身をおき、勤勉に何かに取り組む。その中で自分の有能感と劣等性のバランスに直面し、葛藤する時期。弱音や展望を遠慮なく言えるように親が一貫した態度で支え、自己効力感を育む時期。	3	社会的再結合	社会的なつながりを作る
5	アイデンティティ	「自分が自分で良い」そして「社会や他者からもそんな自分（あなた）で良いと思われているであろうという確信」を持った人間であるという思い、すなわちアイデンティティの獲得に取り組んでいく時期。親はそれを自然に支え、祝福していく時。			

雑性PTSD回復の3段階は、わたしにはほとんど同じようにみえます。ひきこもりは、複雑性PTSDの精神病理をもつ集団であるということを、ひきこもりの実践的な支援者として活躍している桝田先生の視点から確認していただいたように思いました。つまり、ハーマンの回復の3段階は、日本の桝田先生により、実臨床でつかえる5段階の回復プロセスに展開されたともみえ、まるで90年代以降、別の国に育った兄弟が30年ぶりに対面したドラマのようでもあります。もう少し、表32を丁寧にみていくと、桝田先生の5つのプロセスの2番目にある「意思」は、ハーマンでは、「再体験」もしくは「(外傷性記憶の)想起と(外傷性喪失の)服喪追悼」の段階に相当し、小野修先生の「トラウマ返し」とも重なる、分離した親子の再統合のプロセスだと思います。また、3番目「目的」から5番目「アイデンティティ」に至る3つのプロセスは、ハーマンでは「社会的再統合」の段階に相当し、ひきこもりのひとのつたない(真正直過ぎる)社会化形成を豊かにするための感情調節と対人的スキル獲得のプロセスだと思います。医学的な立場からは、トラウマフォーカストではないCBTや心理教育を行いたくなるプロセスです。

小さい頃のわたしは、週末、クイズアタック25というテレビ番組をよくみていたのですが、優勝者が豪華な商品をもらうためには、番組の最後にうつしだされる短いビデオクリップから正解を言い当てる最終クイズがありました。こんなことを言うのもなんですが、日本のひきこもりの支援は、一番肝心な場所のパネルが隠されていて、みえそうでみえない正解を大勢のひとたちが手探りで探してきたような面があったのではないでしょうか。

桝田先生のひきこもり支援法が実践的なプログラムとして完成に至ったことは、桝田先生の苦労のたまものだと思いますし、そのプログラムが、ハーマンの複雑性PTSD回復の3段階と見事に符合していることはまさに驚きです。わたしは、本書によって、無関係だった2つの理論を引き合わせたエンジェルのようなお役目を果たせたようにも感じています（笑）。

桝田先生によると、「親育ち・親子本能療法」の検証には11年もの歳月を要したということです。その途中には、批判などもあったかもしれませんが、わたしは、桝田先生の本を読んで、おとぎ話の「わらしべ長者」を読んだあとのようなすがすがしい気分を味わいました。「親育ち・親子本能療法」の実際の場面を、わたしはみたことがありませんが、英訳すると、「Parent-Centered Need-Fulfilling Therapy（ＰＣＮＦＴ）」と言うのだそうです。本書の立場からすると、わたしには、ひきこもりのひとの回復に、ＰＣＮＦＴは、理論上も、納得のいくプログラムだと感じます。２０１５年に出版された金馬宗昭先生の『不登校ひきこもりこころの道案内―今日からできる具体的対応法』にもそんな雰囲気のある理論（赤信号ゾーン～青信号ゾーンの3段階）が提示されていましたが、桝田先生も、金馬先生も、ひきこもりを経験された方々です。ひきこもりを経験したひとが回復に効果があると実感し、いまは支援者となってそのプログラムを紹介しているわけですから、ひきこもりの支援・回復については、このような地に足の着いたようなプログラムが国内で普及することを是非とも期待したいと思います。ひきこもりは日本に顕著な問題と言われているのに、国産の標準的な治療プログラムがないというのも肩身の狭い問題です。しかしようやく、ひきこもりの回復に有用な理論と方法がみつかりはじめているのかもしれません。

4）トラウマからの回復と心的外傷後成長（ＰＴＧ）

トラウマから回復したひとにみられる独特の成長、つまり「心的外傷後成長（ＰＴＧ：post-traumatic growth）」についても説明しておこうと思います。相模女子大学人間社会学部人間心理学科の尾崎真奈美先生による論文「心的外傷後の成長（ＰＴＧ）とスピリチュアルな発達―インクルーシブポジティビティの視点から」によると、心的外傷後成長（ＰＴＧ）とは、２００４年にリチャード・テデスキとローレンス・カルホーンにより「危機的な出来事や困難な経験との精神的なもがき・闘いの結果生じる、ポジティブな心理学的変容の体験」と定義されている新しい概念です。この定義には、やや込み入った表現が使われていますが、「危機的な出来事や困難な経験」をトラウマ体験と置き換えると、ＰＴＳＤのひとの回復に関わる概念ともなるわけです。ＰＴＧでは、最終的なアウトプットを「ポジティブな心理学的変容の体験」としているため（これもまた込み入った表現だと思いますが）、ＰＴＧのアウトプットは、休んでいた仕事や学校へ再び行けるようになったというような、単なる社会的機能の回復というようなものではありません。テデスキらは、ＰＴＳＤのひとのこころの内面に、例外的な、脅威的な体験の前の自分とは違う深い見方、違う意味づけが生まれることに注目して「ポジティブな心理学的変容の体験」と表現しているのです。

尾崎先生によると、２００６年のカルホーンの論文にその変容のメカニズムが説明されています。〝カルホーンらは、変容のメカニズムに、①情動、②認知、③行動の順に変化するモデルを提出している。すなわちまず、心的外傷体験により、悲嘆といったネガティブ感情が想起する。日常的に抱いている「世界は意味のある存在だ」という信念や、自分の存在に対する価値といった世界観が揺すぶられ崩壊する（以上①）。そして、自分、世界、人生に対する見方・認知が変化していく、変化せざるを得ない状況に陥り（以上②）、適応して行く中で行動の変化が伴うというものである（以上③）〟。カルホーンは、ＰＴＧのことを、危機的な出来事を経験したひと全員にオートマチックに起こるとは説明しておらず、「フラッシュバックのように、心的外傷を引き起こした出来事が常に想起されてしまいがちな侵入的思考が優位な段階から、時間を経るとともに、徐々に意図的思考にシフトすることで成長が得られる」ととらえています。つまり、危機的な出来事を経験したひとが「主体的にその忌まわしい出来事をとらえ、意味づけを試みるようになること」によって、侵入的思考が

表33　PTGにおける3つの成長

1	自己概念の変化	危機的な状況において、自分の弱さを認めるという、逆説的な強さの獲得で、被害者意識が生存者意識へ変化するプロセスとともに、自分に対する信頼・愛着や自尊感情、何とかなるものだという楽観的態度、自分でやれそうだと感じる自己効力感、自信、勇気が増大することも多い。
2	対人関係の変化	命も危ぶまれるような過酷な環境の中で、本音で生きていくことができるようになる。それにともなって自己開示が進み、人間に対する親密性が増すと考えられる。また、危機状況にあって他者の痛みに共感し、同情や愛他的行動の増幅も確認されていく。
3	人生哲学の変化	今まで当たり前だと考えていた「生きていること、命、時間」の意義や有難さに気づく。危機状況にあって神秘的な体験をしたり、極限状況の中で、自分を超えた大いなるものとのつながりを感じるようになったり、さらなる叡智が発揮される、という変化も起こる。

意図的思考に変わることがＰＴＧの成立条件であるとしています。

この説明をひきこもりのひとに当てはめると、親からの不適切なしつけなどの影響によって複雑性ＰＴＳＤの精神病理をもつようになったひとにも、ひきこもり経験との精神的なもがきや闘いの結果、①情動、②認知、③行動の３つの側面にポジティブな心理学的変容が起こると予測できるわけです。変容を起こすまでの期間には個人差もあるでしょうが、ネガティブな変化（＝トラウマ反応）のあと、ポジティブな変化が起こるとされている点はとても重要だと思います。精神的なもがきや闘いのもたらす変化は、テデスキによると、（１）自己概念の変化、（２）対人関係の変化、（３）人生哲学の変化の３つに整理できるそうです。**表33**には、尾崎先生の要約をまとめてありますのでご覧ください。

同じＰＴＧについて、国立精神・神経医療研究センターの菊池美名子先生は、２０２０年の『臨床心理学』特集号の論文「心的外傷後成長（Post−traumatic Growth：ＰＴＧ）」において、本人に大きなダメージなくしてＰＴＧは起こらない、レジリエンスが高いひとではＰＴＧは体験できない、とも説明しています。わたしは、つらい体験がひとを成長させる、ということにはすんなりと同意できますが、菊池先生が、「レジリエンスが高いひとではＰＴＧは体験できない」と説明しているところを読んで非常に驚きました。ＰＴＧを体験しようとしても、そもそも世の中にはＰＴＧを体験できないひともいる。ものごとにつまずかず、スマートにこなせるひとはかっこいい。そういうひとに憧れるひとも多いかもしれませんが、スマートにできるということは、もしかしたら、人間としてはつまらないのかもしれません。菊池先生が指摘したのはそういうことなのです。

ひとは「傷ついても、弱くてもよい」ことを切々と語られた菊池先生は、ＰＴＧを経験したひとには「苦境からの変容を遂げた人々のみがもつ、あの少しだけいびつな美しさ、やさしさ、もろさ、尊厳」というようなものがあると、えも言われぬ言葉で表現しました。先ほどの尾崎先生も、ＰＴＧのことを「弱さの中にある強み」からのものであり「３・11のような未曾有の災害の中で、物理的・肉体的な成長や回復が見込めないという状況の中だからこそひときわ見えてくる、細いけれども強いピアノ線のような強さとは」「無力感の極みから、自らを開放し、こだわりを捨てて、人に助けを求めたり、自分を責めることなく運命に明け渡して行く」ような「自分の無力さへの自覚から促される逆説的な強さ」であると表現しました。ＰＴＧを説明するとき、尾崎先生や菊池先生がこれほどまでに文学的になってしまうのは、そうとしか説明できないような、トラウマからの回復には、いまの医学では及びのつかない次元や成分が含まれているからだと思えます。

わたしは、おふたりの先生にはとても及びませんが、ここで、ひきこもりのひとに、謎掛けをしたいと思います。そのキーワードは「二重洗脳」です。「二重洗脳」という言葉は耳慣れない言葉ですが、ニコチン依存症の治療にユニークな見方を提示した内科の磯村毅先生が著した本『二重洗脳―依存症の謎を解く』のタイトルに使われた言葉です。いちどはまってしまったタバコ、アルコール、食べ物、薬物、カルト宗教、ゲーム、ギャンブル、不倫、自分探し……などの依存症の地獄から、自分はどんなに頑張っても抜け出せないと決めつけてしまう誤った自己認知のことを、磯村先生は「二重洗脳」と表現しています。磯村先生の「二重洗脳」

は、心理学で言うところの「学習性無力感」（マーティン・セリグマン）とも重なる概念だと思いますが、逃げることも闘うこともできない状況に長く置かれると、動物もひとも、自分ではコントロールできない、というあきらめが当たり前になってしまい、やめようとか、うまくいくまで努力してみようという気持ちをもてなくなってしまうのです。しかし、そのあきらめが実は過去の経験から作られた考え方の癖のようなもので、越えられるかもしれない壁と分かれば、とりあえずチャレンジしてみようという気持ちくらいはもってもよいと思えるのではないでしょうか。わたしは、ひきこもりの皆さんが磯村先生の言うような意味で、自分のひきこもりのことを「二重洗脳」と思えるようになったら、それが皆さんの回復の第一歩につながるだろうと直感しています。いまのつらい心境にもいとおしさを感じられるようになるかもしれません。二重洗脳の謎を解いた皆さんが、それぞれに語られる自身の変容の物語を、わたしもいつかどこかで聞かせてもらいたいと思っています。

本節の最後になりますが、ＰＴＧについての大事な注意事項についても説明しておきます。２０２０年の『精神科治療学』に掲載された瀬藤乃理子先生と前田正治先生の論文『臨床場面における「心的外傷後成長（ＰＴＧ）」』によると、ＰＴＧは不用意に扱うと本人を傷つけることもあるため、支援者は注意したほうがよいということです。そもそも「体は生きているのにこころは死んでいる状態」の本人に、まわりから「つらい体験はあなたの成長のためのものだった」などと言えるでしょうか。自身の成長のために死にたいと思うひとなんていませんし、やはり、つらい体験を意味づけるのは本人をおいて他にいないのです。支援者は、ＰＴＧのことを知っていても、その意味づけは本人にまかせて、根気強い見守りや温かい関わりの中から、本人の「ポジティブな心理学的変容の体験」がはじまるのを待っていた方がよいのでしょう。

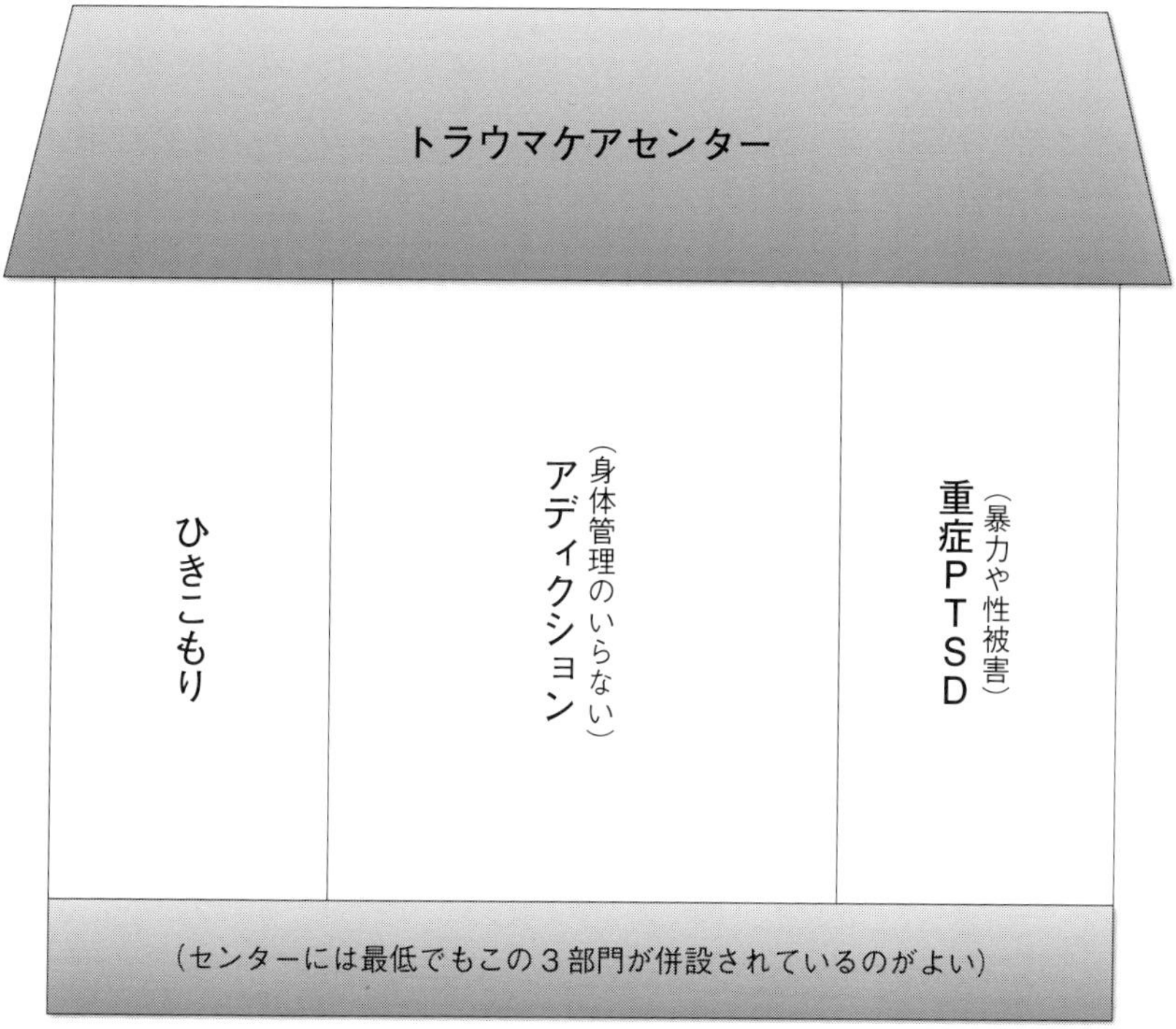

図15　トラウマケアセンターの完成イメージ図

5）トラウマケアセンター設立構想

わたしは、全国に100万人以上もいるという日本のひきこもりの問題を本当に解決しようと思うなら、大胆な社会制度の見直しとともに、日本にもアメリカのトラウマインフォームドケア・センターのような（あるいはそれ以上の）トラウマケアを主導できる公的なトラウマケアセンターを各地域に設置し、ケアの必要なひとたちへトラウマケアを継続的に提供できる新しい支援システムを創設した方がよいと思っています。そのイメージ図は、**図15**にお示しした通りです。センターには、ひきこもり部門のほかに、アディクション部門、重症ＰＴＳＤ部門を併設し、最低でもこの3部門構成とするのがよいと思っています。重症Ｐ

ＴＳＤ部門を併設した方がよいと思うのは、いまの日本にはトラウマフォーカストな治療を網羅的に提供できる保険適応施設がないためです。また、アディクションを合併したひきこもりのケースが多いことや、ひきこもりを合併していないアディクションのケースにもたいていトラウマ性の精神病理がみられることから（これは私見ですが）、トラウマケア（＝心理教育と治療・支援）が必要という意味においてひきこもり／アディクション／重症ＰＴＳＤの3者はおそらく一元的な対応が可能であり、希少性の高いトラウマ治療の専門家を各地各所でばらばらに配置するより、ひとつのセンターに集約した方が効率もよいと思います。そして、専門性の高いセンターはトラウマ治療の専門家を育成する場所ともなるでしょう。

２０１９年に、わたしの勤務する病院のスタッフが、ゲーム障害の治療で有名な国立久里浜医療センターを見学させてもらう機会がありましたが、現地訪問したスタッフから、わたしは、これまでの常識では考えられないような驚くべき報告を受けました。久里浜医療センターでは、依存症の入院治療を、病名（アルコール依存症、ゲーム障害、その他）に関係なく同じ病棟内で行っているそうです（ただし、治療プログラムは別建て）。わたしの勤務する病院にはアルコール依存症専門ユニットがありますが、そこにゲーム障害のひとも一緒に入院させられるなんて考えたこともありませんでした。依存症は別々に、というのが精神科病院の常識だと思いますが、しかし、よく考えてみれば、横浜にある依存症専門の大石クリニックも、依存症と名のつく依存症ならなんでも受け入れているクリニックです（7章12節）。アルコール、薬物、ギャンブル、ゲーム等、依存症の治療テキストをみると、実は、どれも内容は似通っています。わたしの住む山梨県の県立精神保健福祉センターでは、もうすでに「依存症という同じ悩み」とひとくくりにして、あらゆる依存症に門戸をひらいた当事者グループミーティングを定期開催しています。このような実践から分かることは、依存症という窓口はひとつでもかまわないということでしょう。いま国は、アルコール、薬物、ギャンブルなどのようにカテゴリー別に切り分けて、各地の精神科病院に拠点づくりを進めていますが、そこまで細分化する必要はないのかもしれません。明確な依存症があっても、敷居の高い精神科病院を受診するのはごく一部のひとたちです。そして、めったに受診してこないマイナーな依存症（性依存、クレプトマニアなど）にまで、定期開催のプログラムのようなマンパワーを割けないのがいまの精神科病院だと思います。また、ギャンブル依存症やゲーム障害などの依存症では、身体合併症のあるアルコール依存症のような血液検査や点滴などの治療は不要です。今日的に大きな社会問題となっているギャンブルやゲーム／ネット依存の回復・支援を行うセンターは、大石クリニックのような駅前の、誰でも気軽に入れるような場所にあった方がよいとも考えられるのです。便利な場所にあれば、断酒会やＡＡ（アルコホーリクス・アノニマス）、ＮＡ（ナルコティックス・アノニマス）、ＧＡ（ギャンブラーズ・アノニマス）など自助グループの活動拠点としても利用でき、中高生などの社会学習の場所にもなりうるわけです。

日本にトラウマインフォームドケアを紹介した亀岡先生は、２０１９年の論文「トラウマインフォームドケアの必要性」において、ＰＴＳＤの回復には「身体疾患と同じように、本人がみずからの症状とそのメカニズムを理解し、症状をコントロールするために能動的に治療に参加することが重要」と指摘しています。そうすると、ＰＴＳＤの精神病理をもつひきこもりのひとにも、能動的にプログラムへ参加できるような回復への動機づけが大切になるわけですが、親や支援者が、まちなかの「トラウマケアセンター」という看板をかかげた場所にひきこもりのひとを誘い、そこにひきこもりのひとが足を運ぶだけでも、ひきこもりを人間性の問題とはしていないこと、仕事や学校が目的ではないことが伝えられます。トラウマを自覚していないひきこもりのひとの中には、このセンターを勧められても、なぜ、自分がトラウマケアセンターに行くのか戸惑うひとともいると思いますが、「日本の社会で生きていくことにつらさを感じているとすれば、それはトラウマのせい」、

「そのような趣旨で国がつくったセンターです」、「まちなかにあって、大勢の方が利用しているセンターですから、心配しなくても大丈夫ですよ」というような説明でも、ソフトな動機づけになるのです。本人がトラウマの影響をなんとなくは受容し、つらい症状もいずれは克服できると思えれば、家の外の回復プログラムにもつながりやすくなるでしょう。ひきこもりの相談窓口をもつ精神保健福祉センターへ行かせたり（相談には乗ってもらえるが治療はしてもらえない）、精神科病院を受診させる（ひきこもりを理解していないスタッフから二次外傷を受ける可能性がある）のに比べれば、支援者の苦労も減らせると思います。

わたしはなぜ、ひきこもりのひとに対応するこのようなセンターが必要と考えるのでしょうか。その理由はいくつかありますが、まず第一に家の外に出たがらないひきこもりのひとには、訪問や連れ出しからはじまる骨の折れる継続的な関わりが必要であり、公的サービスでなければ、持続的で包括的な関わりは提供できないと思うからです。地域のカウンセラーや学校、精神保健福祉センターや精神科病院にまかせていても、全国に100万人以上もいるそのおびただしい数のひきこもりのひとにはとても太刀打ちできません。また、ひきこもりに対する支援者の見方や考え方が異なることもとても気になります。「精神」という名前のついた場所へひきこもりのひとを連れて行くのは大変でしょうし、強引な連れ出しなどによっても「二次外傷」は生じます。高額な利用料のかかる民間の入居施設を利用できないひともいると思います。

理由の第二としては、わたしには、ひきこもりのひとは精神科病院になるべく行かないでほしいという気持ちもあるからです。やむを得ず連れて行く場合でも、受診先の事前リサーチは必要かもしれません。一方、トラウマケアセンターのスタッフなら、トラウマについての知識や経験も豊富で、ひきこもりのひとに「甘え」だとか「人間的に未熟」というような、はき違えた批判はしないでしょう。「二次外傷」で深く傷ついたひとにも、今度こそは回復をめざそうという動機づけが行えるかもしれません。そのような働きのできる精神科病院やクリニックもあると思いますが、こころの傷ついたひとを、傷つきやすいひとを、当たりはずれの大きい場所へ連れて行くのは、まるで博打のようで、本人にも支援者にも危険が大き過ぎると思います。

ひきこもりのひとに対して、トラウマケアセンターでは、次のフロー図（図16）のような対応が行えることになります。センターは、トラウマインフォームドケアの視点から関わり、病気や特性などの有無とは関係なく、センターの提供するサービスが利用できる状態かどうかでひきこもりのひとに対応していきます。センターで提供されるのは、トラウマの心理教育やトラウマフォーカストではないCBT、トラウマフォーカストなCBTなどの心理社会的治療プログラムとなり、参加同意した利用者は、プログラムを落ち着いて受講さえできれば、誰でも参加可能です。つまり、運転免許センターのようなイメージとも言えるでしょう。これとは別に、トラウマケアセンターの業務には、自宅から出たがらないひきこもりのひとへの訪問や連れ出し、所定のプログラムや面談を修了したひとを、地域の施設や事業所・学校などへつなげる作業もあるかと思います。訪問や連れ出しには、本人の状況にあわせた一貫性のある関わりが必要となり、ひとりのスタッフが担当できるケース数も限られるため、それに見合う十分なスタッフの確保も必要です。具体的なひきこもり支援の一端は、例えば、「NPOニュースタート」の活動を「レンタルお姉さん物語―ひきこもりと社会をつなぐ天使」として漫画家の比古地朔弥さんがまとめたコミックもあります。これによると、ひきこもりのひとには、無理強いをしない、普通のひとのこころのこもった関わりが大切ということがよく分かります。また、紀の川病院の精神科医・宮西照夫先生は、2012年に前職（和歌山大学保健管理センター）を退いたあと、同病院内にひきこもり研究センターを設立し、和歌山大学の学生支援の経験をもとにした「ひきこもり回復支援プログラム」を行っています。プログラムには、自宅への訪問や集団精神療法が含まれるほか、ひきこもりや不登校を経験した若者が「メンタルサポーター」として加わり、ひきこもりのひとの社会的成熟をめざした「成長の共

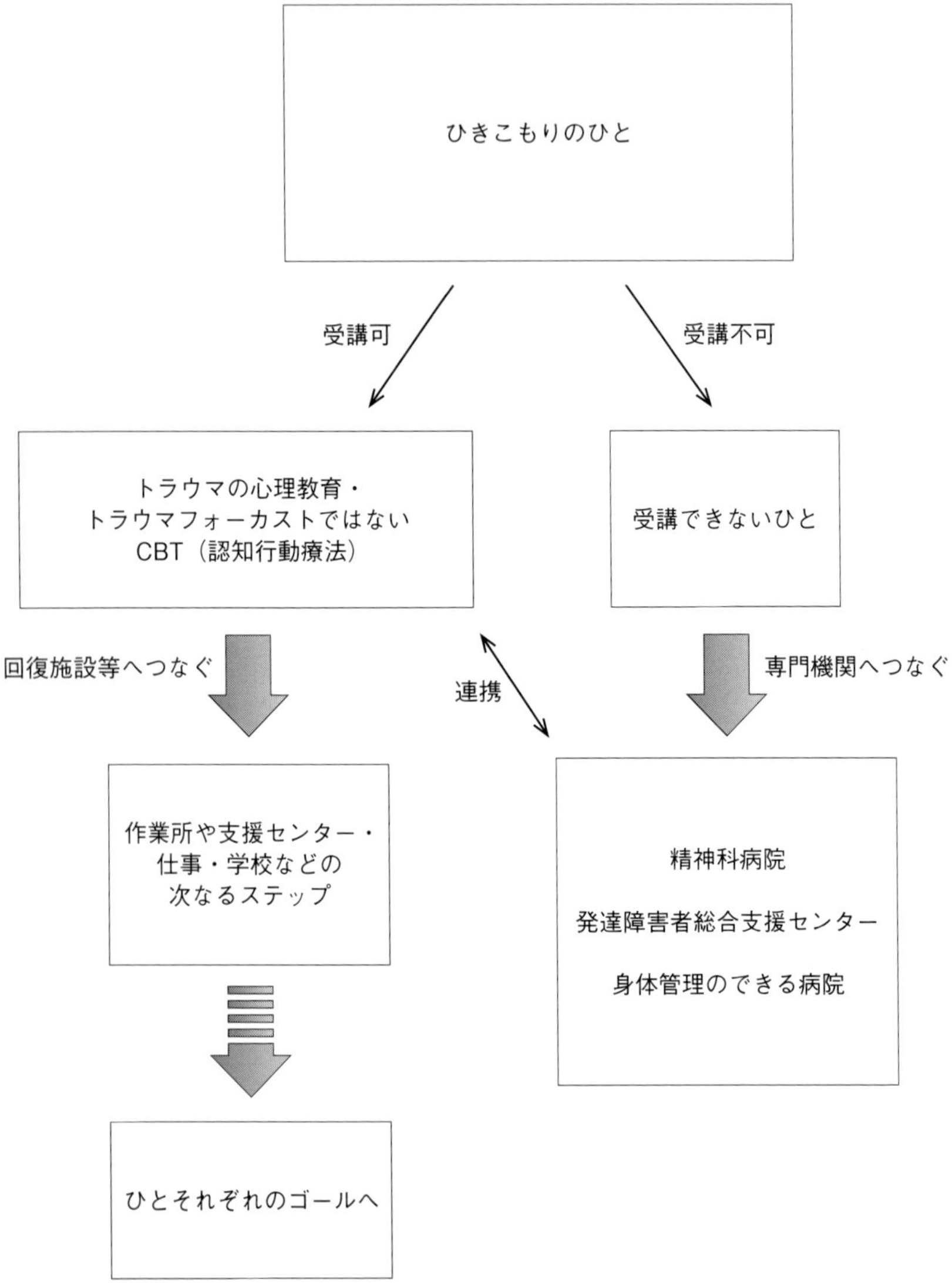

図16　トラウマケアセンターにおけるひきこもりのひとへの対応フロー

同体」作りも進めているそうです。地域ぐるみの取り組みとしては、「ひきこもり支援は社会全体の課題」と位置づけ、達成目標を掲げて施策を講じている岡山県総社市社会福祉協議会の総社モデルが知られています。2017年に、基礎自治体としてはじめて設立された「ひきこもり支援センター」では、相談員2名体制でひきこもりのひとの居場所づくりや、「ひきこもりサポーター」の養成講座を通じてひきこもりの地域啓発にも取り組んでいます。わたしの身近で知っているところでは、保健福祉事務所（＝保健所）職員の芦沢茂喜さんがいますが、ものごとが進展するまで粘り強く足を運んでくれる支援者です。芦沢さんの『ひきこもりでいいみたい―私と彼らのものがたり』を読むと、ひきこもりのひとへの徹底した寄り添い（＝伴走型支援）にはまさに度肝を抜かれます。

わたしは、ひきこもりのひとがトラウマケアセンターを卒業したあと、どんなひとに変容していくのか、想像するだけでもわくわくしてきます。また、トラウマケアセンターのスタッフも、このセンターでの業務を通して、トラウマケア専門家としての独自性を獲得できるでしょう。トラウマ治療の専門的な技術を身につけたいという希望から、このセンターで是非働きたいと思う若いスタッフも集まると思います。わたしは、このようなセンターが本当に設置できるのか、その実現にはあきらめもあるため、大雑把ではありますが計算もしてみました。わたしの住む山梨県の場合を例にした計算結果をお示ししますので、皆さんもよろしかったら、お住まいの地域で同じような計算をしてみてください。

インターネットで入手できる国の統計によると、精神疾患を有する患者の総数は419・3万人（平成29年患者調査）です。本書執筆時のデータによる山梨県の人口（2020年2月時点）は、81・0万人ですので、国の1億2601万人で割ると、山梨県の人口は、国の人口の0・64％となります。伝統的に、山梨県では、国全体で起こる出来事の1／200（0・5％）が起こると言われていますので、この2つの比率を採用すると、さきほど確認した通り、精神疾患を有する患者の総数は４１９・３万人になりますので、山梨県では、２０９６５人（国の０・５%）から２６８３５人（国の０・64%）のひとが精神疾患をかかえている計算となります。また、国全体のひきこもりのひとの数は、１章に紹介した最新のデータによると、15歳から39歳のひとが54・１万人、40歳から64歳のひとが61・３万人と推計されているため、これを合計した１１５・４万人は、精神疾患を有する患者の総数４１９・３万人のおよそ３割（27・５%）に匹敵し、山梨県の人口比率から計算されるひきこもりのひとの数は、５７７０人（国の０・５%）から７３８５人（国の０・64%）と推計できるわけです。精神疾患の患者数とひきこもりのひとの数の推計値には重複しているひとが含まれることにはご注意ください。

さて、山梨県には、精神科の専門病院が９施設（総病床数２０００床あまり）、精神科を標榜する総合病院が11施設（うち、精神科病床をもつ病院３施設）、精神科クリニックが10施設あまり、また施設内診療所（通院患者はみておらず、週一日営業が多い。所属施設の入所者・利用者に対応）もクリニックとほぼ同数ありますが、これらを総合すると、40施設でさきほどの２０９６５人から２６８３５人の患者さんを診療していることになります。一方、５７７０人から７３８５人にも及ぶひきこもりのひとには、精神科の医療サービスよりも、地域のさまざまな機関（学校、市役所、保健所、作業所、カウンセリングルームなど）が対応しているものの、どこともつながらず自宅で孤立しているひとも多いのが現実だと思います。現在の精神科医療サービスの利用者の３割にも及ぶようなおびただしい数のひきこもりのひとの対応を、国の依存症対策と同じように、トラウマケアも精神科病院でというような趣旨から、既存の精神科医療サービスに割り付けられたとしたら、十分な対応が行えないことは明らかです。

公的なサービスとしては、自治体や政令指定都市に設置が義務づけられた精神保健福祉センター内の「ひきこもり地域支援センター」がひきこもりの相談事業を行っています。また、ニート対策という位置づけだと思いますが、市区町村には若者サポートステーションという民間委託事業もあります。山梨県の場合、県立精神保健福祉センターのおよそ20人いる職員のうち、ひきこもりを担当しているのはわずか2人に過ぎません。センター以外にも、県内各地には保健所職員や市町村職員など、ひきこもりの相談に応じられる専門職スタッフもおりましょうが、精神疾患を有する患者（２０９６５人から２６８３５人）への県下40施設にも及ぶ医療体制に比べて、ひきこもりのひとの支援体制は、５７７０人から７３８５人という実数に見合ったものとは考えづらいのです。

精神保健福祉センター以外の公的な施設で、トラウマ支援に関わっているのは児童相談所です。これを加えると、県立の3施設（精神保健福祉センター、及び、2カ所の児童相談所）のスタッフ数は合計１２０人程度となります。１２０人というのは、わたしの勤務する病院のスタッフ数（２５０人程度）よりもすでに少ない数ですから、現在かかえているほかの業務も多い中で、推計５７７０人から７３８５人と計算されるひきこもりのひとに訪問や連れ出しなどの手厚いサービスを提供するのは不可能です。つまり、ひきこもりは、親の甘やかしや本人の生き方の問題などとごまかされて野放しにされているのが現状と言えましょう。ちなみに、山梨県福祉保健部が行った「ひきこもりに関する調査結果」（令和3年1月14日）によると、２０２０年9月現在、山梨県には推計７２８人のひきこもりのひとがいるということです。この調査は、民生委員や児童委員が担当地区の状況を回答したものですが、山梨県のひきこもりのひとの推計値（５７７０人から７３８５人）のわずか1／10でしかなく、地域に暮らし事例化していないひきこもりのひとの把握は難しいことを物語っているのかもしれません。一方、この調査により把握された７２８人ひとりひとりに支援者がアクセスし関係性を構築するためには、膨大な人手が必要ということも想像できるでしょう。

行き詰まっているひきこもり支援には何が足りないのでしょうか。朝日新聞DIGITAL &Mが2019年7月12日に配信した「〈08〉共感での連帯は危険！わかり合えなくても協働できる人間関係の考え方（内田樹×永井陽右）」の中で内田樹先生がお話されていたことを紹介したいと思います。フランス文学者、そして武道家でもある内田先生は、若い国際協力活動家として活躍している永井陽右さんとの対談の中で、合意形成について次のように説明しています。〝「大岡裁き」に「三方一両損」という話がありますけれど、あれが合意形成です。二人が対立しているとして、そこに第三者が出てきて、二人に譲歩を求める調停案を提示する。そのときに、その調停者も同じだけの損害を引き受けなければいけない。「損をかぶる必要がない人が損をかぶる」ことで、初めて対立しているものたちが「いったい自分たちは何のために、これほど争っているのか……」と我に返るからです。Win−Winという言葉は、誰が作ったのかはわからないけれど、そんなことはありえないんです。話がまとまるのは、〝Lose−Lose−Lose〟なんです。三者が必要なんです。合意形成のための条件は二つあって、一つは「三人がみんな同じように不満足な解」であること。もう一つは「調停者は、損をする必要がないのに、当事者たちと同じくらいの損をかぶること」です。だから、よくできた合意形成というのは、全員の舌打ちとともに終わるわけです〟。このような洞察にふれると、わたしは、国（公的サービス）は、家庭内の親と子どもの問題に、損をかぶってでも関わったほうがよいという気持ちになります。さて、それでわたしが何を言いたいのかというと、国にはやはり、本腰を入れて、トラウマケアセンターのようなものを作ってほしいということです。またわたしは、次の11章で述べるように、トラウマケアセンターの設置は、国が損をしたようにみえて、長期的には、得（利益）も期待できる事業だと考えています。

やや余談にはなりますが、トラウマケアセンターのセンター長には、わたしは医師ではなくて心理士が向いていると思います。いまの精神科医療にやや批判的な視点をもったような、ただし心理の専門にこだわらず多職種協働の視点をもった、傷ついたひとのこころを慈しめる心理士なら最高かもしれません。診断や心身の薬物治療に関して精神科や総合病院と連携しつつも、こころの医療が真摯に行えるのは、そういうひとだと思うからです。すでに説明したように、精神科病院の診療内容（主に脳の医療を提供する）とトラウマケアセンターの支援内容（こころの医療を提供する）は異なります。トラウマケアセンターは、鑑別診断や薬物療法、身体面の診療を行ってくれる精神科病院／総合病院と連携しながらも、センターも病院も互いに独立していた方が、利用者にもやさしく、スタッフにも取り組みやすいと感じます（脳の医療、こころの医療を相手によって使い分けるのは意外に難しいと感じられるため）。また、さきほども言ったように、トラウマケアセンターは、大掛かりな検査機器なども要らず、研修やミーティングのできる部屋や面接室などがあればよいので、駅前の古い貸しビルのようなところでも十分に運営できると思います。きれいにリフォームされてさえいれば、金をかけて「箱もの」を新築する必要はありません。それよりも、仕事や学校の帰り、夕方や夜にも気軽に立ち寄れるようなアクセスのよさ（なるべく交通費がかからず、歩いて通える場所）が大切です。わたしは、センター利用者からはサービスに見合った利用料を徴収したほうがよいとも考えていますが、トラウマケアセンターには公的医療保険が適用されることを期待します。ただし、保険収益のみでセンターを運営するのは難しいでしょうから、トラウマケアセンターをつくるなら、そういう点からも、公的なサービスにせざるを得ないだろうと想像しているのです。大規模な自治体では、人口規模に見合った複数のセンターが必要だと思いますし、すでにある精神科病院やクリニック、アルコール依存症、薬物依存症（ダルク）、ギャンブル依存症などの回復施設などと連携することも大切だと思います。

トラウマインフォームドケアを日本に紹介した亀岡智美先生の所属は、兵庫県こころのケアセンターです。実は、わたしがイメージしたような「トラウマケアセンター」は、１９９５年1月17日の阪神・淡路大震災をきっかけに、国内唯一の施設として２００４年4月にオープンしていました。しかし、兵庫県こころのケアセンターのホームページに掲載された平成30年度事業報告書をみると、スタッフは総勢23人しかおらず、医師３名、公認心理師5名、保健師・精神保健福祉士・看護師各1名などが、研究部門、診療所、相談室の運営に関わっているに過ぎません。1年間の相談者は１６４０人にとどまり、その77・3％は電話相談です。また、カウンセリングを受けたのべ人数は８１６人（1年で1人あたりのカウンセリング回数を10回と仮定すると、年間81・6人に対応したことになる）という実績でした。センターでは、これ以外の業務として、支援者向けの非常に多岐にわたる研修プログラムを行っており、職員の皆さんはおそらく激務だと思いますが、地元兵庫県で必要とされるこころのケアには到底対応しきれていないとも予測できます。

兵庫県の人口（２０２０年2月時点）は５４５・７万人と、山梨県の人口（81・0万人）の６・８倍にものぼりますので、兵庫県こころのケアセンターで兵庫県内にいる３９２３６人から５０２１８人（山梨県のひきこもりのひとの推計人数を６・８倍した人数）のひきこもりの支援などは到底行えないと思います。では、どれくらいのスタッフが必要かというと、山梨県の場合、山梨県の県立精神保健福祉センターと児童相談所の職員数が１２０人でしたので、ひきこもり支援に本腰を入れて取り組むためにはそれと同数くらいの人数（山梨県なら１２０人くらい？）が最低でも必要なのではないでしょうか（わたしがここで言いたいのは、２、３人増やせば事足りるような問題ではないということです）。スタッフの倍増からはじめて、必要なスタッフをさらに追加していくというような大胆な政策が必要だと思います。

繰り返しとはなりますが、ひきこもりのひとは現状全国に１００万人以上（最新の推計値によると１１５・4万人）と推計されています。小手先の対応ではとても追いつけないような、途方もない数字をわたしたちの社会は突きつけられているのです。そんな多数の支援にあたることができる人材がどこにいるんだ、という疑問もありますが、スタッフの確保はおそらく可能だと思います。支援者養成講座などによって資格制度をつくるのも効果的でしょう。公的なトラウマケアセンターへ、市町村の子ども・若者育成支援・ひきこもりの担当職員を派遣・集約できるかもしれません。そうすれば、地域においても、担当者の異動や退職などの影響も減らすことができ、一貫性のある支援が行えるようになるでしょう。精神科の入院患者の高齢化により、縮小や廃業に追い込まれた精神科病院の元スタッフなども、トラウマケアセンターの職員候補になるかもしれません。今後は、公認心理師も増加が見込まれるため、心理師としての本領が発揮できるセンターの業務に関心をもつひとは多いでしょう。ひきこもりを経験した元ひきこもりのひとをピアカウンセラーとして積極的に登用できれば、就業支援にもなるうえ、ひきこもりのひとには的を得た温かい支援が提供できると期待されます。

第11章 ひきこもり大国：日本

1）ひきこもりのひとの回復を阻害する壁

ひきこもりのひとが、社会復帰への歩みをスタートするとき、日本の社会には、ひきこもりのひとを歓迎する雰囲気はまったくありません。異質な経歴をもつひとに対するおそれや戸惑いから、ひきこもりのひとを社会から排除する「壁」がつくられているため、回復をめざすひきこもりのひとへの世間の目は厳しいと言えるでしょう。また、ひきこもりのひとの回復を阻害する壁は、社会の側にあるだけでなく、第一に本人自身、第二に家庭、というように、幾重もの壁が本人を取り囲んでいると言えるでしょう。

ハーマンによれば、複雑性ＰＴＳＤの精神病理をもつひとが社会に戻ろうとしたとき、その回復は、①安心・安全の確保　→　②再体験　→　③社会的再結合の3段階として進展していきます。ところが本人には、ＰＴＳＤのひとに特有ともいえる「生きづらさ」があり、過去の挫折によって強化された「自分はひとと違うという思い」や、ひきこもっていた過去を知られたくないという羞恥の感情、失敗への不安やおそれなどが去来しやすいのです。失敗したとき、たとえその失敗が些細なものでも、また、誰もが経験するようなものであっても、その小さな失敗に不釣り合いな罪悪感や自責の念を抱きやすいと言えるでしょう。そもそも、ひきこもりのひとは、生きる目的をもてておらず、そのことにも悩んでおり、わけもわからず努力することのむなしさも感じています。自分はまわりから認めてもらえないという不信感もとても強いのです。また、まわりのひとの態度や発言に気を遣い過ぎるため、ほかのひとのいる場所（＝社会的場面）では必要以上に緊張し、消耗してしまうひとが多いようです。同じ活動をしても、ひきこもりのひとはみえないところに多大なエネルギーをつかい、たいした活動をしていなくても疲れてしまいます。繰り返しますが、ひきこもりのひとにみられるこのような特徴は、本人の弱さや甘えの結果ではなく、つらい体験をしたひとに共通してみられる特徴です。白川美也子先生は、著書『赤ずきんとオオカミのトラウマ・ケア―自分を愛する力を取り戻す〔心理教育〕の本』の中で、ムーリ・ラハドの連続性について言及し、「子ども時代に安全が脅かされていると、「連続性」が確保されず、世界は混沌として予測のつかないもの」に感じられると説明しています。つまりひきこもりのひとは、普通のひとのように安穏な未来を予測できないということです。また、ひきこもりのひとは、子ども時代に身につけた「学習性無力感」から、壁を乗り越えることを諦めやすいとも言えるでしょう（筆者注：子どものころ、親の不適切なしつけに繰り返し敗北した経験、つまり、親にさからって自己主張しても無駄、という経験を積み重ねてきたひきこもりのひとは、自分の力でコントロールできない場面や状況に直面すると、「学習性無力感」からみるみる戦意喪失し、あるいは、問題を回避するようになり、しかも安穏な未来を予測できないため、自分から壁を乗り越え、状況を変えようとする行動には消極的になると予測できる）。さらに、ハーマンの複雑性ＰＴＳＤの基準にあるさまざまな特徴も、そのひとつひとつは、発達性トラウマを累積体験したひとに起こる当たり前の症状に過ぎませんが、そのひとつひとつが社会への再適応を難しくする要因になります。加えて、トラウマのあるひとの生きづらさや傷つきやすさについては、一般のひとからはあまり理解してもらえませんので、本人とまわりのひとの間にはみえない壁が作られているとも言えましょう。孤立した本人は、まわりの出来事を誤解してとらえ、ひとりで不信をつのらせて、自己崩壊的な挫折体験を繰り返す可能性も高いのです。

本書でも繰り返し説明してきた通り、ひきこもりのひとには、社会的な場面における経験やスキルが、同年代のひとに比べて圧倒的に不足している可能性もあります。白川先生によると、トラウマ・サバイバー（筆者注：PTSDから回復したひと、あるいは、回復しつつあるひと）の多くは、〝（ほかのひとと）対等な関係をつくるという経験が少なく、またどんな人が安全かを具体的に経験したことがないかもしれません。（中略）そういう人が「偉い先生の言うなりになるしかない」のでは、同じことの繰り返しになってしまいます〟と説明しています。ようやく、仕切り直せたはずの生き方が、いつの間にか、別の偉いひとの意見にただ従うだけというような、過去の失敗の繰り返しになってしまうこともめずらしくないようです。ひきこもりを経験した上山和樹さんは『「ひきこもり」だった僕から』の中で、〝あれほどの決意と情熱を注いでやりはじめた「ひきこもり」の活動だったが、もう、一秒たりともその話を聞くことができないほどに疲弊してしまった〟、〝僕はひょっとすると、あらためて別の形で「優等生」をやろうとしていたのかもしれない〟と述べています。自分らしさを殺して社会（＝対人関係）に過剰適応するという戦略が、ひきこもりのひとの生き方には深くしみついていると言えるでしょう。

上山さんは、自分のスキル不足を認めたうえで、「ひきこもりの人は親や教師、友人たちとの関係を通じて社会的スキルを身につけることに失敗してきている」ため、あらためて、〝自分が「物真似」をしたくなるような人物と出会うべきなのかもしれません〟と述べています。そして上山さんは、社会的スキルを身につけるプロセスとしては、日本の伝統芸能における「守・破・離」の概念が適用できるとして、次のように説明しています。第一段階の「守」は、お師匠様の言われた通りのやり方を踏襲するように、社会的スキルを身につけた上級者の物真似からまずは入ります。第二段階の「破」は、お師匠様の言われたことがひと通りこなせるようになってきたら、少しずつ、「自分なりの工夫」を加えて、少しずつ自分のオリジナリティを出すことで、社会的スキルに「自分らしさ」をあらわしていきます。そして第三段階の「離」は、お師匠様の言われたことを重々承知しつつも、自分なりのスタイルを確立することで、完全なる自立、独立に至ります。ひきこもりのひとが自分の経験不足やスキル不足を自覚していないと、他罰的となり、自分の失敗の原因をまわりのせいにしてしまうかもしれません（助けてくれようとしていた友だちや支援者などのせいにする）。ですから、「守・破・離」の三段階プロセスは、ひきこもりのひとが自分のスキル不足を認め、意識的に行うことがとても大切だと思います。ひきこもりのひとには、失敗をおそれるひとも多いと思いますが、上山さんは、自戒を込めて、旧来の価値観（自分はこうでなければならない、というような縛り）にとらわれず、低い目標からスタートすることが大切とも述べています。

さて、ひきこもりのひとの回復を阻害する第二の壁としては、家の問題があります。本書は、外傷性のひきこもりの主な原因を、親からの不適切なしつけ（＝心理的虐待）と仮定していますが、ひきこもりを生む家では、子どもに対する親の態度がいつまでも変わらず、子どもの成長を無視した親優先の支配的な関わりをだらだらと重ねている可能性もあるのです。子どもは、自分の成長とともに、小さいときのようなこころのダメージは受けなくなりますが、「体は生きているのにこころは死んでいる状態」にとどまり、日々の親との関わりを通して、あきらめや自責の念を強めているとも言えるでしょう。

クレイグ・ナッケンの本『やめられない心』依存症の正体』には、「『やめられない人間』をつくる家」という章が設けられています。ナッケンは、①アディクションのある親から育った子ども、②虐待する家庭で育った子ども、③ネグレクトする家庭で育った子ども、④子どもに恥ずかしい思いをさせる家庭で育った子ども、⑤一貫性のない親から育った子どもは、依存症になりやすいと説明し、依存症の発病には家族からの影響が強いと指摘しています。②の「虐待」は身体的虐待、③の「ネグレクト」はネグレクト、④の「子どもに恥ずかしい思いをさせる」のも⑤の「一貫性のない関わりをする」のも心理的虐待となりますので、ナッケンの説明は、もっと簡潔に言えば、アディクションか虐待のある親から育った子どもは依存症になりやすいと要約できるのです。

　アディクションのある親から育った子どもというと、4章にも紹介したＡＣのことが思い出されますが、防衛大学医学部精神科の佐野信也先生のグループは、１９９７年の『精神科診断学』に掲載された「ＡＣＯＡに見られるＰＴＳＤ症状について」という論文で、ＡＣの15人に対し、子ども時代の外傷体験と現在（大人になり佐野先生の調査を受けた時点）のＰＴＳＤ症状（ＤＳＭ‐Ⅳ診断基準による）を詳細に検討しています。すると15人のうち全員に「両親間の慢性的軋轢、家族の険悪な雰囲気」が体験されており、子ども時代に身体的暴力を体験したものが12人（80・0％）、家庭内暴力を目撃したものが14人（93・3％）、精神的虐待を体験したものが12人（80・0％）と、子ども虐待が高頻度に認められました。そして、現在のＰＴＳＤ症状については、外傷後比較的早い時期に生じる「外傷体験の侵入的再体験」が少ない点を除くと、ＡＣの15人にはＤＳＭ‐ⅣのＰＴＳＤ診断基準に含まれる多くの症状が確認できたということです。佐野先生は、この結果から、「ＡＣＯＡの生育期における外傷的体験には、持続性・反復性・回避不能性という重要な特徴があり」、本人が「自発的に自らの過酷な生活史を語ることはむしろ稀である」ため、「アルコール問題家庭に育ったという事実が判明した時点で、過去のストレッサー（外傷体験）が数多く存在しうることを念頭において診療にあたること」、「累積的・総体的に極度のものである可能性を考慮し、ＰＴＳＤ症候の有無についても評価する姿勢が重要であることを特に強調したい」と結論しています。佐野先生の研究から分かることは、まさに、アディクションと子ども虐待は家庭内に同居しており、その家に暮らす子どもに発達性トラウマをつくる温床になっているということです。

わたしは、残念ながら、ひきこもりのひとを生みやすい家、というのもあると考えているのですが、そういう家庭では、本人がせっかく何かを始めようとしているのに、あるいはやめようとしているのに、本人の気持ちを分かろうとはせず、みっともない、心配、目立つ、どうせ失敗する、やっても意味がない、長続きしない、というような発言や態度で本人の行動を尻込みさせてしまう親が多いと想像しています。親は、言うことをきかない子どもに腹を立てて、金を与えなかったり、ほかの予定を入れてしまったり、過去の失敗をもち出したりしながら、本人の行動を邪魔しようとし、あなたがやってみたいならやってごらん（あるいは、やめたいならやめてもいいよ）、というくらいの気軽な応援や関わりができないわけです。そういうときの親は、本人のことを心配しているようにみえて、実は、失敗や不具合の後始末や世間からの批判や恥、まわりへの釈明をおそれていることも多いのです。

さて、ひきこもりのひとの回復を阻害する第三の壁は社会です。ひとと違うことをよしとしない日本の社会は、ひきこもりの原因にも経過にも、大変厳しい社会と言えるでしょう。日本人は、規律や規則を守ることは素晴らしいのですが、ひきこもりのひとに限らず、まわりに同調しないひとや、自分と同じように行動できないひとには批判的となりやすく、自分より弱者とみれば「出る杭は打たれる」のことわざ通り、同調圧力からの制裁や排除が生まれやすいと感じます。学校で重視されるのは成績か、出席率か、部活の成績くらいなものでしょうか。クリエイティブな活動（絵を描く、音楽をやるなど）、マイナーな特技、ソーシャルメディアにおける活躍、家の手伝いや介護、地域のボランティア、バイトの頑張りなどが、成績以上に大事なものとして扱われるという話は聞いたことがありません。そもそも、学校にはひととの違いを計る価値観が少なすぎるのではないでしょうか。学校の先生がひとの個別性を重視できないのはいまどきの学校では仕方ありませんが、親でさえ、子どものよしあしの判断基準が、成績のよしあしや勉強時間になってしまっています。わたしは日本以外の国がどういう方針で子どもと関わっているのかよく知りませんが、人種や宗教や文化が多様な国家では、多様性を容認せざるを得ない状況がもっと自然に生まれると思いますので、そうなりにくく画一的となりやすい日本では、何らかの制度として、ひとの多様性に関わる学習や実習を義務づけたほうがよいと考えています。

　現状、ひきこもりのひとは、自分たちとは経歴が違う問題の多い集団とうつり、迎えるひとたちにとってはおそれや不安の対象です。特に、自分もいつひきこもりになるか分からないというような予備軍のひと、つまり、不適応にならないぎりぎりのところで頑張っているひとからみたら、つらい課題や義務を省略してきたようにしかみえないひきこもりのひとたちを厚遇できない気持ちがわいてくるのもある意味当然だと思います。ひきこもりのひとに寛容になることは、下手をすると、自分自身の努力を否定することにもつながるからです。精神科医のなかにも、ひきこもりのひとを甘えや未熟などと批判的にみる者がいますし、ひきこもりが、思春期の延長というような、名状し難いものとして説明されていることも問題です。３つの壁に包囲されたひきこもりのひとは、結局、一歩でも外へ出ると、複雑性ＰＴＳＤの精神病理が働き出すため、まわりからのプレッシャーに圧倒され、自分の規範にも縛られ、その状況に耐えられないと思うからこそ、ひきこもりが終えられないとも言えるのです。

　日本には、自殺率がほかの地域よりずば抜けて低い町があるそうです。岡檀先生の本『生《い》き心地《ごこち》の良い町――この自殺率の低さには理由《わけ》がある』には、自殺率が極めて低いという徳島県南部の田舎町が紹介されていますが、４年に及ぶフィールド調査から、岡先生はこの町の自殺率が低いのは偶然ではないこと、歴史的な経緯から町民の人生観や処世術に、ひとの「生き心地良さ」につながる特徴があると結論しています。岡先生の調査は、ひとの生きづらさは本人の問題であるようでいて、社会の問題でもあるということを示した証拠だと思います。長く外国で暮らしたひとは、帰国後の日本の社会があまりにも均一で窮屈と感じるそうですが、そういう独特の社会に身を置き続ける日本の国民は、小さい頃からの親のしつけや社会経験を通して、集団の規範を律儀に守り、公的な場面では自分の思いや感情をあまりあらわさず、ささいな失敗ですらおそれるような、もの分かりのよい、おとなしいパーソナリティに育ってしまうわけです。

2）ひきこもりのひとは日本社会の犠牲者か

目上のひとに従う。親に逆らわない（または、親にしか逆らえない）。敬語やおじぎ。学校の制服や整列。ひとと違う行動でまわりから注目されることは恥。統率のとれた日本の国は、偶然できたわけではありません。子ども時代に親から厳しくしつけられたからです。日本の国民の相当数は、「コントロール型」の人生を歩み（6章）、自覚もしないまま、「生きづらさ」を当たり前のものとして生きているのかもしれません。切腹や特攻が、誇りや名誉とされてきたかつての日本。つい最近まで、「厳しくするほど立派な大人になる」と信じて、子どもへの体罰もいとわなかった親御さんがたくさんいたとも聞きます。現代の日本においても、整然とした行進（そのために、号令のもとで何度も練習させられる）とか、落とした財布が交番に届いている、というような美談が語られますが、おもてなしや上司への忖度なども、古くから続く日本的美徳のあらわれだと思います。日本国民として誇らしいといえば誇らしいですし、それが一概に悪いとも言えないのですが、その立派な文化や伝統を守り、未来に向かっても維持していかなければならない日本の国民は本当に大変だと思います。

論語に由来する「和をもって貴しとなす」や、報恩のこころを重んじる武士道精神のような気高さ・高潔さを守るために、日本という国は、国民が一丸となっていかなるトラウマにも弱音を吐かず、歯をくいしばって耐え抜くことを美徳とする、世界でもまれにみる道徳的な国家と言えるかもしれません。世界一安全な社会といわれるこの国の恩恵を受けながらも、この国に暮らすことが本当に幸せと言えるのか、わたしはふと考えることがあります。お腹がすいたら食べる、眠くなったら寝る、したくなったらする。そういう動物の本能とは対極にあるような絵に描いたような理想的社会というのは、それを守っている国民の立場からしたら、みえない努力や苦労のたまものです。その構成員である日本の国民が、この国に生まれ、人間として成長し、日本的な高潔さを身につけるまでの我慢や苦労は本当に必要なものなのでしょうか。その要求の過酷さから、社会に居づらさや生きづらさを感じて、社会から撤退せざるを得ないひとたちも出てくるわけです。

わたしは、不適切なしつけは、おそらく、どこの国にもあると思っていますが、日本ではそのやり方が際立っているか、向かうべき方向性を間違えていると思いはじめています。いまの日本では、集団の規範を乱さず、まわりと同調できることがなによりも重視されますが、それは国際社会の基準ではありません。小さな子どもでも、自分の思いや考えを人前で物怖じせずに堂々と語れるような力をつけてほしい。国際社会にはそういう日本人がもっと必要だと思うのです。

外国のひとがしつけのとき、親から子どもへどんなことを伝えているのか、面白半分に想像してみたいと思います。わたしが一番想像しやすいのはイタリア人です。イタリア・ナポリ出身のタレントとして活躍しているパンツェッタ・ジローラモさんなどをみていると、わたしは、ジローラモさんのようなかっこいいひとでも、お母さんからは、こんな感じで厳しくしつけられたのではないかと想像しています。「こんなにあんたの面倒をみているお母さんのことをどうして最高だって言えないの。感謝できないの。どうしてもっと愛してくれないのよ。わたしはね、そういうふうにできないあなたのことがとにかく気に入らないの！」。女性をみたら口説く、と言われるようなまぶしいラテン系の文化をつくるのは、こんなしつけ方ではないでしょうか。

アメリカ人は、お母さんから、どんなしつけを受けているでしょうか。悪のりして想像してみますと、「あんた、ほかの子と同じことしかできないなんて、最低と思いなさいよ。ほかの子と同じだったら、あなたに何の価値もないじゃないの。あなたはひとまえで歌うのが得意なんだから、もっともっと歌えばいいじゃない。どうしてそれをしようとしないのよ！」。アメリカの子どもは、お母さんからはそんなふうに言われているような気がします。わたしは、アメリカのひとといっしょに働いたことが2、3度しかありませんが、自分の仕事ぶりを熱心にアピールしてくる力強さには戸惑いました。もし、アメリカの子どもがお母さんからこのようにしつけられていたら、ひととの違いを自分からアピールできないアメリカ人は、アメリカの社会では生きづらさを感じるだろうと思います。

一方、ひきこもりがほとんどいないと言われているフランス人は、どんなしつけを受けたでしょうか。わたしの想像では、おそらく、お母さんから、こんなことを言われて育ったのではないかと思います。「あんた、だまってないで、自分の考えをわたしに分かるように説明しなさいよ。あなたの考えは、何？　その答えはあなたにしか分からないの。自分の考えも言えないようじゃ、どうしようもないじゃないの！　ちゃんと言えるまで待っててあげるから、はやく言ってちょうだい！　だまっていてお母さんを困らせないで！」。そんなようなしつけでしょうか。理屈っぽくなるひとはいるかもしれませんが、自分のことを語ることは誰にでもできますので、フランスの親御さんは、このような厳しいしつけを通して、ひきこもりとは無縁の大人を育てていると言えるかもしれません。

さて、こういういい加減なことを想像しているわたしの頭に浮かぶのは、お客さんの帰ったあとのサーカスのテントの暗がりで、動物たちがきびしく調教されている場面です。言葉というムチで親から叩かれ続けた子どもたちが、トラウマとレジリエンスの混合した生存記憶を脳に刻みながらやがて大人に成長し、その国らしさや国民性をつくっているということです。

トラウマ学は、ベトナム帰還兵のPTSDが注目されるよりもっと以前の、第二次世界大戦や朝鮮戦争の帰還兵にみられる精神的問題として成立してきた経緯もあってか、国際的な診断基準（ICD−10）においても、トラウマを引き起こす体験は、「ほとんど誰にでも大きな苦悩を引き起こすような、例外的に著しく脅威的な、あるいは破局的な性質をもった、ストレスの多い出来事あるいは状況」から生じるものと定義されてきました。しかし、本書で丁寧に説明してきたように、深刻なトラウマ反応が、親の不適切なしつけのような日常的体験からでも生じうるとの見地に立てば、人の成長や発達の過程におけるトラウマ記憶は、レジリエンス記憶とともに、ひとの生存（サバイバル）にとって不可欠のものとなるのです。子ども時代のトラウマ記憶を減らし、レジリエンス記憶を増やすような、健康的な子育てについての方法論を確立し、国民に伝えることが、これからの保健医療福祉領域の、国をあげて取り組むべきもっとも重要な課題になると思います。わたしは、出産をひかえた親御さんには、子どもの養育（しつけ）の基本的な知識やスキルについてのペアレント・トレーニングを義務づけた方がよいと考えていますが、その中では、わくわくするような遊びの体験の重要性や、母性（もちろん、父親に対しても）についても学んでほしいと思います。また、核家族化が進んだ日本では、子どもの虐待や乱用が起こりにくい生育環境やサービスを模索することも必要です。子ども虐待を減らすには、5章の西澤哲先生が指摘したように、子ども乱用と呼ぶようにした方が抑止効果を期待できると思います。さらに、もっと大胆に言うならば、専門学校を増やして日本の大学の入学定員をいまの10分の1に削減するとか、現代の日本語から、敬語（尊敬語と謙譲語、そして丁寧語）を全廃するなどの、親のしつけの根っこにある日本的価値観の転回を図る根源的な改革についても考える時期に来ていると思います。子ども全員が大学に入れなくなれば、勉強一色の子育てはなくなるでしょう。早い時期から、子どもの好みや特技について、もっと多様な選択肢が語られるようになるのではないでしょうか。言葉づかいが変われば、親との上下関係も自然と見直されるかもしれません。敬語をなくすというのは、天皇陛下にさえ、「ため口」がきけるような社会を作った方がよいのかという議論です。わたしは、天皇制は国民として誇りに思っていますが、伝統的な日本の、ひととの関係性は変えた方がよいと思います。親だから子どもよりも「上」ということはありませんし、年上や先輩というだけで大きな顔をされても困ります。立場や年齢と関係なく、実っても実らなくても、「頭を垂れる稲穂かな」のような肩のこらない雰囲気で、対等な話し合いのできる（つまり、おもねりや忖度でなく、内容の的確さやおもしろさで勝負できる）日本人がもっと増えたらよいでしょう。そんな馬鹿げたことをおそるおそる考えていると、見直し後の日本がいまよりずっと暮らしやすく明るいものに感じられるから不思議です。

ひきこもりのひとは、日本の社会に、我が家から立派な社会人を送り出そうとした真面目な国民（＝親）が精一杯苦労した揚げ句、必然的に生み出してきた犠牲者と言えるかもしれません。動物としてのひとを、親の力をつかって、あまりにも不自然な方向へ導こうとした日本社会のあだばなです。社会学者の井出草平先生は『ひきこもりの社会学』において「ひきこもりという現象は、成功の物語にあらかじめ埋め込まれた失敗」とも表現しています。しかしわたしは、そういう思いを抱きながらも、ひきこもりのひとについては、一度、日本の社会に圧し潰されてしまったが故に、日本の社会を大きく変貌させる底知れない潜在力を秘めたブレークスルーの集団とも思い始めているところです。最近よく、ひきこもりから脱して、社会でふたたび活躍しはじめたひとの話を聞くことがあります。タレントさんや芸術家、研究者のなかには、不登校やひきこもりを経験したひとが意外にもたくさんいらっしゃるようです。わたしは、ひきこもり経験者からお話を聞いても、一度挫折したことのあるひとは強い、という程度にしか理解していませんでしたが、本書の執筆を通して、ひきこもりのひとを日本社会の暗闇部分として冷遇してきたことは間違いだったとの思いを強くしています。

どこで聞いたのかは忘れてしまいましたが、40年ぶりの同窓会に出たら、成績の一番よかった子と成績が最低だった子がふたりだけ社長になっていて、社会の一線で活躍していた。そんな話を聞いたことがあります。これは事実ではなくたとえ話だと思いますが、極端さをもったひとの方が社会には有用という側面があるということだと思います。変革の必要な日本には、ひきこもりのひとにも大きな働きができるのではないでしょうか。ひきこもりのひとは、いまの社会からみたら成績のいちばん悪い子どもたちですが、日本社会への迎合におそれを抱き、凡庸に甘んじないという意味においては、閉塞した日本の社会を飛躍させてくれるアイデアや革新性の宝庫かもしれません。きっと、どの集団におかれても、そのひとなりの独自の見方や見解から、その集団にとって有用な働きが期待できるのではないでしょうか。そういうひとたちを日本の社会へ再び迎え入れるためには、ひとの多様性、つまり、自分たちとは違った経路をたどってきたひとたちを、おそれず、勇気をもって容認し、社会に居場所をつくってあげることが必要だと思います。面倒とか負担とかではなく、日本の社会にとっての利益につながる行動です。かわいそうだから、ではなく、やった方がお得だから行うのです。

わたしは、お世辞抜きに、ひきこもりのひとには大きな期待をもっています。わたしのような考えを持つひとが、この社会にはいるということを、ひきこもりのひとにも是非知ってもらいたいものです。そして、わたしは、ひきこもりのひとを支援するひと、報道するひとたちには、ひきこもりのひとのことをもっと優しいまなざしでみてほしいと願っています。

3）この国に生まれたるの不幸

外国人からみた日本はときに「ひきこもりの国」と呼ばれ、国全体がＰＴＳＤをわずらっているともみられているのは興味深いと思います。アメリカ人のジャーナリスト、マイケル・ジーレンジガーは、２００７年に出版した『ひきこもりの国―なぜ日本は「失われた世代」を生んだのか』において、日本の若者たちをひきこもりにしてしまうのは、長年、日本人を押さえつけ、内発的変化を妨げてきた社会・文化・精神面における制約の多いシステムと論じています。ジーレンジガーは、日本のひきこもり青年へのインタビューや専門家への取材を通して〝ひきこもりの若者たちの多くは、頭がよく、繊細で、きちんと自己認識ができている。彼らは、日本社会にはびこる偽善や閉塞感を、親や教師よりも明確かつ切実に感じとっているのだ。我慢と義理に支配された窮屈で息苦しい生活から抜け出せずにいる哀れな父親たちを見て、ああはなりたくないと思っている。夫婦の会話がほとんどない、そんな両親を見て、ああはなりたくないと思っている。「ほかのみんなと同じだ」というふりはしたくない。自分はほかのみんなとはあきらかに違うし、そうなった原因こそ、声を大にしていいたいことなのだから〟と総括しています。また、「ひきこもりという行動は、脱工業化が進んだ同一性重視社会に対する、ふつうではないが、きわめて理にかなった異議申立て」であり、「若者たちは、好きこのんで社会的孤立を選んだわけでなく、そうするよりほかに道がなかった」から「彼らが自由にできる唯一の空間」である自室にひきこもっていると分析しました。ジーレンジガーの分析は、ひきこもりの状況をかなり正確に描写していると思う反面、ひきこもりに、異議申立てというような政治的意味あいがあるようには思えませんし、また、ひきこもりのひとたちは、ひきこもりを楽しんでいるようなことはなく、深い懊悩をかかえながら、ようやく生き延びてきたひとたちが多いと感じています。

さて、ＰＴＳＤの経験者やＰＴＳＤに関心をもつ専門家は、ＰＴＳＤ的な雰囲気にもっとも敏感で、渦中にあるひとには気づけないような外傷を見つけるとも言えるでしょうか。日本の「国全体がPTSDにかかっている」と指摘したのは、1章で紹介した一介のベトナム帰還兵・ネルソンさんです。戦争のことを自由に語れない日本は、ベトナムで大量のひとを殺したことを語れず、PTSDから長く回復できなかった過去の自分とよく似ていると発言しています。沖縄戦のトラウマについて調査した経験をもつ精神科医・蟻塚亮二先生は、沖縄社会全体が沖縄戦のトラウマに傷ついてきたため、沖縄が「トラウマの島」になっていても県民はトラウマを失認していると指摘しました。さらに、トラウマ学の世界的泰斗であるヴァン・デア・コルクは、日本のことを「第二次世界大戦を構成した出来事の真実、起源、およびそれらがもたらした結果についての社会的な議論が一切欠如しているという点では、日本は非常に特異的である」と指摘しています。トラウマの視点からこのような苦言が次々と発せられる理由は、つらい体験を語らず、感情を封印してしまうと、罪悪感や恥辱感や怒りなどの感情が強まり、トラウマによる苦痛が長引いたり治りにくくなると言われているからです。三者三様の指摘は、日本の将来を案じてのものと言えるわけです。

白川美也子先生によると、トラウマ記憶を乗り越えるには「つらかった体験を語ることが不可欠」です。また、蟻塚先生の本によると、ヴァン・デア・コルクは、日本では「関東大震災や第二次世界大戦の長期的な影響、あるいは子どもの虐待や夫婦間暴力といったトラウマ性の出来事にほとんど関心が払われていないことを知り、驚いた」とも話されています。わたしは、日本人として、この種の出来事に対し、我慢や忍従は当たり前と思っていましたが、いまは、この伝統をかたくなに守り続けなくてもよいと感じています。ひきこもり経験のある上山和樹さんは、『「ひきこもり」だった僕から』の中で、「傷を排除する環境は、それ自体が傷の生産工場になる」と述べています。傷をないものとして扱う限り、つまり、ひきこもりのひとを生んだ家の親御さんが行ったしつけにはなんの問題もなかったという立場をとる限り、トラウマも、ひきこもりも減らせないということです。

トラウマ学の専門家からみた日本は、第二次世界大戦による戦争体験のトラウマの影響をいまだに引きずっている国にうつるようですが、わたしは、やはりそうは思えません。日本の国民の多くは、戦争以前からの、もっと古い伝統的な日本の価値観によるトラウマをかかえていると思うからです。そのトラウマを作る価値観とは、親の言う通りにしなさい、目上のひとを敬いなさいというような思想や教義による価値観です。それらが親のしつけの場面において、トラウマ性の生存記憶として、小さな子どもの脳内の記憶システムに世代を越えて注入されてきた結果、個人より集団の価値を優先するような無意識の規範がつくられ、日本人のこころを強く支配するようになったのではないでしょうか。

国全体をＰＴＳＤと言ってしまうのは、この国に癌がはびこっている、と言うような乱暴な比喩表現だと思います。このような文脈では、ＰＴＳＤは医学用語にはなりえず、社会的な意味あいで用いられる譬えでしかありません。しかし、もの言わぬ国民を形成してきたもの、その源流にあるものが、各家庭において親が子どもに対して行っていた不適切なしつけと関連した発達性トラウマということになると話は違ってきます。日本の国民の多数が医学的な意味あいにおいてもＰＴＳＤの精神病理を有していると換言でき、国全体がＰＴＳＤにかかっているという指摘が、もはや比喩表現ではなく、精神医学や心理学で扱える個人的なケアや治療の対象になるのです。

おびただしい数の日本人が（その予備軍も含めて）、親の不適切なしつけを通して、幼少時から発達性トラウマを累積し、個性よりも集団の規範を重んじる価値観に逆らえないという、ＩＣＤ‐10診断分類でいうところの「破局的体験後の持続的人格変化」、あるいは、ＩＣＤ‐11診断分類でいうところの「複雑性ＰＴＳＤ」に連なるような外傷性のパーソナリティに苦しんでいるのです。このような精神病理をかかえたひとたちを作り続ける国が日本であるとしたら、なんと痛ましいことでしょうか。

改めて言いますが、ひきこもりのひとの多くは、自分の子どもを立派な大人に育てあげて、日本の社会に送り出そうとした真面目な親からの不適切なしつけを繰り返し体験し、自分でもよく分からないうちにトラウマ性の生存記憶を脳内に刻み込まれて、その外傷性の精神病理から目上のひとの言いつけや規範を重視する日本的な価値観に逆らえず、適度な社会化の形成に失敗して、乏しい対人スキルのまま「よい大人」であろうとすればするほどプレッシャーの高まる社会に居場所が見つけられなくなり、自分の家から出られなくなったひとたちです。ひきこもりに至る以前には、まわりからの高い期待に応えようとして、そのひとなりの飽くなき努力を続けましたが、ある時点から、外傷性の精神病理が生じ、「体は生きているのにこころは死んでいる状態」となってしまい、その症状の重たさや生きづらさのために日本の社会からやむを得ず撤退したひとたちだと思います。幼少時から、家の手伝いや学校、仕事などの役割をけなげにも果たし、もちろん出征とは違い、この平和な日本で各自の行ってきた役割はそれぞれ違うとは思いますが、わたしには、ひきこもりのひとというのは、日本の国のために、自分のできることを精一杯行いながら、他のひとの先頭に立って働いてきた模範兵のように思えてならないのです。

私たちの子ども時代の体験をさかのぼると、親の期待を受けての、よい学校やよい仕事をめざした受験や就活がありましたし、いわば現代の「戦争」で戦い続けることを余儀なくされてきました。ひきこもりのひとはまわりからみたらそうはみえなくても、まわりにはとても気を遣い、自身の完璧さに縛られることも多く、その戦いはさぞつらかったと思います。あなたたちはその負担にも負けずよくぞ頑張り抜きました。そして、ひきこもりとなった後も、そのつらさやふがいなさにもくじけず、よくぞここまで生き延びてきたものだと感心しています。だからこそ、私は、イラク戦争から帰国したあとＰＴＳＤに苦しむようになった帰還兵を取材し、『帰還兵はなぜ自殺するのか』などの本を著したジャーナリスト、デイヴィッド・フィンケルが彼らに贈ったのと同じ感謝の言葉を、日本のひきこもりのひとにも贈りたいのです。〝THANK YOU FOR YOUR SERVICE（これまで大変でしたね。本当にありがとう）〟と。

（この言葉には、ひきこもりでつらい思いをした皆さんのこれまでの頑張りへの敬意とともに、日本の社会の表舞台に戻ってほしいという願いも込められていますよ）

文献リスト

leonardo24：兎の象徴性，西洋美術関連ブログ 思索の断片― Thoughts, Chiefly Vague, 2014-2-14.（https://blog.goo.ne.jp/efwhiu53/e/071b34fcbdaa9beafd77829de195d454）

ジョン・キーツ：聖アグネス祭前夜ほか（研究社小英文叢書２８１）．研究社出版，東京，１９８３．

友田明美：子どもの脳を傷つける親たち（ＮＨＫ出版新書）．ＮＨＫ出版，東京，２０１７．

ＷＨＯ，融道男，中根允文，小見山実（監訳）：ＩＣＤ－10精神および行動の障害―臨床記述と診断ガイドライン．医学書院，東京，１９９３．

ＷＨＯ：ＩＣＤ－11（https://icd.who.int/en）

ジュディス・Ｌ・ハーマン，中井久夫（翻訳）：心的外傷と回復．みすず書房，東京，１９９６．

牧野拓也，鈴木太，上村拓：複雑性ＰＴＳＤ．杉山登志郎（編集）：発達性トラウマ障害のすべて（こころの科学）．日本評論社，東京，24－28，２０１９．

杉山登志郎：児童青年精神医学の新世紀（杉山登志郎著作集３）．日本評論社，東京，２０１２．

小田晋，西村由貴，村上千鶴子：ニート ひきこもり ＰＴＳＤ ストーカー．小田晋，作田明（責任編集）：心の病の現在１．新書館，東京，２００５．

服部雄一：ひきこもりと家族トラウマ（ＮＨＫ出版社会人新書）．日本放送出版協会，東京，２００５．

アレン・ネルソン：戦場でこころが壊れて―元海兵隊員の証言．新日本出版社，東京，２００６．
デイヴィッド・フィンケル，古屋美登里（翻訳）：帰還兵はなぜ自殺するのか．亜紀書房，東京，２０１５．
蟻塚亮二：沖縄戦と心の傷―トラウマ診療の現場から．大月書店，東京，２０１４．
中村江里：戦争とトラウマ―不可視化された日本兵の戦争神経症．吉川弘文館，東京，２０１７．
中村江里：戦争・トラウマ．臨床心理学，20：74-77，２０２０．
岡野憲一郎：新外傷性精神障害―トラウマ理論を越えて．岩﨑学術出版社，東京，２００９．
三宅由子，立森久照，竹島正，川上憲人：地域疫学調査による「ひきこもり」の実態調査．平成14年度厚生労働科学研究費補助金（特別研究事業）「心の健康問題と対策基盤の実態に関する研究」総括・分担研究報告書，２００３．
斎藤環：社会的ひきこもり―終わらない思春期（ＰＨＰ新書）．ＰＨＰ研究所，東京，１９９８．
精神医療 News Digest：高年齢化したひきこもりの当事者と家族への支援が急務に．DEPRESSION JOURNAL，７：98-99，２０１９．
ジークムント・フロイト，井村恒郎，小此木啓吾，他（翻訳）：自我論・不安本能論（フロイト著作集６）．人文書院，東京，１９７０．
ベッセル・ヴァン・デア・コーク，柴田裕之（翻訳）：身体はトラウマを記録する―脳・心・体のつながりと回復のための手法．紀伊國屋書店，東京，２０１６．
ピーター・A・ラヴィーン，ベッセル・A・ヴァン・デア・コーク（序文），花丘ちぐさ（翻訳）：トラウマと記憶―脳・身体に刻まれた過去からの回復．春秋社，東京，２０１７．

原田誠一：認知行動療法．八木剛平，渡邊衡一郎（編集）：レジリアンス―症候学・脳科学・治療学．金原出版，東京，104‐119，2014．

田辺英：医学哲学からみた発病モデルと回復（レジリアンス）モデル―自然治癒力思想の興亡．加藤敏，八木剛平（編集）：レジリアンス―現代精神医学の新しいパラダイム．金原出版，東京，51‐74，2009．

厚生労働省都道府県労働局労働基準監督署：精神障害の労災認定，2018．

廣中直行：快楽の脳科学―「いい気持ち」はどこから生まれるか（NHKブックス［976］）．日本放送出版協会，東京，2003．

福島智：ぼくの命は言葉とともにある．致知出版社，東京，2015．

加藤忠史：脳と精神疾患（脳科学ライブラリー）．朝倉書店，東京，2009．

白川美也子：赤ずきんとオオカミのトラウマ・ケア―自分を愛する力を取り戻す［心理教育］の本．アスクヒューマンケア，東京，2016．

菅原ますみ：小児期逆境体験とこころの発達―発達精神病理学の近年の研究動向から．精神医学，61：1187‐1195，2019．

ベセル・A・ヴァン・デア・コルク，アレキサンダー・C・マクファーレン，ラース・ウェイゼス（編集），西澤哲（翻訳）：トラウマティック・ストレス―PTSDおよびトラウマ反応の臨床と研究のすべて．誠信書房，東京，2001．

飛鳥井望：複雑性PTSDの概念・診断・治療．精神療法，45：323‐328，2019．

岡野憲一郎：CPTSDについて考える．精神療法，45：336‐342，2019．

丸田敏雅，他：ICD-11「精神，行動，神経発達の疾患」の開発の経緯．精神神経学雑誌，123：100-107，2021．

近藤直司，他：思春期ひきこもりにおける精神医学的障害の実態把握に関する研究．平成21年度厚生労働科学研究費補助金（こころの健康科学研究事業）「思春期のひきこもりをもたらす精神科疾患の実態把握と精神医学的治療・援助システムの構築に関する研究」総括・分担研究報告書，2010．

笠原麻里：小児期逆境体験と発達性トラウマ．精神医学，61：1173-1178，2019．

中村伸一：複雑性PTSDへの〝複雑な〟思い．精神療法，45：380-381，2019．

亀岡智美：トラウマインフォームドケアの必要性．こころの科学，208：24-28，2019．

友田明美，中西正史，杉山登志郎：（座談会）発達性トラウマ障害のゆくえ．杉山登志郎（編集）：発達性トラウマ障害のすべて（こころの科学）．日本評論社，東京，2-22，2019．

梅宮アンナ：「みにくいあひるの子」だった私．講談社，東京，2001．

岡田美里：「しあわせ」のかたち―PTSDからの旅立ち．講談社，東京，2001．

細山貴嶺：デブ、死ね、臭い！を乗り越えて．マガジンハウス，東京，2012．

アルボムッレ・スマナサーラ：怒らないこと2―役立つ初期仏教法話11（サンガ新書）．サンガ，東京，2010．

田村淳：日本人失格（集英社新書）．集英社，東京，2017．

遠野なぎこ：一度も愛してくれなかった母へ、一度も愛せなかった男たちへ．ブックマン社，東京，2013．

遠野なぎこ：摂食障害。食べて、吐いて、死にたくて。ブックマン社，東京，２０１４．
小島慶子：解縛 しんどい親から自由になる．新潮社，東京，２０１４．
夏苅郁子：心病む母が遺してくれたもの—精神科医の回復への道のり．日本評論社，東京，２０１２．
夏苅郁子：「人が回復する」ということについて—著者と中村ユキさんのレジリエンスの獲得を通しての検討．精神神経学雑誌，１１３：８４５-８５２，２０１１．
中村ユキ：わが家の母はビョーキです．サンマーク出版，東京，２００８．
カトーコーキ：しんさいニート．イースト・プレス，東京，２０１６．
山田ルイ53世：ヒキコモリ漂流記．マガジンハウス，東京，２０１５．
上山和樹：「ひきこもり」だった僕から．講談社，東京，２００１．
上山和樹：和樹と環のひきこもり社会論，Freezing Point, Hatena Blog（https://technique.hateblo.jp/archive）
西澤哲：子どものトラウマ（講談社現代新書）．講談社，東京，１９９７．
渡邊博史：生ける屍の結末—「黒子のバスケ」脅迫事件の全真相．創出版，東京，２０１４．
西澤哲：子ども虐待（講談社現代新書）．講談社，東京，２０１０．
大江美佐里，千葉比呂美：ＳＴＡＩＲ-ＮＴおよび関連治療技法が目指すもの．杉山登志郎（編集）：発達性トラウマ障害のすべて（こころの科学）．日本評論社，東京，84-89，２０１９．

南部さおり：代理ミュンヒハウゼン症候群（アスキー新書）．アスキー・メディアワークス，東京，２０１０．
小野寺敦子：手にとるように発達心理学がわかる本．かんき出版，東京，２００９．
笠井清登：総合人間科学としての思春期学．長谷川寿一（監修），笠井清登，藤井直敬，福田正人，長谷川眞理子（編）：思春期学．東京大学出版会，東京，1－17，２０１５．
青木豊：乳幼児―養育者の関係性―精神療法とアタッチメント．福村出版，東京，２０１２．
戸ケ崎泰子，坂野雄二：児童期・思春期の問題行動の評価―Child Behavior Checklist（CBCL）日本版による診断と評価．精神科診断学，９：２３５－２４５，１９９８．
竹内美香：ＰＢＩの発生と養育態度尺度の歴史．精神科診断学，10：３７５－３９８，１９９９．
高知東生さんに聞く―薬物の怖さ．朝日新聞，２０２０・２・28
奥山眞紀子：アタッチメントとトラウマ．庄司順一，奥山眞紀子，久保田まり（編集）：アタッチメント―子ども虐待・トラウマ・対象喪失・社会的養護をめぐって．明石書店，東京，１４３－１７６，２００８．
西田泰子，中垣真通，市原眞記：興奮しやすい子どもには愛着とトラウマの問題があるのかも―教育・保育・福祉の現場での対応と理解のヒント．遠見書房，東京，２０１７．
北村俊則：精神に疾患は存在するか．星和書店，東京，２０１７．
ルース・ベネディクト，角田安正（訳）：菊と刀（光文社古典新訳文庫）．光文社，東京，２００８．
アルボムッレ・スマナサーラ：怒らないこと―役立つ初期仏教法話１（サンガ新書）．サンガ，東京，２００６．

長谷川博一：お母さんはしつけをしないで（草思社文庫）．草思社，東京，２０１１．
どうして、そうなるの？（「毒親」を考える2）．朝日新聞，２０２０・９・12．
片田珠美：他人を攻撃せずにはいられない人（ＰＨＰ新書）．ＰＨＰ研究所，東京，２０１３．
服部雄一：仮面ひきこもり―あなたのまわりにいる「第2のひきこもり」（角川 one テーマ21）．KADOKAWA，東京，２０１４．
田房永子：母がしんどい．新人物往来社，東京，２０１２．
あらいぴろよ：虐待父がようやく死んだ．竹書房，東京，２０１９．
スーザン・フォワード，玉置悟（翻訳）：毒になる親．毎日出版社，東京，１９９９．
キャリル・マクブライド，江口泰子（翻訳）：毒になる母親．飛鳥新社，東京，２０１２．
ダン・ニューハース，玉置悟（翻訳）：不幸にする親―人生を奪われる子ども（講談社＋α文庫）．講談社，東京，２０１２．
二澤雅喜，島田裕巳：洗脳体験．JICC（ジック）出版局，東京，１９９１．
斎藤学：インナーマザーは支配する―侵入する「お母さん」は危ない．新講社，東京，１９９８．
Koh, Alethea H.Q., Liew Kongmeng, 内田由紀子：ひきこもりの文化・社会的要因．臨床心理学，20：７０３－７０９，２０２０．
飛鳥井望：精神療法はトラウマ記憶をどう処理できるか―長時間暴露法の経験から．精神療法，33：１８２－１８７，

２００７．

利根川義昭：攻撃性の心理学，OpenBook（https://openbook4.me/projects/168）

荒木経惟：エロトス．リブロポート，東京，１９９３．

レノア・テア，吉田利子（訳）：記憶を消す子供たち．草思社，東京，１９９５．

トマス・バーニー，パメラ・ウェイントラウブ，日高陵好（監訳），千代美樹（訳）：胎児は知っている母親のこころ―子どもにトラウマを与えない妊娠期・出産・子育ての科学．日本教文社，東京，２００７．

【神奈川】依存症治療は診療所と病院の連携がなければ成立しない―大石雅之・大石クリニック院長に聞く．Vol.2（m3.com地域版，２０２０・１・20）

L男さん，P子さん，D子さん，G子さん，斎藤学（司会）：（座談会）私たちが窃盗癖を手放す時．アディクションと家族（日本嗜癖行動学会誌），29：２２７‐２３５，２０１３．

八木剛平：自然治癒力からレジリアンスへ．八木剛平，渡邊衡一郎（編集）：レジリアンス―症候学・脳科学・治療学．金原出版，東京，1‐16，２０１４．

田亮介：ＰＴＳＤにおけるレジリアンス研究．加藤敏，八木剛平（編集）：レジリアンス―現代精神医学の新しいパラダイム．金原出版，東京，75‐92，２００９．

松尾貴史：子どもは親のもんやない（おやじのせなか）．朝日新聞，２０２０・10・11．

亀岡智美，瀧野揚三，野坂祐子，他：トラウマインフォームドケア―その歴史的展望．精神神経学雑誌，１２０：１７３‐１８５，２０１８．

日本精神科救急学会（監修），平田豊明，杉山直也（編集）：精神科救急医療ガイドライン２０１５年版（https://www.jaep.jp/gl/2015_all.pdf）
境泉洋：ひきこもり当事者と家族が精神科医療に期待すること．精神科治療学，34：４３５－４４０，２０１９．
境泉洋，野中俊介：ＣＲＡＦＴ　ひきこもりの家族支援ワークブック―若者がやる気になるために家族ができること．金剛出版，東京，２０１３．
野中俊介，境泉洋，大野あき子：ひきこもり状態にある人の親に対する集団認知行動療法の効果 Community Reinforcement and Family Training を応用した試行的介入．精神医学，55：２８３－２９１，２０１３．
原田誠一：はじめに―本特集に込めたほのかで切実な願い．精神療法，45：３１９－３２２，２０１９．
飛鳥井望：ＰＴＳＤの治療．こころの科学，１２９：48-53，２００６．
西園昌久：トラウマ論が精神療法学にもたらしたもの．精神療法，33：１３９－１４５，２００７．
オロール・サブロー＝セガン，白川美也子（監修），山本知子（訳）：トラウマを乗りこえるためのセルフヘルプ・ガイド．河出書房新社，東京，２００６．
小野修：トラウマ返し―子どもが親に心の傷を返しに来るとき．黎明書房，名古屋，２００７．
石川良子：ひきこもりの〈ゴール〉「就労」でもなく「対人関係」でもなく．青弓社，東京，２００７．
豪田トモ：完璧じゃない、今はわかる（かあさんのせなか）．朝日新聞，２０２０・２・９．
エドワード・Ｊ・カンツィアン，マーク・Ｊ・アルバニーズ，松本俊彦（訳）：人はなぜ依存症になるのか―自己治療としてのアディクション．星和書店，東京，２０１３．

帚木蓬生：ネガティブ・ケイパビリティ―答えの出ない事態に耐える力（朝日選書）．朝日新聞出版，東京，２０１７．
金馬宗昭：不登校ひきこもり―こころの解説書―ぼくがひきこもりだったときに言えなかったこと．学びリンク，東京，２０１０．
関水徹平：「ひきこもり」経験の社会学．左右社，東京，２０１６．
「次第に感情もなくなって人形のようでした」―逆転有罪「良識的な判断」．朝日新聞，２０２０・３・13．
千葉虐待死　父に懲役18年求刑―検察側「壮絶、比類なく重い」．朝日新聞，２０２０・３・10．
杉山登志郎：子ども虐待という第四の発達障害．学研，東京，２００７．
ザビア・アマダー，八重樫穂高，藤井康男（訳）：病気じゃないからほっといて―そんな人に治療を受け入れてもらうための新技法ＬＥＡＰ．星和書店，東京，２０１６．
森茂起：ナラティブ・エクスポージャー・セラピー―傷を語る．臨床心理学，20：48-52，２０２０．
齊藤万比古（研究代表者）：ひきこもりの評価・支援に関するガイドライン．厚生労働科学研究費補助金こころの健康科学研究事業「思春期のひきこもりをもたらす精神科疾患の実態把握と精神医学的治療・援助システムの構築に関する研究（Ｈ19-こころ-一般-０１０）」，２００８．
Post-traumatic stress disorder（Last updated :4 December 2018），NICE（National Institute for Health and Care Excellence）（https://pathways.nice.org.uk/pathways/post-traumatic-stress-disorder）
佐々江龍一郎：ＮＩＣＥガイドライン、英国の医療、国民、医療政策にまで浸透―医療の標準化に貢献、ＧＰ診療所の報酬ともリンク．医療維新，m3.com，２０１９・８・12．
丹羽まどか：複雑性ＰＴＳＤの病態理解と治療―認知行動療法～ＳＴＡＩＲ/ＮＳＴの立場から．精神療法，45：３４９-

353，2019．
メリレーヌ・クロアトル，リサ・R・コーエン，カレスタン・C・ケーネン，金吉晴（監訳），河瀬さやか，丹羽まどか，他（訳）：児童期虐待を生き延びた人々の治療―中断された人生のための精神療法．星和書店，東京，2020．
杉山登志郎：トラウマ処理総論．杉山登志郎（編集）：発達性トラウマ障害のすべて（こころの科学）．日本評論社，東京，29-37，2019．
篠崎志美：トラウマ臨床をはじめる初学者臨床家のために．杉山登志郎（編集）：発達性トラウマ障害のすべて（こころの科学）．日本評論社，東京，120-126，2019．
天野玉記：EMDRとその治療．杉山登志郎（編集）：発達性トラウマ障害のすべて（こころの科学）．日本評論社，東京，96-103，2019．
森川綾女：たたくだけ！心と体の不調がすっきり―つぼトントン．日本文芸社，東京，2017．
花丘ちぐさ，浅井咲子：発達トラウマとソマティック・エクスペリエンシング®療法．杉山登志郎（編集）：発達性トラウマ障害のすべて（こころの科学）．日本評論社，東京，70-77，2019．
福井義一：ソマティック・エクスペリエンシング™をめぐる狂騒．精神療法，45：386-388，2019．
堀田洋：簡易型トラウマ処理による治療―臨床医の立場から．杉山登志郎（編集）：発達性トラウマ障害のすべて（こころの科学）．日本評論社，東京，38-46，2019．
桝田智彦：親から始まるひきこもり回復―心理学が導く奇跡を起こす5つのプロセス．ハート出版，東京，2019．
金馬宗昭：不登校ひきこもりこころの道案内―今日からできる具体的対応法．学びリンク，東京，2015．

尾崎真奈美：心的外傷後の成長（ＰＴＧ）とスピリチュアルな発達―インクルーシブポジティビティの視点から．相模女子大学紀要Ｃ，社会系75：１０１－１０７，２０１１．

菊池美名子：心的外傷後成長（Post−traumatic Growth：PTG）―変容の先に待つもの．臨床心理学，20：32−38，２０２０．

磯村毅：二重洗脳―依存症の謎を解く．東洋経済新報社，東京，２００９．

大芦治：無気力なのにはワケがある―心理学が導く克服のヒント（ＮＨＫ出版新書）．ＮＨＫ出版，東京，２０１３．

瀬藤乃理子，前田正治：臨床場面における「心的外傷後成長（ＰＴＧ）」―ＰＴＧという概念がもたらしたもの．精神科治療学，35：５８９－５９４，２０２０．

比古地朔弥：レンタルお姉さん物語―ひきこもりと社会をつなぐ天使．扶桑社，東京，２００９．

宮西照夫：和歌山大学におけるメンタルサポートシステム．精神医学，56：３９１－３９７，２０１４．

宮西照夫：実践ひきこもり回復支援プログラム―アウトリーチ型支援と集団精神療法．岩崎学術出版社，東京，２０１４．

総社市ひきこもり支援等検討委員会（著，編集）：ひきこもりサポーター養成テキスト．吉備人出版，岡山，２０１９．

芦沢茂喜：ひきこもりでいいみたい―私と彼らのものがたり．生活書院，東京，２０１８．

山梨県福祉保健部：ひきこもりに関する調査結果（令和3年1月14日）（https://www.pref.yamanashi.jp/kenko-zsn/hikikomori/documents/r2_gaiyou.pdf）

〈08〉共感で連帯するのは危険！価値観が異なる人同士の協働（内田樹×永井陽右）．共感にあらがえ．朝日新聞 DIGITAL &M，２０１９・７・１２．（https://www.asahi.com/and_M/20190712/3816820/）

兵庫県こころのケアセンター令和元年度事業報告書（http://www.j-hits.org/outline/pdf/r01jigyohoukoku.pdf#zoom=100）

クレイグ・ナッケン，玉置悟（訳）：「やめられない心」依存症の正体．講談社，東京，２０１２．

中山道規，佐野信也（編著）：ＡＣの臨床―トラウマと嗜癖．星和書店，東京，１９９８．

岡檀：生《い》き心地《ごこち》の良い町―この自殺率の低さには理由《わけ》がある．講談社，東京，２０１３．

井出草平：ひきこもりの社会学．世界思想社，京都，２００７．

マイケル・ジーレンジガー，河野純治（訳）：ひきこもりの国―なぜ日本は「失われた世代」を生んだのか．光文社，東京，２００７．

おわりに

しつけの場面で、大好きな親の変貌ぶりに凍りついている子どもたち。親の不適切なしつけのせいで、おびただしい数の日本の子どもたちのこころが、生きるか死ぬかの瀬戸際にまで追いこまれている……。この平和な日本で、ごく普通の家庭のなかで、子どもに発達性トラウマが累積されている？

本書を執筆しはじめたとき、わたしは、何度か、がくがくと自然に震えてくる膝の動きが止められませんでした。２０２０年2月のある日、家で長男と雑談しているとき、わたしの頭のなかに走った直感をひとにうまく伝えられるだろうか。大げさに言えば、日本の子どもたちの運命が全部自分にかかっているとさえ感じられたのです。ひきこもりは、親の不適切なしつけによる複雑性ＰＴＳＤから生じてくる対処的な行動である。そういう突拍子もないことを一般のひとにうまく伝えるには、トラウマのことを一から勉強し直さなければならず、自分の知識や力量不足を痛感しました。

愛情のこもった親のしつけから、子どもにトラウマが生まれるはずがない。そういう立場もあると思います。しかし、その先入観を取り払ってしまうと、親のしつけの影響は本書に書いたようにまとまり、わたしの中では、現実味のある話になってしまいました。落ち着いて考えてみれば、さまざまな実例を通して、どんなしつけ方でも子どもは平気なんて言っていられないということをわたしたちは理解しています。ところが、精神科で使われている国際的な診断基準は、子ども時代の体験を、その当時の子どもの体験としてではなく、専門家のおとなの目線から診断してきました。しつけと虐待の境界はあいまいですが、日本では、アメリカの基準から虐待とみなされるような体験でも、ごくあたりまえの育ちとしてしか扱われず、過去のしつけに関して親の責任が問われることはまずありません。日本の家庭では、規律のとれた国民を育てようとして、子どもへの不適切なしつけ（＝心理的虐待）が日常的に行われており、核家族化でその流れは加速化し、外傷性の精神病理をかかえた子どもが日本には数十万単位、もしくは、それ以上存在する可能性もあるのにです。

本書では、ひきこもりは、①子どもの頃の親のしつけに由来する裏切りのニュアンスを含んだトラウマ性の精神病理で説明でき、ハーマンやＩＣＤ-11の複雑性ＰＴＳＤの診断基準を満たせること（つまり、見方を少し変えれば、いまの医学でも診断可能な現象である）、②親の養育を乳幼少期のアタッチメント形成（ボウルビィ）／思春期までの社会化形成（宮田）の2段階に区分してひとのこころの発達過程をモデル化すると、親のしつけ内容から、「コントロール型」に区分されるグループがひきこもりの予備軍になること、③子どもに発達性トラウマをつくる親のしつけには「洗脳」のプロセスと同じ作用機序があり、ひきこもりのひとは、日本的な価値観を注入した自分の親に対して、斎藤学の「インナーマザー」と類似の複雑な思いを抱いていること、④この親への複雑な思いは、晩年のフロイトが論じた「生」と「死」の二元論をわたしなりに展開したこころの仮説としての生存記憶（レジリエンス記憶とトラウマ記憶の混合）でうまく説明できること、⑤ひきこもりの顕在化は、本人のレジリエンスや周囲の要因（防御要因／リスク要因）と関わることなどが解説されています。そういう論考が皆さんに納得していただけるかどうか分かりませんが、わたしの身近で入手できる本や論文をまとめると、本書のように物事を整理するのが現状もっとも無理のないところだと考えられます。

ひきこもりの源流に、発達性トラウマの累積があることに納得できれば、トラウマによって生まれた思考や行動パターン（その時点における「状態としてのパーソナリティ」）は、「生存記憶」に縛られた考えや行動（＝習性のようなもの）となるわけですから、生きづらさもひきこもりも、変えようとすれば変えられる外傷性の症状に過ぎないことが分かると思います。ひきこもりになったことを自分の弱さとか、「人間失格」などととらえて自分を責めたり、回復をあきらめる必要はなくなります。本書の内容を理解すると、そういうあきらめの気持ちが弱まり、焦らず自分なりの回復をめざそうという力が生まれてくるとわたしは信じています。ひきこもりのひとのトラウマの形成には、自分に関わったひとたち、大小さまざまな失敗や成功の体験や出来事、遺伝や環境などのすべての要素がもれなく関与しているため、たった一度の体験や、誰かひとりだけの責任にできないということを理解してください。まわりのせいでも、自分のせいでもない。それがこの本に書いてある内容です。だから、自分が弱いとか、だらしないと言って、ひきこもりのひとは自分を責めないように。そして、親のせいにして暴れたりしないように、くれぐれも注意してください。つらい状況が続くことで自殺の衝動も生じるかもしれませんが、死ぬのは絶対やめてください。つらい状況からの回復には、仕事や学校よりも、まずはケアや治療が必要です。そのためには、家の外の人の力を借りることも近道となりますので、どうかひとりで考え込まず、恥ずかしがらず、自分のできる方法で、家の外の誰かとつながってください。

日本の精神科医は、トラウマの対応に慣れていませんが、どう対処すればよいかさえ分かれば、専門家として、皆さんの回復を応援できる立場になれると思います。自分にあった治療法や治療者がすぐ見つからないこともあると思いますが、あきらめず、いまお住まいの地域の情報を集めてください。相談や回復支援の、明るくて楽しげなセンターのようなものが見つかるかもしれません（そしていつか日本には、わたしが思い描いたようなトラウマケアセンターも設置されるかもしれません）。

ひきこもりの支援者に申し上げたいのは、ひきこもりの原因については、普通の養育の範囲内で行われたようにみえる親のしつけからでも発達性トラウマが生じ、外傷性の精神病理が生じる可能性があることを念頭におきながらも、是非、いままでと同じ支援を続けてほしいということです。わたしは、丁寧に病歴を集めれば、ひきこもりのひとはＩＣＤ－10の推定ＰＴＳＤないし破局的体験後の持続的人格変化、または、ＩＣＤ－11の複雑性ＰＴＳＤと診断できるひとが多いと予測しています。しかし診断にこだわるよりも、トラウマのレンズを通してひきこもりのひとをみてあげてほしいのです。本書で勧めているトラウマインフォームドケアは、トラウマの専門家でない支援者の皆さんでも行えるものです。本書には詳しく書いてありませんが、トラウマインフォームドケアには関連の書籍がたくさんありますので、参考にしてください。さまざまな見解が語られていてなお解決の糸口がみえない日本のひきこもりの解明に本書が少しでも貢献できれば、わたしにとってこの上もない喜びです。

本書が書き上げられたのは、4章に紹介した「トラウマ体験記」の著者の皆さん、そして、服部雄一先生、田辺英先生、岡野憲一郎先生、蟻塚亮二先生、近藤直司先生、斎藤環先生、斎藤学先生をはじめとする諸先生方の研究や考察のたまものだと思います。この場を借りて御礼申し上げます。また、至らなさに目をつぶり、わたしに精神科医の仕事を続けさせてくれた山梨県立北病院のスタッフ、そして、利用者の皆さんにも御礼申しげます。

本書の出版を快諾してくださった星和書店の石澤雄司社長、編集担当の岡部浩さん、太田編集室の太田正稔さんにもこころから感謝いたします。編集のお二人には原稿を丁寧にチェックしていただき、本書の内容や読みやすさに磨きがかかりました。また、カバーデザインを担当してくださったミツイクリエイティブの三井ヤスシさんにも感謝いたします。うさぎさんの黄色い本として、本書が皆様のお手元に届けられることをうれしく思います。

最後になりますが、この本を書く間、わたしのことを応援してくれた妻と、3人の子どもたちにはこころから感謝します。わたしに最初の直感を与えてくれたうえ、推敲も手伝ってくれた長男には特に深く御礼を言います。本当にありがとう。家族に、そしてひきこもりでつらい思いをしたひとに本書を捧げます。

令和3年3月

●著　者

宮田　量治（みやた　りょうじ）

1965年東京都に出生。精神科医。

1990年3月　慶應義塾大学医学部卒業

1990年5月　同 精神・神経科学教室入局

1991年4月　医員として山梨県立北病院に勤務

2003年4月　同 副院長

2018年4月　同 院長

●カバーデザイン

三井　ヤスシ（みつい　やすし）

1976年山梨県生まれ。画家・イラストレーター。

宮田医師の患者でもあり，主治医との共同作業を喜んでいる。

外傷性ひきこもり

2021年8月18日　初版第1刷発行

著　　者　宮田量治

発 行 者　石澤雄司

発 行 所　株式会社星和書店

〒168-0074　東京都杉並区上高井戸1-2-5

電話　03（3329）0031（営業部）／03（3329）0033（編集部）

FAX　03（5374）7186（営業部）／03（5374）7185（編集部）

http://www.seiwa-pb.co.jp

印刷・製本　株式会社光邦

　ISBN978-4-7911-1082-7